现代专科护理学

主 编 仇中叶 王亚玲 贺小红 陈艳丽 田作荣 国 强

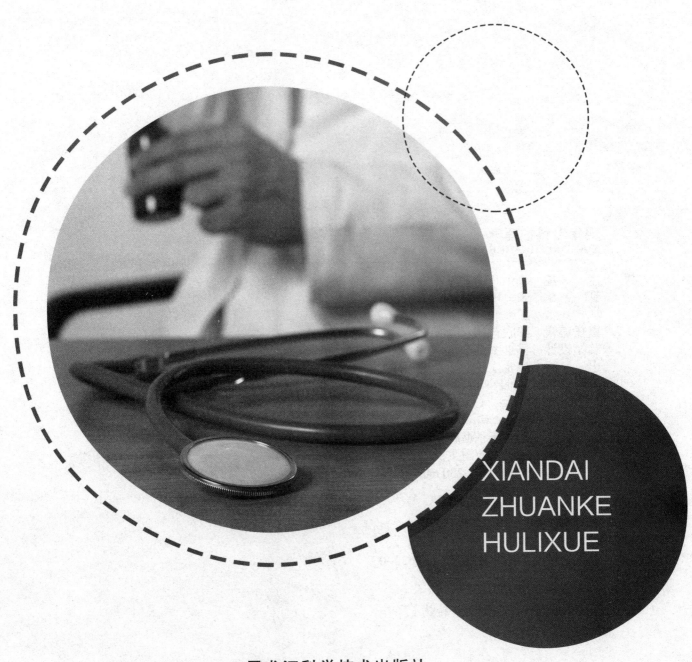

XIANDAI
ZHUANKE
HULIXUE

黑龙江科学技术出版社

图书在版编目（CIP）数据

现代专科护理学 / 仇中叶等主编. -- 哈尔滨 : 黑龙江科学技术出版社, 2018.2
ISBN 978-7-5388-9622-0

Ⅰ.①现… Ⅱ.①仇… Ⅲ.①护理学 Ⅳ.①R47

中国版本图书馆CIP数据核字(2018)第058908号

现代专科护理学
XIANDAI ZHUANKE HULIXUE

主　　编	仇中叶　王亚玲　贺小红　陈艳丽　田作荣　国　强
副 主 编	米　田　姚　卓　杨向亚　胡光瑞
	王维娜　王园园　胡艳兰　刘　颖
责任编辑	李欣育
装帧设计	雅卓图书
出　　版	黑龙江科学技术出版社
	地址：哈尔滨市南岗区公安街70-2号　邮编：150001
	电话：（0451）53642106　传真：（0451）53642143
	网址：www.lkcbs.cn www.lkpub.cn
发　　行	全国新华书店
印　　刷	济南大地图文快印有限公司
开　　本	880 mm × 1 230 mm　1/16
印　　张	11
字　　数	356 千字
版　　次	2018年2月第1版
印　　次	2018年2月第1次印刷
书　　号	ISBN 978-7-5388-9622-0
定　　价	88.00元

前　言

　　随着社会的发展和现代护理技能的提高，医界，对护理人才的技术要求也大大提高。学海无涯，临床护理工作者只有不断学习，提高专科知识和技术水平，才能更好地为患者解除病痛。

　　本书由具有深厚护理学专业知识和丰富临床实践经验的一线资深护理骨干编写，着重介绍了常规护理技术、呼吸系统疾病护理、循环系统疾病护理、消化系统疾病护理、泌尿系统疾病护理、内分泌系统疾病护理等内容，资料新颖，科学实用，更加贴近临床，更加突出整体护理，有利于临床各科护士参考使用。

　　虽然众编委已反复校对、多次审核，但书中难免有疏漏之处，殷切希望使用本书的广大护理同仁提出宝贵意见，以便再版时进一步完善。

编　者
2018 年 2 月

目录

第一章

常见症状护理

第一节　发热护理

发热（fever）是指在致热源作用下或因各种原因引起体温调节中枢功能紊乱，使机体产热增多，散热减少，体温升高超出正常范围，可分为感染性发热和非感染性发热两大类。感染性发热较常见，由病原体引起；非感染性发热可由病原体之外的各种物质引起，目前越来越引起人们的关注。

发热过程包括 3 个时期：①体温上升期：其特点是产热大于散热，主要表现为皮肤苍白、疲乏无力、干燥无汗、畏寒，甚至寒战。②高热持续期：其特点是产热和散热趋于平衡，主要表现为面色潮红、口唇干燥、皮肤灼热、全身不适等。③体温下降期：其特点是散热大于产热，体温恢复到正常水平，主要表现为大汗、皮肤潮湿等。

将发热患者在不同时间测得的体温数值分别记录在体温单上，再将各体温数值点连接起来组成体温曲线，该曲线的不同形态称为热型（fever type）。某些发热性疾病具有独特的热型，细致观察有助于疾病诊断。常见热型及常见疾病对照见表 1-1。

表 1-1　常见热型及常见疾病对照表

热型	发热特点	常见疾病
稽留热	体温持续在 39～40℃达数天或数周，24h 波动范围不超过 1℃	大叶性肺炎、伤寒、斑疹伤寒、流行性脑脊髓膜炎
弛张热	体温在 39℃以上，24h 内温差达 1℃以上，体温最低时仍高于正常	败血症、风湿热、重症肺结核、化脓性炎症等
间歇热	体温骤然升高至 39℃以上，持续数小时或更长，然后下降至正常或正常以下，经过一个间歇，体温又升高，并反复发作，即高热期和无热期交替出现	疟疾、急性肾盂肾炎
回归热	体温急剧上升至 39℃以上，持续数日后又骤然下降，但数日后又再出现	回归热、霍奇金病
波状热	体温逐渐上升达 39℃或以上，发热数日后逐渐下降，数日后又再发热	布鲁菌病
不规则热	发热无规律，且持续时间不定	结核病、支气管肺炎、流行性感冒、癌性发热

一、观察要点

1. 监测体温变化　一般每日测 4 次体温，高热时应 4h 测量 1 次，待体温恢复正常 3d 后，改为 1 次/d 或 2 次/d。注意发热热型、程度及经过等。体温超过 38.5℃，遵医嘱给予物理降温或药物降温，30～60min 后复测体温，并做好记录和交班。

2. 注意水、电解质平衡　了解血常规、血细胞比容、血清电解质等变化。在患者大量出汗、食欲不佳及呕吐时，应密切观察有无脱水现象。

3. 观察末梢循环情况　高热而四肢末梢厥冷、发绀等提示病情加重。

4. 并发症观察　注意有无抽搐、休克等情况的发生。

二、护理措施

1. 降温　可选用物理或化学降温方法。物理降温有局部和全身冷疗两种，局部冷疗采用冷毛巾、冰袋、化学致冷袋，通过传导方式散热；全身冷疗应用温水或乙醇擦浴达到降温目的。药物降温通过机体蒸发散热达到降温目的，使用时应注意药物剂量，尤其是年老体弱者及有心血管疾病者应防止虚脱或休克现象的发生。

2. 休息与活动　休息可减少能量的消耗，有利于机体康复。高热患者需卧床休息，低热者可酌情减少活动，适当休息。有谵妄、意识障碍的患者应加床档，防止坠床。保持室内温湿度适宜，空气新鲜，定时开窗通风。

3. 补充营养和水分　提供富含维生素、高热量、易消化的流食或半流食。鼓励患者多饮水，以每日3 000ml/d为宜，以补充高热消耗的大量水分，并促进毒素和代谢产物的排出。

4. 口腔和皮肤护理　每日酌情护理口腔2~3次或晨起、进食前后漱口。注意皮肤清洁卫生，穿棉质内衣，保持干燥。对于长期高热者，应协助其改变体位，防止压疮、肺炎等并发症出现。

5. 用药护理　遵医嘱正确应用抗生素，保证按时、足量、现用现配。

6. 心理护理　注意患者心理变化，及时进行疏导，保持患者心情愉快，使其处于接受治疗、护理的最佳状态。

三、指导要点

（1）指导患者了解发热的处理方法，告诉患者忌自行滥用退热药及消炎药。
（2）指导患者注意休息，有利于机体康复。
（3）指导患者食用易消化、高碳水化合物的饮食，多饮水。
（4）保持口腔清洁，着宽松、棉质、透气的衣服，以利于排汗。
（5）指导患者积极配合治疗和护理。

（仇中叶）

第二节　呼吸困难护理

呼吸困难（dyspnea）是指患者主观感觉空气不足、呼吸不畅，客观表现为呼吸用力，严重时可出现张口呼吸、鼻翼翕动、端坐呼吸，甚至发绀，辅助呼吸肌参与呼吸运动，并且伴有呼吸频率、深度及节律异常。

一、分类

根据发生机制及临床特点，将呼吸困难归纳为以下5种类型。

1. 肺源性呼吸困难　其主要是呼吸系统疾病引起的通气、换气功能障碍导致缺氧和/或二氧化碳潴留。临床上分为：①吸气性呼吸困难：其特点为吸气时呼吸困难显著，重者出现胸骨上窝、锁骨上窝和肋间隙凹陷，即"三凹征"；常伴有干咳及高调哮鸣，多见于喉水肿、气管异物、肿瘤或痉挛等引起上呼吸道机械性梗阻。②呼气性呼吸困难：其特点是呼气费力，呼气时间延长，常常伴有哮鸣音，多见于支气管哮喘、慢性阻塞性肺疾病等。③混合性呼吸困难：吸气和呼气均感费力，呼吸频率增快，呼吸变浅，常常伴有呼吸音减弱或消失，常由重症肺炎、大量胸腔积液和气胸所致。

2. 心源性呼吸困难　最常见的病因是左心衰竭，亦见于右心衰竭、心包积液等。临床常表现为：①劳力性呼吸困难：常在体力活动时发生或加重，休息后缓解或消失，为左心衰竭最早出现的症状。②夜间阵发性呼吸困难：患者在夜间已入睡后因突然胸闷、气急而憋醒，被迫坐起，呼吸深快。轻者数分钟后症状逐渐缓解，重者可伴有咳嗽、白色泡沫痰、气喘、发绀、肺部哮鸣音，称为心源性哮喘。

③端坐呼吸：患者呼吸困难明显，不能平卧，而被迫采取高枕卧位、半卧位或坐位。

3. 中毒性呼吸困难　其是指药物或化学物质抑制呼吸中枢引起的呼吸困难，如酸中毒时出现深而大的呼吸困难等。

4. 神经精神性呼吸困难　其常引起呼吸变慢、变深，并伴有节律异常，如吸气突然终止、抽泣样呼吸等。精神性呼吸困难常见于癔症患者。

5. 血源性呼吸困难　重症贫血可因红细胞减少、血氧不足而引起气促，尤以活动后加剧；大出血或休克时因缺血及血压下降，刺激呼吸中枢而引起呼吸困难。

二、观察要点

（1）动态观察患者呼吸情况和伴随症状，判断呼吸困难类型。

（2）有条件可监测血氧饱和度、动脉血气变化，若血氧饱和度降低到94%以下或病情加重，应及时处理。

（3）密切观察呼吸困难改善情况，如发绀是否减轻，听诊肺部湿啰音是否减少。

三、护理措施

1. 体位　患者采取身体前倾坐位或半卧位，可使用枕头、靠背架或床边桌等支撑物，以自觉舒适为原则。避免盖被过厚或穿紧身衣服而加重胸部压迫感。

2. 保持呼吸道通畅　指导并协助患者进行有效的咳嗽、咳痰；每1～2h协助翻身1次，并叩背使痰液排出；饮水、口服或雾化吸入祛痰药可湿化痰液，使痰液便于咳出或吸出。

3. 氧疗和机械通气的护理　根据呼吸困难的类型、严重程度不同，进行合理氧疗和机械通气。监测和评价患者的反应，安全管理机械通气系统，预防并发症，满足患者的基本需要。

4. 休息与活动　选择安静舒适、温湿度适宜的环境，合理安排休息和活动量，调整日常生活方式。若病情许可，可改变运动方式和有计划地增加运动量，如室内走动、室外散步、快走、慢跑、打太极拳等，逐步提高活动耐力和肺活量。

5. 呼吸训练　如指导患者做缓慢深呼吸、腹式呼吸、缩唇呼吸等，训练呼吸肌，延长呼气时间，使气体能完全呼出。

6. 心理护理　呼吸困难引起患者烦躁不安、恐惧，而这些不良情绪反应又可进一步加重病情。因而医护人员应评估患者的心理状况，安慰患者，使其保持情绪稳定，增强安全感。

四、指导要点

（1）指导患者采取舒适卧位，合理安排休息与活动。

（2）指导患者保持呼吸道通畅，合理行氧疗和机械通气。

（3）指导患者做缓慢深呼吸、腹式呼吸、缩唇呼吸等。

（4）指导患者积极配合治疗和护理。

（仇中叶）

第三节　水肿护理

水肿（edema）是指液体在组织间隙过多积聚使组织肿胀，临床上最常见心源性水肿和肾源性水肿。心源性水肿最常见的病因是右心衰竭，特点是水肿首先出现在身体低垂部位，如卧床患者腰骶部、会阴或阴囊部，非卧床患者的足踝部、胫前。用指端加压水肿部位，局部可出现凹陷，称为压陷性水肿。重者可延及全身，出现胸腔积液、腹腔积液。肾源性水肿可分为两大类：①肾炎性水肿：从颜面部开始，重者波及全身，指压凹陷不明显。②肾病性水肿：一般较严重，多从下肢部位开始，常为全身性、体位性和凹陷性，可无高血压及循环淤血的表现。

一、观察要点

（1）监测尿量：记录 24h 出入液量，若患者尿量 <30ml/h，应立即报告医生。

（2）监测体重：于每天同一时间着同一服装，用同一体重计，晨起排尿后，早餐前测量患者体重。

（3）观察水肿的消长情况以及胸腔、腹腔和心包积液。

（4）监测生命体征尤其是血压。

（5）观察有无急性左心衰竭和高血压脑病的表现。

（6）密切监测实验室检测结果，如尿常规、肾小球滤过率、血尿素氮、血肌酐、血浆蛋白、血电解质等。

二、护理措施

1. 休息与体位　休息有利于增加肾血流量，提高肾小球滤过率，促进水钠排出，减轻水肿。下肢水肿明显者，卧床休息时可抬高下肢；轻度水肿者应限制活动，重度水肿者应卧床休息，伴胸腔积液或腹腔积液者宜采取半卧位；阴囊水肿者可用吊带托起。

2. 饮食护理

（1）钠盐：限制钠盐摄入，每天摄入量以 2~3g 为宜。告知患者及家属限制钠盐摄入的重要性以提高其依从性。限制含钠量高的食物如腌或熏制品等。注意患者口味，提高烹饪技术以促进食欲，如可适当使用醋、葱、蒜、香料、柠檬、酒等。

（2）液体：液体摄入量视水肿程度及尿量而定。若 24h 尿量达 1 000ml 以上，一般不需严格限水，但不可过多饮水。若 24h 尿量小于 500ml 或有严重水肿者应严格限制水钠摄入，重者应量出为入，每天液体入量不应超过前 1d/24h 尿量加上不显性失水量（约 500ml）。液体入量包括饮水、饮食、服药、输液等各种形式或途径进入体内的水分。

（3）蛋白质：低蛋白血症所致水肿者，若无氮质血症，可给予 1.0g/（kg·d）的优质蛋白，优质蛋白是指富含必需氨基酸的动物蛋白，如鸡蛋、鱼、牛奶等，但不宜高蛋白饮食，因为高蛋白饮食可致尿蛋白增加而加重病情。有氮质血症的水肿患者，应限制蛋白质的摄入，一般给予 0.6~0.8g/（kg·d）的优质蛋白。慢性肾功能衰竭患者需根据肾小球滤过率来调节蛋白质摄入量，肾小球滤过率 <50ml/min 时应限制蛋白摄入量。

（4）热量：补充足够的热量以免引起负氮平衡，尤其低蛋白饮食的患者，每天摄入的热量不可低于 126kJ/kg，即 30kcal/kg。

（5）维生素：注意补充机体所需的各种维生素。

3. 皮肤护理　严密观察水肿部位、肛周及受压处皮肤有无发红、水疱或破溃现象。保持床褥清洁、柔软、平整、干燥，严重水肿者使用气垫床。定时协助或指导患者变换体位，膝部及踝部等骨隆突处可垫软枕以减轻局部压力。使用便盆时动作应轻巧，勿强行推、拉，防止擦伤皮肤。嘱患者穿柔软、宽松的衣服。用热水袋保暖时水温不宜过高，防止烫伤。心力衰竭患者常因呼吸困难而被迫采取半卧位或端坐位，其最易发生压疮的部位是骶尾部，应予以保护；保持会阴部清洁干燥，男患者可用托带支托阴囊部。

4. 用药护理　遵医嘱使用利尿剂，密切观察药物的疗效和不良反应。长期使用利尿剂应监测酸碱平衡和血清电解质情况，观察有无低钾血症、低钠血症、低氯性碱中毒。低钾血症通常表现为肌无力、腹胀、恶心、呕吐以及心律失常；低钠血症可出现无力、恶心、肌痛性痉挛、嗜睡和意识淡漠；低氯性碱中毒表现为呼吸浅慢、手足抽搐、肌痉挛、烦躁和谵妄。利尿剂应用过快过猛（如使用大剂量呋塞米）还可导致有效血容量不足，出现恶心、直立性眩晕、口干、心悸等症状。呋塞米等强效利尿剂具有耳毒性，可引起耳鸣、眩晕以及听力丧失，应避免与链霉素等具有相同不良反应的氨基糖苷类抗生素同时使用。

5. 心理护理 水肿可引发患者焦虑、恐惧等不良情绪反应，不利于疾病的治疗。因此医护人员应评估患者的心理状况，安慰患者，使其保持情绪稳定，增强安全感，树立战胜疾病的信心。

三、指导要点

（1）指导患者合理休息，定时更换体位，注意保护受压处。

（2）指导患者进低盐、富含优质蛋白和多种维生素、易消化的饮食。

（3）教会患者通过正确测量每天出入液量、体重等评估水肿变化。

（4）向患者详细介绍有关药物的名称、用法、剂量、作用和不良反应，并告诉患者不可擅自加量、减或停药，尤其是使用肾上腺糖皮质激素和环磷酰胺等免疫抑制剂时。

（仇中叶）

第四节 咯血护理

咯血（hemoptysis）是指喉及喉以下呼吸道任何部位出血经口排出者，分为大量咯血（＞500ml/d，或 1 次＞300ml）、中等量咯血（100～500ml/d）、少量咯血（100ml/d）或痰中带血。常见原因是肺结核、支气管扩张症、肺炎和肺癌等。

一、观察要点

（1）患者的生命体征、神志、尿量、皮肤及甲床色泽，及时发现休克征象。

（2）咯血颜色和量，并记录。

（3）止血药物的作用和不良反应。

（4）窒息的先兆症状，如咯血停止、发绀、自感胸闷、心慌、大汗淋漓、喉痒有血腥味及精神高度紧张等情况。

二、护理措施

1. 休息 宜卧床休息，保持安静，避免不必要的交谈。静卧休息，可使少量咯血自行停止。大咯血患者应绝对卧床休息，减少翻身。协助患者取患侧卧位，头侧向一边，有利于健侧通气，对肺结核患者还可防止病灶扩散。

2. 心理护理 向患者做必要的解释，使其放松身心，配合治疗，鼓励患者将积血轻轻咯出。

3. 输液护理 确保静脉通路通畅，并正确计算输液速度。

4. 记录 准确记录出血量和每小时尿量。

5. 备齐急救药品及器械 如止血剂、强心剂、呼吸中枢兴奋剂等药物。此外应备开口器、压舌板、舌钳、氧气、电动吸引器等急救器械。

6. 药物应用

（1）止血药物：注意观察用药不良反应。高血压、冠心病患者和孕妇禁用垂体后叶素。

（2）镇静药：对烦躁不安者常用镇静药，如地西泮注射液 5～10mg，肌内注射。禁用吗啡、哌替啶，以免抑制呼吸。

（3）止咳药：大咯血伴剧烈咳嗽时可少量应用止咳药。

7. 饮食 大咯血者暂禁食，小咯血者宜进少量凉或温的流质饮食，避免饮用浓茶、咖啡、酒精等刺激性饮料。多饮水及多食富含纤维素食物，以保持大便通畅。便秘时可应用缓泻剂以防诱发咯血。

8. 窒息的预防及抢救配合

（1）咯血时嘱患者不要屏气，否则易诱发喉头痉挛。如出血引流不畅形成血块，可造成呼吸道阻塞。应尽量将血轻轻咯出，以防窒息。

（2）准备好抢救用品，如吸痰器、鼻导管、气管插管和气管切开包。

（3）一旦出现窒息，应立即开放气道，上开口器立即清除口腔、鼻腔内血凝块，用吸引器吸出呼吸道内的血液及分泌物。

（4）迅速抬高患者床尾，取头低足高位。

（5）如患者神志清醒，鼓励患者用力咳嗽，并用手轻拍患侧背部，促使支气管内淤血排出；如患者神志不清，则应迅速将患者上半身垂于床边并一手托扶，另一手轻拍患侧背部。

（6）清除患者口、鼻腔内的淤血。用压舌板刺激其咽喉部，引起呕吐反射，使其能咯出阻塞咽喉部的血块，对牙关紧闭者用开口器及舌钳协助。

（7）如上述措施不能使血块排出，应立即用吸引器吸出淤血及血块，必要时立即行气管插管或气管镜直视下吸取血块。给予高浓度氧气吸入。做好气管插管或气管切开的准备与配合工作，以解除呼吸道阻塞。

三、指导要点

（1）告知患者注意保暖，预防上呼吸道感染。

（2）告知患者保持呼吸道通畅，注意引流与排痰。

（3）向患者讲解保持大便通畅的重要性。

（4）告知患者不要过度劳累，避免剧烈咳嗽。

（5）告知患者注意锻炼身体，增强抗病能力，避免剧烈运动。

（仇中叶）

第五节　恶心与呕吐护理

呕吐（vomiting）是胃内容物返入食管，经口吐出的一种反射动作，分为恶心、干呕和呕吐 3 个阶段，亦有呕吐可无恶心或干呕的先兆。恶心（nausea）是一种可以引起呕吐冲动的胃内不适感，常为呕吐的前驱感觉，亦可单独出现，主要表现为上腹部特殊不适感，常常伴有头晕、流涎、脉搏缓慢、血压降低等迷走神经兴奋症状。呕吐可将胃内有害物质吐出，是机体的一种防御反射，具有一定保护作用，但大部分并非由此引起，且频繁而剧烈的呕吐可引起脱水、电解质紊乱等并发症。

一、分类

恶心与呕吐的病因很多，按发病机制可归纳为：

1. 反射性呕吐

（1）胃炎、消化性溃疡并发幽门梗阻、胃癌。

（2）肝脏、胆囊、胆管、胰、腹膜的急性炎症。

（3）胃肠功能紊乱引起的心理性呕吐。

2. 中枢性呕吐　其主要由中枢神经系统疾病引起，如颅内压升高、炎症、损伤等。

3. 前庭障碍性呕吐　如迷路炎和梅尼埃病等。

二、观察要点

1. 呕吐的特点　观察并记录呕吐次数，呕吐物的性质、量、颜色和气味。

2. 定时监测生命体征、记录，直至稳定　血容量不足时可出现心率加快、呼吸急促、血压降低，特别是直立性低血压。持续性呕吐致大量胃液丢失而发生代谢性碱中毒时，患者呼吸变浅、变慢。

3. 注意水、电解质平衡　准确测量并记录每天的出入液量、尿比重、体重。观察患者有无失水征象，依失水程度不同，患者可出现软弱无力、口渴、皮肤黏膜干燥和弹性减低、尿量减少、尿比重升高，并可有烦躁、神志不清甚至昏迷等表现。

4. 监测各项化验指标　了解血常规、血细胞比容、血清电解质等变化。

三、护理措施

1. 呕吐处理 遵医嘱应用止吐药及行其他治疗，促使患者逐步恢复正常的体力和饮食。
2. 补充水分和电解质 口服补液时，应少量多次饮用，以免引起恶心、呕吐。若口服补液未能达到所需补液量，需静脉输液以恢复机体的体液平衡状态。剧烈呕吐不能进食或严重水电解质失衡时，则主要通过静脉补液给予纠正。
3. 生活护理 协助患者进行日常活动。患者呕吐时应帮助其坐起或侧卧，使其头偏向一侧，以免误吸。吐毕给予漱口，更换污染衣物、被褥，开窗通风以去除异味。
4. 安全护理 告知患者突然起身可能出现头晕、心悸等不适。
5. 应用放松技术 常用深呼吸、交谈、听音乐、阅读等方法转移患者的注意力，以减少呕吐的发生。
6. 心理护理 耐心解答患者及家属提出的问题，消除其紧张情绪，特别是与精神因素有关的呕吐患者；消除紧张、焦虑会促进食欲和消化能力，增强对治疗的信心及保持稳定的情绪均有益于缓解症状。必要时使用镇静药。

四、指导要点

（1）指导患者呕吐时采取正确的体位。
（2）指导患者深呼吸，即用鼻吸气，然后张口慢慢呼气，反复进行。
（3）指导患者坐起时动作缓慢，以免发生直立性低血压。
（4）指导患者保持情绪平稳，积极配合治疗。

（仇中叶）

第六节 腹泻护理

腹泻（diarrhea）是指正常排便形态改变，频繁排出松散稀薄的粪便甚至水样便。腹泻的发病机制为肠蠕动亢进、肠分泌增多或吸收障碍，多由饮食不当或肠道疾病引起，其他原因有药物、全身性疾病、过敏和心理因素等。小肠病变引起的腹泻粪便呈糊状或水样，可含有未完全消化的食物成分，大量腹泻易导致脱水和电解质丢失，部分慢性腹泻患者可发生营养不良。大肠病变引起的腹泻粪便可含脓血、黏液，病变累及直肠时可出现里急后重。

一、观察要点

（1）观察排便情况及伴随症状。
（2）动态观察体液平衡状态：严密观察患者生命体征、神志、尿量的变化；有无口渴、口唇干燥、皮肤弹性下降、尿量减少、神志淡漠等脱水表现；有无肌肉无力、腹胀、肠鸣音减弱、心律失常等低钾血症的表现；监测生化指标的变化。
（3）观察肛周皮肤排便频繁时，观察肛周皮肤有无损伤、糜烂及感染。
（4）观察止泻药和解痉镇痛药的作用和不良反应。

二、护理措施

1. 休息与活动 急性起病、全身症状明显的患者应卧床休息，注意腹部保暖。
2. 用药护理 腹泻治疗以病因治疗为主，应用止泻药时应观察患者的排便情况，腹泻控制后应及时停药；应用解痉镇痛药如阿托品时，注意药物不良反应，如口干、视物模糊、心动过速等。
3. 饮食护理 食少渣、易消化饮食，避免生冷、多纤维、刺激性食物。急性腹泻应根据病情和医嘱，给予禁食，流质、半流质食物或软食。

4. 肛周皮肤护理　排便后应用温水清洗肛周，保持清洁干燥，必要时涂无菌凡士林或抗生素软膏保护肛周皮肤，促进损伤处愈合。

5. 补充水分或电解质　及时遵医嘱给予液体、电解质和营养物质，以满足患者的生理需要量，补充额外丢失量，恢复和维持血容量。一般可经口服补液，严重腹泻、伴恶心与呕吐、禁食或全身症状显著者经静脉补充水分和电解质。注意输液速度的调节，老年人易因腹泻发生脱水，也易因输液速度过快引起循环衰竭，故老年患者尤其应及时补液并注意输液速度。

6. 心理护理　慢性腹泻治疗效果不明显时，患者往往对预后感到担忧，结肠镜等检查有一定痛苦，某些腹泻如肠易激综合征与精神因素有关，故应注意患者心理状况的评估和护理，鼓励患者配合检查和治疗，稳定患者情绪。

三、指导要点

（1）指导患者正确使用热水袋。
（2）指导患者进食少渣、易消化饮食。
（3）指导患者排便后正确护理肛周皮肤。
（4）指导患者积极配合治疗和护理过程。

（仇中叶）

第七节　便秘护理

便秘（constipation）是指正常排便形态改变，排便次数减少，排出过干、过硬的粪便，且排便不畅、困难。便秘的主要发病机制是肠道功能受到抑制。其原因为：器质性病变，排便习惯不良，中枢神经系统功能障碍，排便时间受限制，强烈的情绪反应，各类直肠、肛门手术，药物不合理使用，饮食结构不合理，饮水量不足，滥用缓泻剂、栓剂，灌肠，长期卧床，活动减少等。

一、观察要点

（1）排便情况及伴随症状。
（2）患者生命体征、神志等变化，尤其老年患者。
（3）缓泻剂的作用和不良反应。

二、护理措施

1. 合理膳食　多进食促进排便的饮食和饮料，如水果、蔬菜、粗粮等高纤维食物；餐前提供开水、柠檬汁等热饮，促进肠蠕动，刺激排便反射；适当提供易致轻泻的食物如梅子汁等促进排便；多饮水，病情允许情况下每日液体摄入量应不小于2 000ml；适当食用油脂类食物。

2. 休息与活动　根据患者情况制订活动计划，如散步、做操、打太极等。卧床患者可进行床上活动。

3. 提供适当的排便环境　为患者提供单独隐蔽的环境及充裕的排便时间，如拉上围帘或用屏风遮挡；避开查房、治疗、护理和进餐时间，以消除紧张情绪，保持心情舒畅，利于排便。

4. 选取适宜排便姿势　床上使用便盆时，除非有禁忌，最好采取坐姿或抬高床头，利用重力作用增加腹内压促进排便。病情允许时让患者下床上厕所排便。即将手术患者，在手术前有计划地训练其在床上使用便盆。

5. 腹部环形按摩　排便时用手沿结肠解剖位置自右向左环形按摩，可促使降结肠的内容物向下移动，并增加腹内压，促进排便。指端轻压肛门后端也可促进排便。

6. 用药护理　遵医嘱给予口服缓泻药物，对于老年人、儿童应选择作用缓和的泻剂，慢性便秘的患者可选用蓖麻油、番茄叶、大黄等接触性泻剂。使用缓泻剂可暂时解除便秘，但长期使用或滥用又常成为慢性便秘的主要原因。常用的简易通便剂有开塞露、甘油栓等。

7. 灌肠　以上方法均无效时,遵医嘱给予灌肠。

8. 帮助患者重建排便习惯　选择适合自身的排便时间,理想的是早餐后效果最好,因进食刺激大肠蠕动而引起排便反射;每天固定时间排便,并坚持下去,不随意使用缓泻剂及灌肠等方法。

9. 心理护理　应尊重和理解患者,给予心理安慰与支持,帮助其树立信心,配合治疗和护理。

三、指导要点

(1) 帮助患者进行增强腹肌和盆部肌肉的运动,以增加肠蠕动和肌张力,促进排便。

(2) 指导患者重建正常排便习惯。

(3) 指导患者合理膳食,多食水果、蔬菜、粗粮等富含纤维食物。

(4) 鼓励患者根据个体情况制订合理的活动计划。

(仇中叶)

第八节　疼痛护理

疼痛(pain)是一种复杂的主观感受,是近年来非常受重视的一个常见临床症状之一,也称第五生命体征。疼痛的原因包括:温度刺激、化学刺激、物理损伤、病理改变和心理因素等。疼痛对全身产生影响,可致精神心理方面改变,如抑郁、焦虑、愤怒、恐惧;致生理反应,如血压升高、心率增快、呼吸频率增快、神经内分泌及代谢反应、生化反应;致行为反应,如语言反应、躯体反应等。

个体对疼痛的感受和耐受力存在很大的差异,同样性质、强度的刺激可引起不同个体产生不同的疼痛反应。疼痛阈是指使个体所能感觉到疼痛的最小刺激强度。疼痛耐受力是指个体所能耐受的疼痛强度和持续时间。对疼痛的感受和耐受力受客观和主观因素的影响。其中客观因素包括个体的年龄、宗教信仰与文化、环境变化、社会支持、行为作用以及医源性因素;主观因素包括以往的疼痛经验、注意力、情绪及对疼痛的态度等。

一、观察要点

(1) 患者疼痛时的生理、行为和情绪反应。

(2) 疼痛的部位、发作的方式、程度、性质、伴随症状、开始时间以及持续时间等。

(3) 评估工具的使用:可根据患者的病情、年龄和认知水平选择相应的评估工具。

二、护理措施

1. 减少或消除引起疼痛的原因　若为外伤所致的疼痛,应酌情给予止血、包扎、固定、处理伤口等;胸、腹部手术后,患者会因咳嗽或呼吸引起伤口疼痛,术前应教会患者术后深呼吸和有效咳嗽的方法。

2. 合理运用缓解或解除疼痛的方法

(1) 药物镇痛:是治疗疼痛最基本、最常用的方法。镇痛药物种类很多,主要分3种类型:①阿片类镇痛药:如吗啡、哌替啶、芬太尼等。②非阿片类镇痛药:如水杨酸类、苯胺类、非甾体类药物等。③其他辅助类药物:如激素、解痉药、维生素类药物等。镇痛药物给药途径以无创给药为主,可以选择口服、经直肠给药、经皮肤给药、舌下含服给药,亦可临时采用肌内注射法、静脉给药法、皮下注射给药法,必要时选择药物输注泵。

对于癌性疼痛的药物治疗,目前临床上普遍采用 WHO 所推荐的三阶梯镇痛疗法,逐渐升级,合理应用镇痛剂来缓解疼痛。三阶梯镇痛疗法的基本原则是:口服给药、按时给药、按阶梯给药、个体化给药、密切观察药物不良反应及宣教。其内容包括:①第一阶梯:使用非阿片类镇痛药物,适用于轻度疼痛患者,主要给药途径是口服,常用的药物有阿司匹林、对乙酰氨基酚、布洛芬等。②第二阶梯:使用弱阿片类镇痛药物,适用于中度疼痛患者,常用的药物有可待因、右旋丙氧酚、曲马多等;除了可待因可以口服或肌内注射外，其他均为口服。③第三阶梯：使用强阿片类镇痛药物，主要用于重度和剧烈癌痛患者；常用药物有吗啡、美沙酮、氧吗啡等，加非阿片类镇痛药物，可酌情加用辅助药；给药途径上，吗啡和美沙酮均可以口服或肌内注射，氧吗啡采用口服给药。患者自控镇痛泵（patient control analgesia，PCA）在患者疼痛时，通过由计算机控制的微量泵主动向体内注射设定剂量的药物，符合按需镇痛的原则，既减轻了患者的痛苦和心理负担，又减少了医务人员的操作。

（2）物理镇痛：常应用冷、热疗法，如冰袋、冷湿敷或热湿敷、温水浴、热水袋等。此外，理疗、按摩及推拿也是临床上常用的物理镇痛方法。高热、有出血倾向疾病、结核和恶性肿瘤等患者慎用。

（3）针灸镇痛：根据疼痛部位，针刺相应的穴位，使人体经脉疏通、气血调和，以达到镇痛的目的。

（4）经皮神经电刺激疗法：经皮肤将特定的低频脉冲电流输入人体，可以产生无损伤性镇痛作用。

3. 提供心理 – 社会支持　积极指导家属理解支持患者，并鼓励患者树立战胜疾病的信心。

4. 恰当运用心理护理方法及疼痛心理疗法　心理护理方法包括：减轻心理压力、转移注意力和放松练习。转移注意力和放松练习可减少患者对疼痛的感受强度，常用方法有：参加活动、音乐疗法、有节律地按摩、深呼吸和想象。疼痛的心理疗法是应用心理性的原则和方法，通过语言、表情、举止行为，并结合其他特殊的手段来改变患者不正确的认知活动、情绪障碍和异常行为的一种治疗方法。

5. 采取促进患者舒适的措施　提供良好的采光和通风房间、舒适整洁的床单位、适宜的温湿度等以使患者舒适。

三、指导要点

（1）指导患者准确描述疼痛的性质、部位、持续时间、规律，并选择适合自身的疼痛评估工具。

（2）指导患者客观地向医务人员讲述疼痛的感受。

（3）指导患者正确使用镇痛药物，如用药的最佳时间、用药剂量等，避免药物成瘾。

（4）指导患者学会应对技巧以缓解疼痛。

（仇中叶）

第九节　意识障碍护理

意识障碍（disorders of consciousness）是指人体对外界环境刺激缺乏反应的一种精神状态。大脑皮质、皮质下结构、脑干网状上行激活系统等部位损害或功能抑制即可导致意识障碍。其可表现为觉醒下降和意识内容改变，临床上常通过患者的言语反应、对针刺的痛觉反应、瞳孔对光反应、吞咽反射、角膜反射等来判断意识障碍的程度。

以觉醒度改变为主的意识障碍包括：①嗜睡：患者表现为睡眠时间过度延长，但能唤醒，醒后可勉强配合检查及回答问题，停止刺激后继续入睡。②昏睡：患者处于沉睡状态，正常外界刺激不能唤醒，需大声呼唤或较强烈的刺激才能觉醒，醒后可做含糊、简单而不完全的答话，停止刺激后很快入睡。③浅昏迷：意识大部分丧失，无自主运动，对声、光刺激无反应，对疼痛刺激尚可出现痛苦表情或肢体退缩等防御反应，角膜反射、瞳孔对光反射、眼球运动和吞咽反射可存在。④中度昏迷：对周围事物及各种刺激均无反应，对剧烈刺激可有防御反应，角膜反射减弱，瞳孔对光反射迟钝，无眼球运动。⑤重度昏迷：意识完全丧失，对各种刺激全无反应，深、浅反射均消失。

以意识内容改变为主的意识障碍包括：①意识模糊：患者表现为情感反应淡漠，定向力障碍，活动减少，语言缺乏连贯性，对外界刺激可有反应，但低于正常水平。②谵妄：是一种急性脑高级功能障碍，患者对周围环境的认识及反应能力均有下降，表现为认知、注意力、定向与记忆功能受损，思维推理迟钝，语言功能障碍，错觉、幻觉，睡眠觉醒周期紊乱等，可表现为紧张、恐惧和兴奋不安，甚至冲动和攻击行为。

其他特殊类型的意识障碍包括去皮质综合征、无动性缄默症和植物状态等。

一、观察要点

（1）严密观察生命体征、瞳孔的大小及对光反应。

（2）应用格拉斯哥昏迷评分量表（glasgow coma scale，GCS）了解昏迷程度，发现变化立即报告医师，并做好护理记录。

（3）观察有无恶心、呕吐及呕吐物量与性状，准确记录出入液量，预防消化道出血和脑疝发生。

二、护理措施

1. 日常生活护理　助患者卧按摩床或气垫床，保持床单位整洁、干燥，减少对皮肤的机械性刺激，定时给予翻身、叩背，预防压疮；做好大小便护理，保持外阴清洁，预防尿路感染；注意口腔卫生，对不能经口进食者应每天口腔护理2~3次，防止口腔感染；对谵妄躁动者加床档，必要时做适当的约束，防止坠床、自伤、伤人；慎用热水袋，防止烫伤。

2. 保持呼吸道通畅　取侧卧位或平卧，头偏向一侧，开放气道，取下活动性义齿，及时清除气管内分泌物，备好吸痰用物，随时吸痰，防止舌后坠、窒息、误吸或肺部感染。

3. 饮食护理　给予富含维生素、高热量饮食，补充足够的水分；鼻饲者应定时喂食，保证足够的营养供给；进食时到进食后30min抬高床头可防止食物反流。

4. 眼部护理　摘除隐形眼镜交家属保管。患者眼睑不能闭合时，遵医嘱用生理盐水滴眼后，给予涂眼药膏并加盖纱布。

三、指导要点

指导患者及其家属进行相应的意识恢复训练，如呼唤患者或与患者交谈、让患者听音乐等。

（胡艳兰）

第十节　膀胱刺激征护理

尿频、尿急、尿痛合称膀胱刺激征，是膀胱、尿道、前列腺炎症的特征性表现。

一、病因

（1）炎症刺激：泌尿、生殖系统炎症、理化因素所引起的炎症。膀胱内肿瘤、结石因素所引起的炎症。

（2）精神神经因素。

二、分诊要点

1. 收集资料

（1）询问病史，详细见图1-1。

（2）检查、用药、治疗情况：腹部X线片、B超、肾盂造影、膀胱镜检结果；实验室检查结果；抗生素、化疗药使用情况；外院或既往治疗情况。

2. 分诊检查　生命体征；肾区有无叩痛、压痛；输尿管、膀胱有无压痛。

三、观察及处理

1）急性重症肾盂肾炎、泌尿系统梗阻，晚期出现寒战、高热等全身中毒症状。

（1）及时补充液体。

（2）遵医嘱及时使用对症药物。

（3）观察膀胱刺激征和全身症状的改善情况。

2）交待患者多饮水，注意休息，每天清洗会阴部。

3）严格做好中段尿标本的采集。

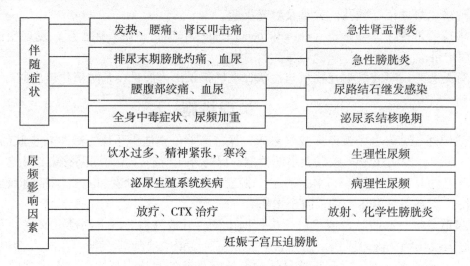

图 1-1　膀胱刺激征伴随症状及影响因素

（王亚玲）

第十一节　血尿护理

血尿（haematuria）是指尿中红细胞数异常增高。每升尿液中含有 1ml 以上血液，则可见肉眼血尿。

一、病因

1. 泌尿系统疾病　其占 95%～98%，包括肾和尿路炎症、结石、肿瘤、机械性损伤、血管病变和先天畸形。

2. 全身性疾病　出血性疾病，感染性疾病，代谢性疾病和免疫因素，药物、毒物、放射线损伤。

3. 炎症　泌尿系统邻近器官炎症的刺激，肿瘤的侵蚀。

4. 其他　特发性血尿和运动性血尿。

二、分诊要点

1. 收集资料

（1）快速观察：患者呼吸、循环、意识情况，判断患者有无休克等急救指征。

（2）询问病史，见图 1-2。

（3）检查、用药、治疗情况：X 线片、B 超、IVP、CT、肾动脉造影结果；实验室检查结果；用药情况：细胞毒性药物；外院诊断、治疗、处理。

2. 分诊检查　基本生命体征，重点是血压；腹部触诊、腰部叩诊；皮肤、黏膜；是否有双下肢及水肿程度。

三、观察及处理

1. 患者出血量大时处理方法

（1）监测生命体征，密切观察精神、神志变化、周围末梢循环情况。

（2）开通大静脉双管快速补液。

（3）急查血常规、血型、配血以备输血。

2. 止血药的使用　观察用药效果及不良反应。判断为上尿路出血时，不宜大剂量使用止血药，以免凝血血块阻塞尿路；用药时特别要观察尿色、尿量变化。

3. 其他　协助患者正确留取标本，及时追查结果；做好各项检查及急诊手术的准备，如膀胱镜、剖腹探查前准备。

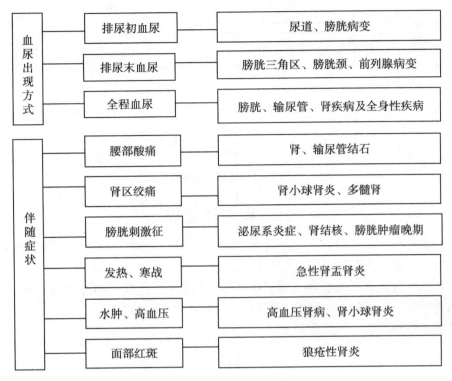

图 1-2　血尿伴随症状

（王亚玲）

第十二节　黄疸护理

黄疸（jaundice）指各种原因引起胆红素代谢障碍，导致血液中胆红素，表现为皮肤、黏、巩膜和其他组织、体液黄染。

一、病因

1. 溶血致胆红素生成过多　遗传性红细胞增多症、新生儿溶血、不同血型输血后。
2. 肝细胞损害影响胆红素的生物转化　病毒性肝炎、肝硬化、钩端螺旋体病。
3. 胆管阻塞破损胆红素循环　肝肿瘤、胆结石、先天性胆管闭锁。

二、分诊要点

1. 收集资料
（1）快速观察：患者精神、意识、表情、面色，判断是否有急救指征。
（2）询问病史：发病急、缓；病程长、短；持续性黄疸、间隔性黄疸、反复性黄疸；黄疸的颜色深浅。慢性肝胆病、遗传性疾病、酗酒史、妊娠期、输血史、某些药物或毒物接触史、旅游史、疫区居住史（图 1-3）。
（3）检查、用药、治疗情况：X 线片、B 超、CT、胆管造影、肝穿刺活栓结果；实验室检查结果；用药情况；外院诊断、治疗、处理经过。
2. 分诊检查　基本生命体征，腹部体征，皮肤黏膜、巩膜。

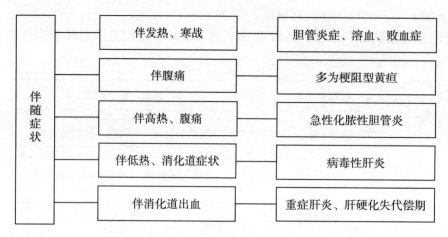

图 1 - 3　黄疸伴随症状

三、观察及处理

1. 急性溶血性黄疸者　密切观察腹痛、尿色、尿量变化，同时，配合医生迅速控制溶血，静脉滴注激素和免疫抑制药；正确使用利尿药，适当应用碳酸氢钠碱化尿液，预防和治疗肾功能衰竭。
2. 急性重型肝炎并发消化道出血者　注意生命体征的变化，及时开通静脉做抗休克处理。
3. 其他有药物治疗者　止痛药、退热药等对症药物的使用和效果观察。
4. 怀疑急性病毒性肝炎者　做适当隔离。

（王亚玲）

第十三节　腹腔积液护理

腹腔积液（ascites）是指腹腔内游离液体增多，液体量 > 100ml。腹腔积液是许多疾病发展到严重阶段的表现之一。

一、病因

1. 心管疾病　充血性心力衰竭，静脉和淋巴回流障碍等。
2. 肝脏病变　病毒性肝炎、硬化、肝癌。
3. 肾脏病变　肾炎、肾病综合征。
4. 营养代谢障碍及内分泌疾病　低蛋白的血症、甲状腺功能减低。
5. 腹膜病变　炎症、肿瘤。

二、分诊要点

1. 收集资料

（1）快速观察腹腔积液程度，患者有无心悸、呼吸困难表现，判断是否腹腔积液造成呼吸、循环系统的压迫。

（2）询问病史（图1-4）。

（3）检查、用药、治疗情况：X 线片、B 超、CT、MRI 报告；腹腔积液常规、生化的结果；相关专科疾病的用药情况；外院或本院的处理、治疗。

2. 分诊检查　生命体征；腹部形状；其他体征，如肝蒂、蜘蛛痣、颈静脉充盈。

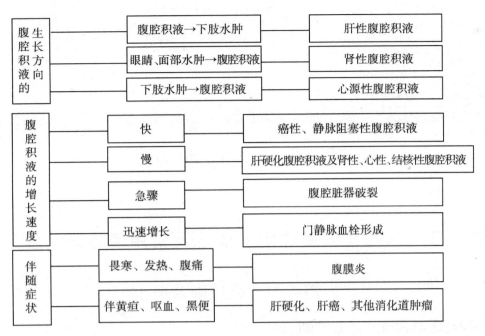

图1－4 腹腔积液部位、增长速度及伴随症状

三、观察及处理

（1）腹腔积液严重，出现呼吸、心悸等不适时，患者取半卧位并监测或密切观察生命体征。
（2）使用利尿药时，严格记录体重、腹围、症状、出入量、电解质情况。
（3）并发寒战、腹痛时对症用药。
（4）原发病的观察和处理。

（王亚玲）

第二章

手术室基础护理

第一节　消毒与灭菌原则、要求及常用消毒剂的应用

一、消毒与灭菌原则及要求

（一）选择消毒与灭菌方法的原则

（1）使用经卫生行政部门批准的消毒药、器械，并按照批准使用的范围和方法在医疗机构及疫源地等消毒中使用。

（2）根据物品污染后的危害程度选择消毒灭菌方法。

（3）根据物品上污染微生物的种类、数量和危害程度选择消毒灭菌的方法。

（4）根据消毒物品的性质选择消毒方法。

（二）实施要求

（1）凡进入人体组织、无菌器官、血液或从血液中流过的医疗用品必须达到灭菌要求，如外科器械、穿刺针、注射器、输液器、各种穿刺包、各种人体移植植入物、需灭菌内镜及附件（腹腔镜、胸腔镜、关节镜、胆管镜、膀胱镜、宫腔镜、前列腺电切镜、经皮肾镜、鼻窦镜等）、各种活检钳、血管介入导管、口腔科直接接触患者伤口的器械和用品等。

灭菌方法：压力蒸汽灭菌；环氧乙烷灭菌；过氧化氢低温等离子灭菌；2%碱性戊二醛浸泡10h。

（2）接触破损皮肤、黏膜而不进入无菌组织内的医疗器械、器具和物品必须达到高消毒水平，如体温表、氧气湿化瓶、呼吸机管道、需消毒内镜（胃镜、肠镜、支纤镜等）、压舌板、口腔科检查器械等。

消毒方法：100℃煮沸消毒20~30min；2%戊二醛浸泡消毒20~45min；500mg/L有效氯浸泡30min（严重污染时用1 000~5 000mg/L）；0.2%过氧乙酸浸泡消毒20min以上；3%过氧化氢浸泡消毒20min以上。

（3）一般情况下无害的物品，只有当受到一定量致病菌污染时才造成危害的物品，仅直接或间接地和健康无损的皮肤相接触，一般可用低效消毒方法，或只做一般的清洁处理即可，仅在特殊情况下，才做特殊的消毒要求。如生活卫生用品和患者、医护人员生活和工作环境中的物品（毛巾、面盆、痰杯、地面、墙面、床面、被褥、桌面、餐具、茶具；一般诊疗用品如听诊器、血压计袖带等）。

消毒方法：地面应湿式清扫，保持清洁，当有血迹、体液等污染时，应及时用含氯消毒剂拖洗；拖洗工具使用后应消毒、洗净，再晾干。

二、常用消毒剂的应用

（一）应用原则

1）选择消毒剂的原则

（1）根据物品污染后的危害程度选择：进入人体组织、无菌器官、血液或从血液中流过的医疗用

品为高度危险性物品，必须选择灭菌剂；接触人体黏膜或破损皮肤的医疗用品为中度危险性物品，选择高、中效消毒剂；仅和人体完整皮肤接触的物品为低度危险性物品，选择去污清洁剂或低效消毒剂（无病原微生物污染的环境和场所不必每天使用消毒剂消毒）。

（2）根据消毒物品的性质选择：消毒剂的种类繁多，用途和方法各不相同，杀菌能力和对物品的损害也有所不同。根据消毒物品的性质，选择消毒效果好、对物品损失小的消毒剂。

2）根据使用说明书正确使用：阅读消毒剂使用说明书，了解其性能、使用范围、方法及注意事项。

3）通常情况下需结合消毒对象、污染后危害性及物品性质选择：高危险性物品首选压力蒸汽灭菌法，不能压力灭菌的可以选择环氧乙烷或过氧化氢低温等离子灭菌法，化学消毒剂或灭菌剂是最后的选择。一般情况下，消毒剂浓度高、作用时间长，消毒效果增加，但对物品的损坏性也增加；相反，消毒剂浓度降低，作用时间短，消毒效果下降，对物品的损坏也较轻。

4）加强监测，防止消毒剂及灭菌剂的再污染。

5）充分考虑对消毒剂消毒灭菌效果的其他影响因素，如时间、温度、酸碱度、微生物污染程度、消毒剂的种类与穿透力等；尤其重视物品清洁程度对消毒灭菌效果的影响，确保物品在消毒灭菌前清洗符合要求。

6）配置消毒液应使用量杯，根据要求进行配置。

（二）常用消毒剂应用注意事项

（1）消毒剂对人体有一定毒性和刺激性，对物品有损伤作用，大量频繁使用可污染环境，应严格按照说明书规定的剂量使用。

（2）掌握消毒剂的使用浓度及计算方法，加强配置的准确性；配置及使用时应注意个人防护，必要时戴防护眼镜、口罩和手套等。

（3）注意消毒剂的使用有效期，置于阴凉避光处保存。

（4）对易分解、易挥发的消毒剂，应控制购入及储存量。

（5）消毒剂仅用于物体及外环境的消毒处理，切忌内服，不能与口服药品混合摆放。消毒剂和药品应分开存放。

（三）常用消毒剂的杀菌谱及影响因素

（1）高水平消毒剂包括含氯消毒剂、过氧乙酸、二氧化氯、甲醛、戊二醛、次氯酸钠、稳定型过氧化氢、琥珀酸脱氢酶，能杀灭芽孢、分枝杆菌、病毒、真菌和细菌。其消毒效果与浓度、接触时间、温度、有机物的出现、pH值、钙或镁的出现有关。

（2）中效消毒剂包括酚类衍生物、碘类、醇类和异丙醇类，能杀灭结核菌、病毒、真菌和细菌。其消毒效果与浓度、接触时间、温度、有机物的出现、pH值、钙或镁的出现有关。

（3）低效消毒剂包括季胺类、双胍类，能杀灭细菌繁殖体（分枝杆菌除外）和亲脂病毒。其消毒效果与浓度、接触时间、温度、有机物的出现、pH值、钙或镁的出现有关。

（四）常用消毒剂的配置使用及注意事项

1. 戊二醛 灭菌剂，适用于医疗器械和耐湿忌热的精密仪器等的消毒与灭菌。灭菌使用常为2%的碱性戊二醛。

1）使用方法：灭菌，2%戊二醛加盖浸泡10h；消毒，2%戊二醛加盖浸泡20~45min。

2）注意事项

（1）pH值为7.05~8.5时杀菌作用强。

（2）对碳钢制品有腐蚀性，金属器械及内镜消毒灭菌时需加防锈剂。

（3）对皮肤黏膜有刺激，可引起过敏性皮炎。

（4）器械消毒灭菌前须彻底清洗干净，干燥后再浸没于消毒液中，以免稀释失效并减少有机物对消毒剂的影响，保证足够的浓度和消毒灭菌时间。

（5）消毒或灭菌时必须加盖，器械使用前必须用无菌蒸馏水或无菌生理盐水冲洗干净残留物，灭菌容器每周灭菌 1 次，2 周更换消毒液或按消毒剂的说明执行；配制及使用过程中应加强消毒剂浓度检测，戊二醛浓度测试卡应在有效期内使用。

（6）打开戊二醛时，须注明开瓶时间及加入活化剂日期，活化后保存时间不能超过 2 周。超过时间，戊二醛聚合效果明显下降或无效。

（7）不能用于空气、皮肤和手的消毒。

2."84"消毒液或其他含氯消毒剂　高效消毒剂，有广谱、速效、低毒或无毒，对金属有腐蚀性，对织物有漂白作用，但受有机物影响很大，且水剂不稳定等特点。

1）使用方法

（1）浸泡法：对一般细菌繁殖体污染物品，用含有效氯 500mg/L 的消毒液作用 10min 以上；对分枝杆菌和致病性芽孢菌污染物品，用含有效氯 2 000 ~ 5 000mg/L 的消毒液作用 30min 以上。

（2）擦拭法：对大件不能用浸泡法消毒的物品，可用擦拭法。消毒液浓度和作用时间参见"浸泡法"。

（3）喷洒法：对一般物品表面，用含有效氯 500 ~ 1 000mg/L 的消毒液均匀喷洒作用 30min 以上；对芽孢和分枝杆菌污染的物品，用含有效氯 2 000mg/L 的消毒液均匀喷洒，作用 60min 以上。

2）注意事项

（1）不稳定，易挥发，应置于阴凉、干燥处密封保存。

（2）配置使用时应测定有效含氯量，并现配现用。

（3）浸泡消毒物品时应将待消毒物品浸没于消毒液内，加盖，且在有效期内使用。

（4）消毒剂有腐蚀、漂白、脱色、损坏的作用，不应做有色织物的消毒。

（5）浓度高对皮肤、黏膜有刺激性和氯臭味，配置时应戴口罩和手套。

（6）有机物可消耗消毒剂中有效氯，降低其杀菌作用，应提高使用浓度或延长作用时间。

（7）其他含氯消毒剂按照说明使用。

3. 过氧乙酸灭菌剂　原液浓度 16% ~ 20%。

1）使用方法

（1）浸泡法：一般污染用 0.05% 过氧乙酸作用 30min；细菌芽孢用 1% 消毒浸泡 5min，灭菌 30min；对病毒和结核杆菌 0.5% 作用 30min。

（2）擦拭法：对大件不能用浸泡法消毒的物品，可用擦拭法。消毒液浓度和作用时间参见"浸泡法"。

（3）喷洒法：对一般物品表面，用 0.2% ~ 0.4%，作用 30 ~ 60min 以上。

（4）熏蒸法：按 1 ~ 3g/m³ 计算，当室温在 20℃，相对湿度 70% ~ 90% 时，对细菌繁殖体用 1g/m³，熏蒸 60min；对细菌芽孢用量为 3g/m³，熏蒸 90min。

（5）空气消毒：房屋密闭后，用 15% 过氧乙酸原液 7ml/m³ 或 1g/m³，置于瓷或玻璃器皿中加热蒸发消毒 2h，即可开窗通风；或以 2% 过氧乙酸溶液 8ml/m³，气溶胶喷雾消毒，作用 30 ~ 60min。

2）注意事项

（1）原液浓度低于 12% 时禁止使用。

（2）易挥发，注意阴凉保存，开瓶后，每放置保存 1 个月，浓度减少 3%。

（3）谨防溅入眼内或皮肤黏膜上，一旦溅入，立即清水冲洗。

（4）对金属有腐蚀性，对织物有漂白作用，消毒后立即用清水冲洗干净。

（5）配置溶液时，忌与碱性或有机物混合；注意有效期，稀释液现配现用。

4. 络合碘　中效消毒剂，有效碘含量为 5 000 ~ 5 500mg/L。主要用于皮肤黏膜的消毒。

1）使用方法

（1）外科手术及注射部位皮肤消毒为原液，涂擦 2 次，作用 5min，待干后才能操作。

（2）口腔黏膜消毒为 500mg/L 涂擦，作用 5min。

（3）阴道黏膜消毒 250mg/L 涂擦，作用 5min。

（4）烧伤创伤消毒 250～500mg/L 涂擦，作用 5min。

2）注意事项

（1）避光、阴凉、防潮、密封保存，若受热高于 40℃ 时，即分解碘蒸气而使之失效。

（2）对二价金属制品有腐蚀性，不应作相应金属制品的消毒。

（3）碘过敏者忌用。

5. 酒精 中效消毒剂，用于消毒其含量为 75%。主要用于皮肤消毒。

注意事项：

（1）易燃，忌明火。

（2）必须使用医用酒精，严禁使用工业酒精。

（3）注明有效期。

6. 过氧化氢 高效消毒剂，临床上使用消毒浓度为 3%。主要用于外科伤口清洗消毒、口腔含漱及空气消毒。

1）使用方法

（1）浸泡法：物品浸没于 3% 过氧化氢容器中，加盖，浸泡 30min。

（2）擦拭法：对大件不能用浸泡法消毒的物品，可用擦拭法。消毒液浓度和作用时间参见"浸泡法"。

（3）其他方法：用 1% 过氧化氢漱口，用 3% 过氧化氢冲洗伤口。

2）注意事项

（1）通风阴凉保存，用前应测有效含量。

（2）稳定性差，现配现用；稀释时忌与还原剂、碱、碘化物等强氧化剂混合。

（3）对金属有腐蚀性，对织物有漂白作用。

（4）使用浓溶液时，谨防溅入眼内及皮肤黏膜上；一旦溅入，立即用清水冲洗。

（5）消毒被血液、脓液污染的物品时，需适当延长时间。

7. 速效手消毒剂 为 0.5%～4% 洗必泰-酒精，用于外科手消毒、工作和生活中的卫生手消毒。

1）使用方法

（1）接连进行检查、治疗和护理患者时用本品原液 3ml 置于掌心，两手涂擦 1min 晾干。

（2）外科洗手完毕后，用 5～10ml 原液置于掌心，两手涂擦手和前臂 3min。晾干后带上无菌手套。

（3）日常工作后的手消毒：先用抑菌液或皂液揉搓双手，冲净后，将 3ml 原液置于掌心，揉搓 1min。

2）注意事项

（1）本品为外用消毒剂，不得口服，入眼。

（2）本品含有酒精，对伤口、黏膜有一定的刺激性。

（3）洗手后，必须将抑菌液或皂液冲净后再使用本品消毒。

（4）置于阴凉、通风处保存；有效期 12～24h。详见产品说明书。

（王亚玲）

第二节 洗手、刷手技术

一、基本概念

外科刷手术：指手术人员通过机械刷洗和化学药物作用以去除并杀灭手部皮肤表面上的污垢和附着的细菌，从而达到消毒手的目的。

外科手消毒：指用消毒剂清除或杀灭手部及上肢暂居菌和减少常居菌的过程。

常居菌：也称固有性细菌，能从大部分人的皮肤上分离出来的微生物，是皮肤上持久的微生物。这种微生物是寄居在皮肤上持久的固有的寄居者，不易被机械的摩擦清除。如凝固酶阴性葡萄球菌、棒状杆菌类、丙酸菌属、不动杆菌属等。

暂居菌：也称污染菌或过客菌丛，寄居在皮肤表层，是常规洗手很容易被清除的微生物。接触患者或被污染的物体表面可获得，可随时通过手传播。

二、刷手前的准备

（1）穿洗手衣裤、隔离鞋，最好脱去本人衣衫；如未脱者，衣领衣袖应卷入洗手衣内，不可外露。

（2）戴口罩、帽子，头发、口鼻不外露。轻度上呼吸道感染者戴双层口罩，严重者不可参加手术。

（3）剪短指甲（水平观指腹不露指甲为度），去除饰物，双手及前臂无疖肿和破溃。

（4）用肥皂或洗手液洗手，清除手上污垢。常用刷手液及使用方法见表 2 – 1。

表 2 – 1　常用刷手液及使用方法

刷手液	消毒液	机械刷手（次/min）	浸泡时间（min）	涂擦	特点
2% 肥皂液 0.5% 碘附	75% 酒精	3/10 2/5	5	2	偶有过敏现象，耗时，对皮肤有刺激、着色重
氯己定 – 醇洗手液	—	1/3	—	1	偶有过敏现象，快捷

由于肥皂液在存放过程中容易滋生微生物，加上刷手时间长、繁琐等原因，逐渐被淘汰。目前市售的氯己定 – 醇洗手液最大的特点是方便、快捷，容器多为一次性使用，不易受细菌污染，有的还具有芳香味及护肤作用等特点，已广泛应用于手的刷洗和消毒。

三、外科刷手法

外科刷手方法分 3 个步骤：机械刷洗、擦拭水迹、手的消毒。下面介绍氯己定 – 醇洗手液刷手法。

（一）机械刷洗与消毒

1. 刷手方法

（1）取消毒毛刷。

（2）用毛刷取洗手液 5 ~ 10ml，刷洗手及上臂。顺序为：指尖→指蹼→甲沟→指缝→手腕→前臂→肘部→上臂。刷手时稍用力，速度稍快。范围包括双手、前臂、肘关节上 10cm（上臂下 1/3 ~ 1/2）处的皮肤，时间约 3min。

（3）刷手毕，用流动水冲洗泡沫。冲洗时，双手抬高，让水从手、臂至肘部方向淋下，手不要放在最低位，避免臂部的水流向手部，造成污染。

现部分医院采用的是七步揉搓洗手法，先用流动水弄湿双手。取适量洗手液，揉搓双手。方法为：第一步是掌心擦掌心；第二步是手指交叉，掌心擦掌心；第三步是手指交叉，掌心擦掌心，两手互换；第四步是两手互握，互擦指背；第五步是指尖摩擦掌心，两手互换；第六步是拇指在掌心转动，两手互换；第七步是手指握腕部摩擦旋转向上至上臂下 1/3 ~ 1/2。手朝上，肘朝下冲洗双手。按此方法洗 3 遍，时间不少于 10min。

2. 擦拭手臂　用灭菌毛巾或一次性纸巾依次擦干手、臂、肘。擦拭时，先擦双手，然后将毛巾折成三角形，搭在一侧手背上，对侧手持住毛巾的两个角，由手向肘顺势移动，擦去水迹，不得回擦；擦对侧时，将毛巾翻转，方法相同。见图 2 – 1。

3. 消毒手臂　取消毒液按七步洗手法揉擦双手至上臂下 1/3 ~ 1/2，待药液自行挥发至干燥，达到消毒目的。

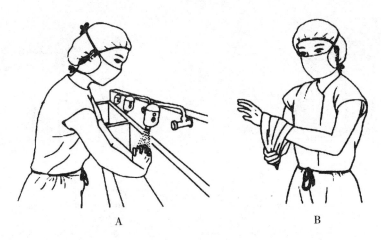

A   B

图2-1 外科刷手法
A. 洗手；B. 擦手

（二）注意事项

（1）修剪指甲，指甲长度不得超过0.1cm。

（2）用洗手液清洗双手一定要冲洗、擦干后，方能取手消毒液。

（3）刷洗后手、臂、肘部不可碰及他物，如误触他物，视为污染，必须重新刷洗消毒。

（4）采用肥皂刷手、酒精浸泡时，刷手的毛刷可不换，但每次冲洗时必须洗净刷子上原有的肥皂液。

（5）采用酒精浸泡手臂时，手臂不可触碰桶口，每周需测定桶内酒精浓度1次。

（6）刷子最好选用耐高温的毛刷，用后彻底清洗、晾干，然后采用高压或煮沸消毒。

四、连台手术的洗手原则

当进行无菌手术后的连台手术时，若脱去手术衣、手套后手未沾染血迹、未被污染，直接用消毒液涂抹1次即可。当进行感染手术后的连台手术时，脱去手术衣、手套，更换口罩、帽子后，必须重新刷手和消毒。

（胡艳兰）

第三节 穿手术衣、戴无菌手套、无菌桌铺置原则、方法

一、穿手术衣

常用的无菌手术衣有两种：一种是对开式手术衣；另一种是折叠式手术衣。它们的穿法不同，无菌范围也不相同。

（一）对开式手术衣穿法

（1）手消毒后，取无菌手术衣，选择较宽敞的空间，手持衣领面向无菌区轻轻抖开。

（2）将手术衣轻抛向上的同时，顺势将双手和前臂伸入衣袖内，并向前平行伸展。

（3）巡回护士在其身后协助向后拉衣、系带，然后在手术衣的下摆稍用力拉平，轻推穿衣者的腰背部提示穿衣完毕。见图2-2。

（4）手术衣无菌区域为：肩以下，腰以上的胸前、双手、前臂，腋中线的侧胸。

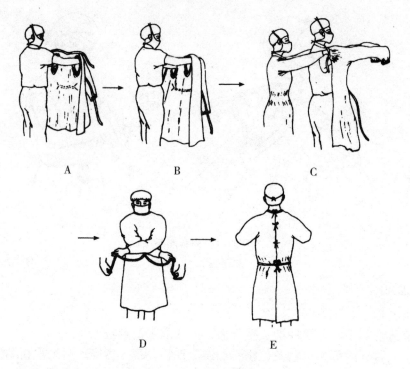

图 2-2 对开式手术衣穿法

（二）折叠式手术衣穿法

（1）（2）同"对开式手术衣穿法"。

（3）巡回护士在其身后系好颈部、背部内侧系带。

（4）戴无菌手套。

（5）戴无菌手套将前襟的腰带递给已戴好手套的手术医生，或由巡回护士用无菌持物钳夹持腰带绕穿衣者一周后交给穿衣者自行系于腰间。

（6）无菌区域为：肩以下，腰以上的胸前、双手、前臂、左右腋中线内，后背为相对无菌区。见图 2-3。

（三）注意事项

（1）穿手术衣必须在手术间进行，四周有足够的空间，穿衣者面向无菌区。

（2）穿衣时，不要让手术衣触及地面或周围的人或物，若不慎接触，应立即更换。巡回护士向后拉衣领、衣袖时，双手均不可触及手术衣外面。

（3）穿折叠式手术衣时，穿衣人员必须戴好手套，方可接触腰带。

（4）穿好手术衣、戴好手套，在等待手术开始前，应将双手放在手术衣胸前的夹层或双手互握置于胸前，不可高于肩低于腰，或双手交叉放于腋下。

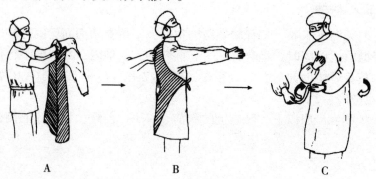

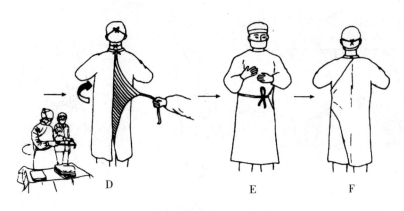

图 2-3 折叠式手术衣穿法

（四）连台手术衣的更换方法

进行连台手术时，手术人员应洗净手套上的血迹，然后由巡回护士松解背部系带，先后脱去手术衣及手套。脱手术衣时注意保持双手不被污染，否则必须重新刷手消毒。

（五）脱手术衣的方法

1. 他人帮助脱衣法 脱衣者双手向前微屈肘，巡回护士面对脱衣者，握住衣领将手术衣向肘部、手的方向顺势翻转、扯脱。此时手套的腕部正好翻于手上。见图 2-4。

2. 个人脱衣法 脱衣者左手抓住右肩手术衣外面，自上拉下，使衣袖由里向外翻。同样方法拉下左肩，然后脱下手术衣，并使衣里外翻，保护手臂、洗手衣裤不被手术衣外面所污染，将手术衣扔于污物袋内。见图 2-5。

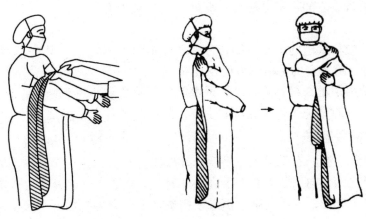

图 2-4 他人帮助脱衣法   图 2-5 个人脱衣法

二、戴手套

由于手的刷洗消毒仅能去除、杀灭皮肤表面的暂居菌，对深部常驻菌无效。在手术过程中，皮肤深部的细菌会随术者汗液带到手的表面。因此，参加手术的人员必须戴手套。

（一）戴手套的方法

1. 术者戴手套法

（1）先穿手术衣，后戴手套。

（2）打开手套包布，显露手套，将滑石粉打开，轻轻擦于手的表面。

（3）右手持住手套返折部（手套的内面），移向手套包布中央后取出，避免污染。

（4）戴左手，右手持住手套返折部，对准手套五指，插入左手。

（5）戴右手，左手指插入右手套的返折部内面（手套的外面）托住手套，插入右手。

（6）将返折部分向上翻，盖住手术衣袖口。见图 2-6。

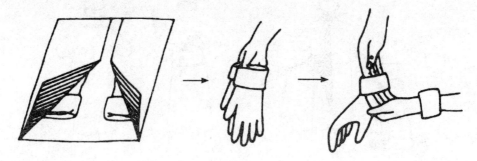

图 2-6　术者戴手套法

2. 协助术者戴手套法

（1）洗手护士双手手指（拇指除外）插入手套返折口内面的两端，四指用力稍向外拉出，手套拇指朝外上，小指朝内下，呈外"八"字形，扩大手套入口，有利于术者穿戴。

（2）术者左手对准手套，五指向下，护士向上提。同法戴右手。

（3）术者自行将手套返折翻转压住手术衣袖口。见图 2-7。

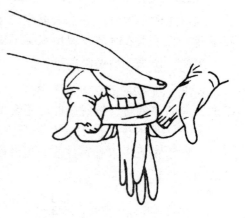

（二）注意事项

（1）持手套时，手稍向前伸，不要紧贴手术衣。

（2）戴手套时，未戴手套的手不可触及手套外面，已戴手套的手不可触及手套内面。

（3）戴好手套后，应将翻边的手套口翻转过来压住袖口，不可将腕部裸露；翻转时，戴手套的手指不可触及皮肤。

图 2-7　协助术者戴手套法

（4）若戴手套时使用了滑石粉，应在参加手术前用无菌盐水冲洗手套上的滑石粉。

（5）协助术者戴手套时，洗手护士应戴好手套，并避免触及术者皮肤。

（三）连台手术脱手套法

先脱去手术衣，将戴手套的右手插入左手手套外面脱去手套，注意手套不可触及左手皮肤，然后左手拇指伸入右手鱼际肌之间，向下脱去右手手套。此时注意右手不可触及手套外面，以确保手不被手套外面的细菌污染。脱去手套后，双手需重新消毒或刷洗消毒后方可参加下一台手术。见图 2-8。

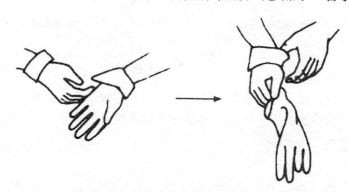

图 2-8　连台手术脱手套法

三、无菌桌铺置原则、方法

手术器械桌要求结构简单、坚固、轻便及易于清洁灭菌，有轮可推动。手术桌一般分为大、小两种。大号器械桌长 110cm，宽 60cm，高 90cm（颅脑手术桌高 120cm）。小号器械桌长 80cm，宽 40cm，高 90cm。准备无菌桌时，应根据手术的性质及范围，选择不同规格的器械桌。

无菌桌选择清洁、干燥、平整、规格合适的器械桌，然后铺上无菌巾 4～6 层，即可在其上面摆置各种无菌物品及器械。

（一）铺无菌桌的步骤

（1）巡回护士将器械包放于器械桌上，用手打开包布（双层无菌巾），只接触包布的外面，由里向外展开，保持手臂不穿过无菌区。

（2）无洗手护士时，由巡回护士用无菌持物钳打开器械布或由洗手护士穿好手术衣、戴好无菌手套再打开，先打开近侧，后打开对侧，器械布四周应下垂 30cm。

（3）洗手护士将器械按使用先后次序及类别排列整齐放在无菌桌上。

（二）铺无菌桌的注意事项

（1）无菌桌应在手术开台前铺妥。

（2）备用（第二、第三接台手术）无菌桌所需用物。

（3）铺无菌桌的无菌单应下垂桌缘下 30cm 以上，周围的距离要均匀。桌缘下应视为污染区。

（4）未穿无菌手术衣及戴无菌手套者，手不得穿过无菌区及接触无菌包内的一切物品。

（三）使用无菌桌原则

（1）铺好备用的无菌桌超过 4h 不能再用。

（2）参加手术人员双手不得扶持无菌桌的边缘：因桌缘平面以下不能长时间保持无菌状态，应视为有菌区。

（3）凡垂落桌缘平面以下物品，必须重新更换。

（4）术中污染的器械、用物不能放回原处：如术中接触胃肠道等污染的器械应放于弯盘等容器内，勿与其他器械接触。

（5）如有水或血渗湿者，应及时加盖无菌巾以保持无菌效果。

（6）手术开始后该无菌桌仅对此手术患者是无菌的，而对其他患者使用无菌物品，则属于污染的。

（7）洗手护士应及时清理无菌桌上器械及用物，以保持无菌桌清洁、整齐、有序，并及时供应手术人员所需的器械及物品。

（8）托盘：为高低可调之长方形托盘。横置于患者适当部位之上，按手术需要放 1～3 个，如为胸部手术，则托盘横过于骨盆部位；颈部手术，则置于头部以上。在手术准备时摆好位置，以后用双层手术单盖好，其上放手术巾，为手术时放置器械用品之用。

（贺小红）

第四节　手术器械台的整理及注意事项

一、无菌台使用原则

（1）选择范围较为宽敞的区域开台。

（2）徒手打开外层包布，用无菌持物钳开内层包布，顺序为：先对侧，后近侧。

（3）无菌包打开后未被污染又重新包裹，有效期不超过 24h。

（4）无菌巾打开并暴露于无菌环境中超过 4h，应重新更换或加盖无菌巾。

二、开台方法与要求

（一）无菌器械物品桌

为了便于洗手护士了解手术步骤，迅速、准确、有效地传递手术用品，缩短手术时间，避免差错，要特别注意洗手护士配合手术时所站立的位置和手术器械分类摆放顺序的协调一致。一般情况下，洗手护士与术者位置的取向关系是：护士站在术者的对侧，若为坐位正面手术，站其右侧（二者同向）；坐位背面手术，站其左侧（二者相向）。洗手护士与患者位置的取向关系是：仰卧位时站其左侧（盆腔手术站其右侧），侧卧位时站其腹侧，俯卧位时站其右侧。

1. **器械桌的分区**　将器械桌面分为4区，按器械物品使用顺序、频率分类摆放，以方便洗手护士拿取物品。各区放置的物品有：Ⅰ区为碗、弯盘、杯、缝针盒、刀片、线束、消毒纱球、KD粒、注射器等。碗在上，弯盘在下，小件物品放于弯盘或杯中；Ⅱ区为刀、剪、镊、持针钳；Ⅲ区为各种止血钳、消毒钳；Ⅳ区为各种拉钩、探针、咬骨钳、纱布、纱垫，皮肤保护巾等。拉钩等零散器械最好用长方形不锈钢盆盛装，保持整齐，不易丢失。如有专科器械桌在检查器械种类是否齐全和器械完整性后应加盖无菌巾，待要使用时再逐步打开使用，以减少污染机会。

2. **无菌桌的建立**　无菌桌的铺巾至少4层，四周垂于桌缘下30cm。无菌巾一旦浸湿，应立即更换或加铺无菌巾，以防止细菌通过潮湿的无菌单进入切口。有条件的医院，宜在无菌桌面加铺一层防水无菌巾，保持无菌桌在使用过程中不被水浸湿。

无菌桌的建立有两种方法：一是直接利用无菌器械包的包布打开后建立无菌桌；二是用无菌敷料重新铺盖建立无菌桌。前者是临床上最常用、最简单、最经济、最快的方法，开台时不仅占地小，还节约用物。若采用后者铺设无菌桌，则在已打开的无菌敷料中用2把无菌持物钳（或由穿戴好手术衣、手套的护士执行）夹住双层包布的两端后抖开，然后由远到近平铺于器械车桌面上，同法再铺一块无菌巾，使之达到4层。铺巾时应选择四周范围较宽的区域，无菌巾不要过度打开，无菌物品不要触及他物，以确保无菌桌不被污染。

同时摆放两个器械桌时，宜将专科器械和公共器械分开，器械桌可采用直角形或平行放置，公共器械桌靠近洗手护士侧。当呈直角形放置时，手术人员最好穿折叠式手术衣或在其后背加铺无菌巾，避免手术衣后襟触碰器械桌造成污染。

（二）托盘

托盘是器械桌的补充形式，摆放正在使用或即将使用的物品，以协助护士快速传递物品。因此，应按照手术步骤放置物品种类和数量，及时更换，不可大量堆积，以免影响操作。托盘可分为单托盘和双托盘两种。

1. **托盘的分区**　托盘可分4区。Ⅰ区为缝合线，将1、4、7号丝线备于治疗巾夹层，线头露出1～2cm，朝向切口，巾上压弯盘，盘中放浸湿或备用的纱布（垫）；Ⅱ区为血管钳，卡在托盘近切口端边缘，弧边向近侧；Ⅲ区为刀、剪、镊、持针钳；Ⅳ区为拉钩、皮肤保护巾等。其中Ⅰ区物品相对固定，Ⅱ、Ⅲ、Ⅳ区物品按手术进展随时更换。若为双托盘，血管钳卡在两盘衔接处边缘上，Ⅱ区留做机动，如放心脏血管手术专用器械、物品等，其他区物品基本不变。

2. **无菌托盘的建立**　托盘的铺垫有3种解决方法：①直接将手术衣或敷料包展开在托盘上，利用原有的双层外包布。②使用双层托盘套。③在托盘上铺双层无菌巾。第一种方法简便、节约、实用，经过大单、孔巾的铺设后，盘上铺巾能达到4～6层。若铺双托盘，可用前两种方法铺设单托盘，在此基础上再加盖一层布巾，使托盘衔接紧密。临床上单托盘使用较多，双托盘多用于心脏外科手术。

三、手术野基本物品准备

手术野基本物品指的是手术切皮前切口周围的物品准备。洗手护士应在整理器械桌后，迅速备齐切皮时所用物品，加快手术进程。

1. **准备干纱垫**　切口两侧各放1块干纱垫，一是为了在切皮时拭血；二是将皮缘外翻，协助术者对组织的切割。因手套直接接触皮肤，比较滑，固定不稳，皮缘易致电灼伤，影响切口愈合。

2. **固定吸引胶管**　一般吸引管长100～150cm，将吸引管中部盘一个约10cm环，用组织钳提起布巾，将其固定在切口的上方，接上吸引头。此环既可防止术中吸引管滑落，又方便术中进行吸引。

3. **固定高频电刀**　高频电刀线固定在切口下方，固定端到电刀头端留有50cm。一是方便术者操作；二是不用时电刀头能放回托盘上，以免术中手术人员误踩脚踏或误按手控开关造成患者皮肤灼伤。

四、注意事项

（1）手术室护士穿手术衣、戴手套后，方可进行器械桌整理。

（2）器械桌、托盘的无菌区域仅限于桌面，桌缘外或垂于器械桌缘下视为污染区，不可将器械物品置于其外侧缘。

（3）器械物品的摆放顺序是以手术室护士为中心分近、远侧，以切口为中心分近心端、远心端。

（4）小件物品应放弯盘里，如刀片、线束、针盒、注射器等。一方面保持器械桌整齐，另一方面避免丢失。

（5）妥善保管缝针：缝针细小，术中极易被手套、敷料黏附而丢失，导致物品清点不清。因此，缝针应放在针盒内或别在专用布巾上。不可随意摆放在器械桌面上，以免丢失。若缝针离开针盒，必须保持针不离钳。持针器夹持好的针应弯弓向下，放置在无菌台上，以免损坏针尖和针尖穿过布巾造成污染。在术中，回收的针应仔细检查针的完整性，以及针有没有因为医生的操作不当而出现倒钩。如出现倒钩应及时更换，如不完整应及时通知医生查找，以免异物遗留体内。

（6）手术人员不能接触桌缘平面以下：凡垂落于桌缘平面以下的物品视为污染，不可再用或向上拉提，必须重新更换。

（贺小红）

第五节 手术野皮肤的消毒及铺无菌巾

皮肤表面常有各种微生物，包括暂居菌群和常驻菌群，特别是当术前备皮不慎损伤皮肤时，更易造成暂居菌寄居而繁殖，成为术后切口感染的因素之一。皮肤消毒的目的主要是杀灭暂居菌，最大限度地杀灭或减少常驻菌，避免术后切口感染，常用消毒剂见表2-2。因此，严格进行手术区、皮肤消毒是降低切口感染的重要环节。

表2-2 常用的消毒剂

药名	主要用途	特点
2%~3%碘酊	皮肤消毒	杀菌谱广，作用力强，能杀灭芽孢
0.05%~0.1%碘酊	黏膜、伤口的擦拭或冲洗	杀灭病毒、真菌、细菌，刺激性强
0.2%~0.5%碘附	皮肤消毒	杀菌力较碘酊弱，不能杀灭芽孢，无需脱碘
0.02%~0.05%碘附	黏膜、伤口的冲洗	杀菌力较弱，腐蚀性小
75%酒精	颜面部、取皮区消毒，脱碘	杀灭细菌、病毒、真菌，对芽孢无效，对乙肝病毒等部分亲水病毒无效
0.1%~0.5%氯己定	皮肤消毒	杀灭细菌，对结核杆菌、芽孢有抑制作用
0.05%~0.1%氯己定	创面、颜面部、会阴、阴道	杀菌力弱，可用于膀胱冲洗

一、消毒原则

（1）充分暴露消毒区域：尽量将患者的衣服脱去，充分显露消毒范围，以免影响消毒效果。

（2）碘酊干后，方可脱碘；否则，影响杀菌效果。

（3）消毒顺序以手术切口为中心，由内向外，从上到下。若为感染伤口或肛门消毒，则应由外向内。已接触边缘的消毒纱球，不得返回中央涂擦。

（4）消毒范围以切口为中心向外15~20cm，如有延长切口的可能，则应扩大消毒范围。

（5）消毒前须检查消毒区皮肤清洁情况。

二、手术野皮肤消毒范围

1. 头部手术皮肤消毒范围　头部及前额。见图 2 - 9。
2. 口、唇部手术皮肤消毒范围　面唇、颈及上胸部。见图 2 - 10。

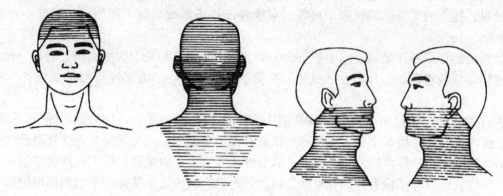

图 2 - 9　头部手术消毒范围　　　　　　图 2 - 10　口、颊面部手术消毒范围

3. 颈部手术皮肤消毒范围　上至下唇，下至乳头，两侧至斜方肌前缘。见图 2 - 11。

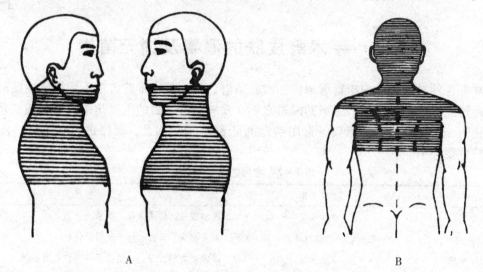

A　　　　　　　　　　　　　　　　　　　B

图 2 - 11　颈部手术消毒范围
A. 颈前部手术；B. 颈椎手术

4. 锁骨部手术皮肤消毒范围　上至颈部上缘，下至上臂上 1/3 处和乳头上缘，两侧过腋中线。见图 2 - 12。
5. 胸部手术皮肤消毒范围　侧卧位：前后过中线，上至肩及上臂上 1/3 处，下过肋缘，包括同侧腋窝。
　　仰卧位：前后过腋中线，上至锁骨及上臂，下过脐平行线。见图 2 - 13。
6. 乳腺癌根治手术皮肤消毒范围　前至对侧锁骨中线，后至腋后线，上过锁骨及上臂，下过脐平行线。如大腿取皮，则大腿过膝，周围消毒。见图 2 - 14。
7. 上腹部手术皮肤消毒范围　上至乳头，下至耻骨联合，两侧至腋中线。见图 2 - 15A。
8. 下腹部手术皮肤消毒范围　上至剑突，下至大腿上 1/3，两侧至腋中线。见图 2 - 15B。
9. 腹股沟及阴囊部手术皮肤消毒范围　上至脐平行线，下至大腿上 1/3，两侧至腋中线。
10. 颈椎手术皮肤消毒范围　上至颅顶，下至两腋窝连线。如取髂骨，上至颅顶，下至大腿上 1/3，两侧至腋中线。

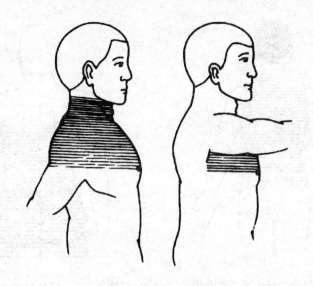

图 2 - 12 锁骨部手术消毒范围

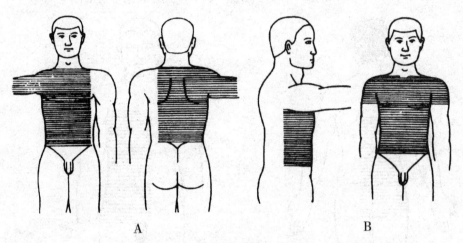

图 2 - 13 胸部手术消毒范围

A. 侧卧位；B. 仰卧位

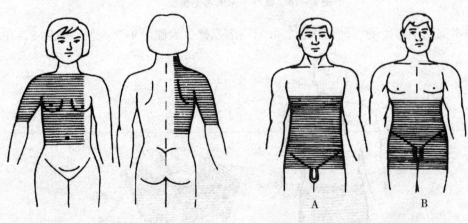

图 2 - 14 乳腺根治手术消毒范围

图 2 - 15 腹部手术消毒范围

A. 上腹部；B. 下腹部

11. 胸椎手术皮肤消毒范围 上至肩，下至髂嵴连线，两侧至腋中线。见图 2 - 16。

12. 腰椎手术皮肤消毒范围 上至两腋窝连线，下过臀部，两侧至腋中线。见图 2 - 17。

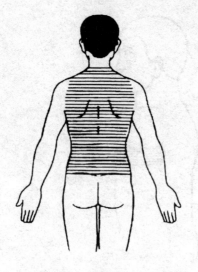
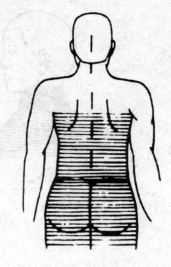

图 2－16　胸椎手术消毒范围　　　　　　图 2－17　腰椎手术消毒范围

13. 肾脏手术皮肤消毒范围　前后过正中线，上至腋窝，下至腹股沟。见图 2－18。

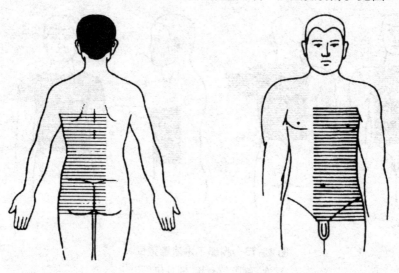

图 2－18　肾脏手术消毒范围

14. 会阴部手术皮肤消毒范围　耻骨联合、肛门周围及臀、大腿上 1/3 内侧。见图 2－19。

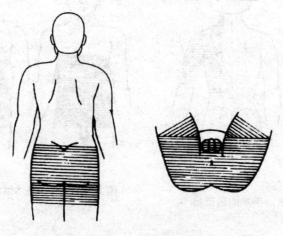

图 2－19　会阴部手术消毒范围

15. 四肢手术皮肤消毒范围 周围消毒，上下各超过一个关节。见图 2 - 20。

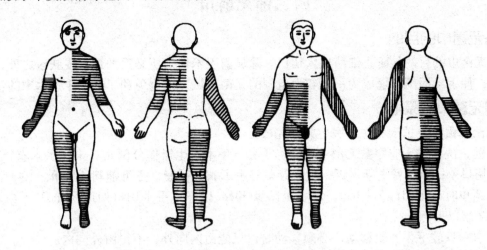

图 2 - 20 四肢手术消毒范围

16. 耳部手术 术侧头、面颊及颈部。见图 2 - 21。
17. 髋部手术 前、后过正中线，上至剑突，下过膝关节，周围消毒。见图 2 - 22。

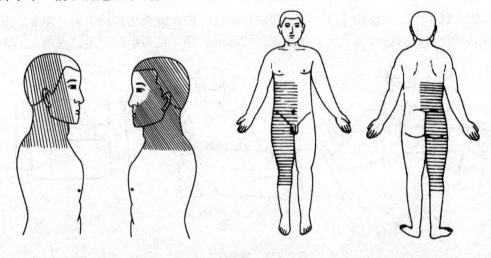

图 2 - 21 耳部手术消毒范围　　　　图 2 - 22 髋部手术消毒范围

三、消毒注意事项

（1）面部、口唇和会阴部黏膜、阴囊等处，不能耐受碘酊的刺激，宜用刺激性小的消毒液来代替。

（2）涂擦各种消毒液时，应稍用力，以便增加消毒剂渗透力。

（3）消毒腹部皮肤时，先在脐窝中滴数滴消毒液，待皮肤消毒完毕后再擦净。

（4）碘酊纱球勿蘸过多，以免流散他处，烧伤皮肤。脱碘必须干净。

（5）消毒者双手勿与患者皮肤或其他未消毒物品接触，消毒用钳不可放回手术器械桌。

（6）采用碘附皮肤消毒，应涂擦 2 遍，作用时间 3min。

（7）注意脐、腋下、会阴等皮肤皱褶处的消毒。

（8）实施头面部、颈后入路手术时，应在皮肤消毒前用纱布保护双眼，用棉球保护耳部，以防止消毒液流入，造成损伤。

四、铺无菌巾

（一）铺无菌巾的目的

手术野铺无菌巾的目的是防止细菌进入切口。除显露手术切口所必需的最小皮肤区之外，遮盖手术患者其他部位，使手术周围环境成为一个较大范围的无菌区域，以避免和尽量减少手术中的污染。

（二）铺无菌巾的原则

（1）铺无菌巾由洗手护士和手术医生共同完成。

（2）铺巾前，洗手护士应穿戴无菌手术衣、手套。手术医生操作分两步：未穿手术衣、未戴手套，直接铺第一层切口单；双手臂重新消毒一次，穿戴好手术衣、手套，方可铺其他层单。

（3）铺无菌单时，距切口 2~3cm，悬垂至床缘 30cm 以下，手术切口四周及托盘上至少 4 层，其他部位应至少 2 层以上。

（4）无菌巾一旦放下，不要移动，必须移动时，只能由内向外，不得由外向内。

（5）严格遵循铺巾顺序。方法视手术切口而定，原则上第一层无菌巾是从相对干净到较干净，先远侧后近侧的方向进行遮盖。如腹部无菌巾的顺序为：先下后上，先对侧后同侧。

（三）常见手术铺巾

1. 腹部手术

（1）洗手护士递 1、2、3 块治疗巾，折边对向铺巾者，依次铺盖切口的下方、对方、上方。

（2）第 4 块治疗巾，折边对向自己，铺盖切口的同侧，用 4 把布巾钳固定。见图 2-23。

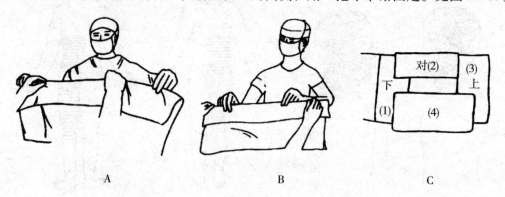

图 2-23 铺治疗巾法
A. 第 1、2、3 块治疗巾传递法；B. 第 4 块治疗巾传递法；C. 4 块治疗巾顺序

（3）铺中单 2 块，于切口处向上外翻遮盖上身及头架，向下外翻遮盖下身及托盘，保护双手不被污染。

（4）铺孔被 1 块，遮盖全身、头架及托盘。见图 2-24。

（5）对折中单 1 块铺于托盘面上。

（6）若肝、脾、胰、髂窝、肾移植等手术时，先在术侧身体下方铺对折中单 1 块。

2. 胸部（侧卧位）、脊椎（胸段以下）、腰部手术

（1）对折中单 2 块，分别铺盖切口两侧身体的下方。见图 2-25。

（2）切口铺巾同腹部手术。

（3）若为颈椎后路手术，手术铺巾同"头部手术"。

3. 头部手术

（1）对折中单 1 块铺于头、颈下方，巡回护士协助抬头。

（2）治疗巾 4 块铺盖切口周围，在切口部位覆盖皮肤保护膜。

（3）折合中单 1 块，1/3 搭于胸前托盘架上，巡回护士放上托盘压住中单，将剩余 2/3 布单外翻盖

住托盘。

（4）铺中单两块，铺盖头部、胸前托盘及上身，2把布巾钳固定连接处中单。

（5）铺孔被，显露术野。

（6）对折治疗巾1块，组织钳2把固定在托盘下方与切口之间布单上，形成器械袋。见图2-26。

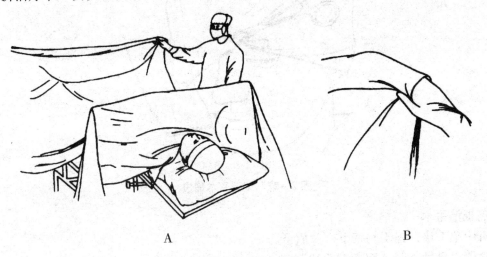

A   B

图2-24 铺大单法
A. 铺大单；B. 铺大单手部动作

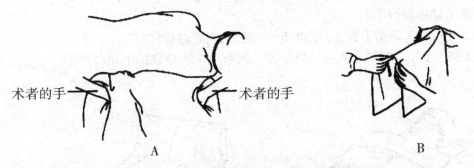

术者的手————   ————术者的手

A   B

图2-25 胸部、脊椎、腰部手术铺巾
A. 铺身体两侧下方中单（侧卧位）；B. 中单传递法

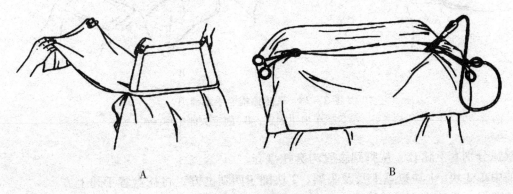

A   B

图2-26 头部手术铺巾
A. 铺盖托盘；B. 器械袋

4. 眼部手术

（1）双层治疗巾铺于头下，巡回护士协助患者抬头。

（2）将面上一侧治疗巾包裹头部及健眼，1把布巾钳固定。

（3）铺眼孔巾，铺盖头部及胸部。见图 2－27。

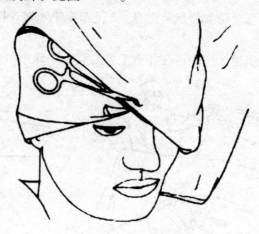

图 2－27 眼部手术铺巾

5. 乳腺癌根治手术

（1）对折中单 1 块，铺于胸壁下方及肩下。

（2）如患侧手悬吊，同"腹部铺单法"。

（3）如患侧手外展，于铺治疗巾的同时由助手将患侧手抬起，铺中单后在患侧手托上放一治疗巾将患肢包裹，铺孔被，将患肢从孔被牵出，用无菌绷带将患肢固定。见图 2－28。

6. 经腹会阴直肠癌根治手术

（1）中单治疗巾各 1 块铺于臀下，巡回护士协助抬高患者臀部。

（2）3 折无菌巾 1 块，横铺于腹部切口下方，无菌巾 3 块分别铺于切口对侧、上方、近侧。4 把布巾钳固定。

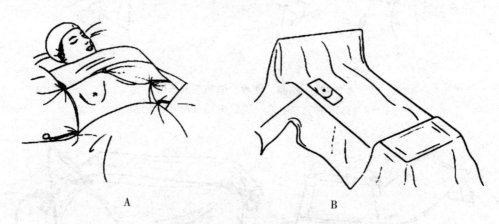

图 2－28 乳腺癌根治手术铺巾
A. 5 把布巾钳固定；B. 固定头侧中单

（3）双腿分别套上腿套，从脚到腹股沟套托盘套。

（4）铺中单 3 块，1 块遮盖上身及头架，2 块铺于两腿上方，将托盘置于腿上方。

（5）铺孔被，将治疗巾对折铺于托盘上。见图 2－29。

7. 四肢手术

（1）上肢：对折中单（一次性中单、布单各 1 块）2 块铺于木桌上；对折无菌巾 1 块围绕上臂根部及止血带，1 把布巾钳固定，同法再包绕第 2 块无菌巾；无菌巾 2 块上、下各一，2 把布巾钳固定；折合治疗巾包裹术侧末端，于铺完孔被后无菌绷带固定；中单 1 块铺盖上身及头架，中单 1 块铺盖下身；铺孔被，术侧肢体从孔中穿出。

（2）下肢：中单（一次性）2块、布中单1块依次铺于术侧肢体下方；对折治疗巾1块，由下至上围绕大腿根部及止血带，同法再包绕第2块治疗巾，1把布巾钳固定；无菌巾2块在肢体上、下各铺1块，2把布巾钳固定；折合治疗巾包裹术侧末端，无菌绷带固定；中单1块铺盖上身及头架；铺孔巾1块，术侧肢体从孔中穿出。见图2-30。

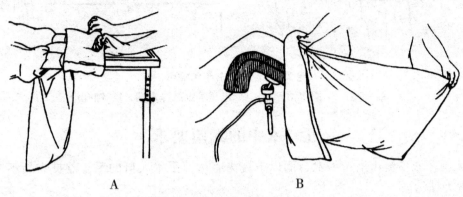

图2-29 会阴部手术铺巾
A. 铺托盘套；B. 铺腿套

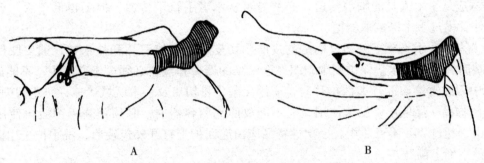

图2-30 四肢手术铺巾（以下肢为例）
A. 固定折合治疗巾；B. 铺孔巾

8. 髋关节手术

（1）对折中单1块，铺于术侧髋部侧下方。

（2）中单（一次性）2块、布中单1块依次铺于术侧肢体下方。

（3）治疗巾3块，第1块折边向术者由患者大腿根部向上围绕，第2块折边向助手铺于切口对侧，第3块折边向术者铺于同侧，3把布巾钳固定。

（4）铺中单，包裹术侧肢体末端；铺孔巾，同"下肢手术"。见图2-31。

9. 脊柱手术

（1）同腹部手术依次铺好4块治疗巾，2块布中单。

（2）于切口上方加盖一次性中单1块，于托盘外侧加铺一次性中单1块，2把直钳固定，铺孔被。

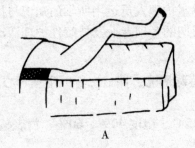

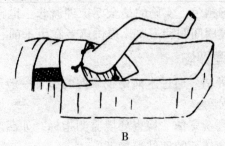

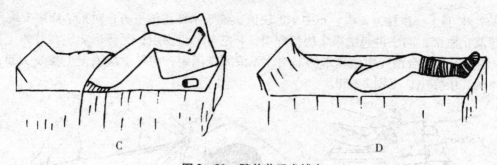

图 2-31　髋关节手术铺巾

A. 铺台布；B. 固定治疗巾；C. 包裹术侧肢体末端；D. 铺孔巾

五、术中的无菌要求

（1）保持无菌区域不被污染：手术台面以下视为有菌，手术人员的手、器械物品不可放到该平面以下；否则，视为被污染。

（2）由洗手护士打开无菌包内层，无洗手护士的手术，由巡回护士用无菌持物钳打开，手术医生铺毕第1层巾后，必须重新消毒双手1次。

（3）器械应从手术人员的胸前传递，必要时可从术者手臂下传递，但不得低于手术台边缘，手术者不可随意伸臂横过手术区域取器械。

（4）手术人员的手不要接触切口周围的皮肤：切皮后应更换刀片和盐水垫，铺皮肤保护巾，处理空腔脏器残端时，应用盐水垫保护周围组织，已污染的器械和敷料必须放于弯盘中，不能放回无菌区。

（5）术中因故暂停如进行X线摄片时，应用无菌单将切口及手术区域遮盖，防止污染。

（6）无菌物品一经取出，虽未使用，但不能放回无菌容器内，必须重新灭菌后再使用，无菌包打开后未被污染，超过24h不可使用。一次性物品应由巡回护士打开外包装后，洗手护士用镊子夹取，不宜直接在无菌桌面上撕开。

（7）手术人员更换位置时，如两人邻近，先由一人双手放于胸前，与交换者采用背靠背形式交换；如非邻近，则由双方先面向手术台退后，然后交换。

（8）术中尽量减少开关门次数：限制参观人员，参观人员距离手术者30cm以上。

（9）口罩潮湿及时更换，手术人员咳嗽、打喷嚏时，应将头转离无菌区。及时擦拭手术人员的汗液。

（10）无菌持物钳主张干燥保存，每台一换，若历时长，每4h更换。

（刘　颖）

第六节　手术中护理

手术中护理是指从患者安置在手术台准备手术到手术结束转到恢复室为止。器械护士和巡回护士分别担任着不同的角色，实施的是全期护理概念。也就是手术室护理人员运用所学的知识与技能，针对手术患者存在的健康问题和需要，提供患者在手术前、中、后期的各项专业及持续性护理活动。

（一）护理评估

1. 患者的评估　通过术前访视掌握的患者一般资料和特殊情况，评估患者的生理、心理术前状态，观察主动配合程度。

2. 手术间环境评估　检查环境监测指标，如温度22~25℃、湿度40%~60%、物表整洁度等。

3. 患者生命体征的评估　如下所述。

（1）体温：正常体温口腔温度为36.3~37.2℃，腋下温度比口腔低0.2~0.4℃，直肠温度比口腔高0.5℃左右。

（2）脉搏：正常成人 60~100 次/min。女性稍快于男性，儿童快于成人。老年人可慢至 55~75 次/min，新生儿可快至 120~140 次/min。

（3）呼吸：正常成人 16~20 次/min，儿童 30~40 次/min，儿童的呼吸随年龄的增长而减少，逐渐到成人的水平。呼吸率与脉率之比约为 1：4。正常人的呼吸幅度应是深浅适度。

（4）血压：正常成人收缩压为 90~140mmHg，舒张压为 60~90mmHg，脉压为 30~40mmHg。在 40 岁以后，收缩压可随年龄增长而升高。新生儿收缩压为 50~60mmHg，舒张压为 30~40mmHg。

（5）瞳孔：正常瞳孔在一般光线下直径为 2~4mm，两侧等圆、等大。瞳孔反射有对光反射、集合反射。

4. 尿量的评估　评估尿路的通畅性，尿液的颜色、滴速及尿量并记录。

5. 静脉输液的评估　术前评估患者穿刺部位皮肤、静脉血管情况，结合手术部位、手术体位的要求，选定合适的输液部位和输液器具。

6. 术中器材的评估　评估手术中使用器材的完整性、功能状态，安全性能。

7. 手术体位的评估　评估体位用具完整性及实用性；评估摆放后体位稳定性、标准性；评估手术野是否暴露清楚，手术者操作便利性。

8. 无菌物品的评估　评估手术需要的物品和器械有效期，消毒灭菌情况。

9. 术中压疮评估　采用 3S 手术患者术前评估量表，从患者麻醉方式、手术体位、手术时间、受压部位皮肤状态、体重及手术区作用力等内容进行评估。

10. 潜在问题的评估　如下所述。

（1）实验室检查阳性结果。

（2）手术患者错误。

（3）手术中出血。

（4）术后感染等。

（二）常见护理诊断/问题

1. 有手术错误的危险　（包括手术患者错误、手术方式错误和手术部位错误）与手术医师、麻醉医师和手术室护士核查有关。

2. 焦虑和恐惧（fear and anxiety）　与手术患者对手术、麻醉及手术治疗缺乏信心有关。

3. 静脉穿刺困难的危险　与手术患者皮肤、血管状况和长期输液有关。

4. 实验室检查异常结果的危险　与患者疾病并发症、既往史等有关。

5. 体液不足的危险（fluid volume deficit）　与手术前禁饮、禁食和疾病有关。

6. 有误吸的危险（risk for aspiration）　与麻醉、患者术前禁饮、禁食有关。

7. 有坠床的危险　与手术床过窄、患者无意识的活动、护士保护措施不够等有关。

8. 体温改变的危险（risk for altered body temperature）　与手术时间、手术创伤、出血、环境温度、术中使用低温液体、大量低温盐水冲洗等方面有关。

9. 组织灌注量改变（altered tissue perfusion）　与手术中出血、体液补充不足有关。

10. 术中输血并发症的危险　与大量输血、输错血、输入过期血等有关。

11. 有肿瘤种植的危险　与手术操作中肿瘤组织散落、未灭活有关。如黏有肿瘤细胞的手术器械、手套等可以造成"医源性"自身接种的种植转移。

12. 有肌肉、神经、血管损伤的危险　与体位摆放不当，局部受压时间过长，肢体过度外展、外旋等有关。

13. 术中异物残留的危险　与手术前物品清点、手术中物品添加计数、关腔时腔内探查、手术医生操作等有关。

14. 有皮肤完整性受损的危险（risk for impaired skin integrity）　与疾病、营养、年龄、手术、麻醉、体重、体位、时间等有关。

15. 有感染的危险（risk for infection）　与手术中无菌物品、无菌操作、空气洁净度、手术类别、手术时间等有关。

16.　术中标本遗失的危险　与术中标本管理、送检流程和病理科交接环节有关。

（三）护理措施

1.　防止手术患者、手术方式及手术部位错误发生　如下所述。

（1）手术患者均应佩戴标示有患者身份识别信息的标识以便核查。

（2）手术安全核查由手术医师或麻醉医师主持，由具有执业资质的手术医师、麻醉医师和手术室护士三方（以下简称"三方"）共同执行并逐项填写《手术安全核查表》。

（3）麻醉实施前：三方按《手术安全核查表》依次核对患者身份（姓名、性别、年龄、病案号）、手术方式、知情同意情况、手术部位与标识、麻醉安全检查、皮肤是否完整、术野皮肤准备、静脉通道建立情况、患者过敏史、抗菌药物皮试结果、术前备血情况、假体、体内植入物、影像学资料等内容。

（4）手术开始前：三方共同核查患者身份（姓名、性别、年龄）、手术方式、手术部位与标识，并确认风险预警等内容。手术物品准备情况的核查由手术室护士执行并向手术医师和麻醉医师报告。

（5）患者离开手术室前：三方共同核查患者身份（姓名、性别、年龄）、实际手术方式，术中用药、输血的核查，清点手术用物，确认手术标本，检查皮肤完整性、动静脉通路、引流管，确认患者去向等内容。

（6）三方确认后分别在《手术安全核查表》上签名。

（7）手术安全核查必须按照上述步骤依次进行，每一步核查无误后方可进行。

（8）特殊患者，如智障患者、婴幼儿、老人、聋哑人、昏迷患者等，可与家属或随从进行核对。

（9）无名急危重患者，可依据就诊时编号，进行编号和病历号核对。

2.　减轻患者焦虑和恐惧　如下所述。

（1）根据患者的具体情况，给予针对性的心理疏导。

（2）巡回护士多与患者交流，鼓励患者说出心理感受，分散注意力，释放焦虑情绪。

（3）引导患者熟悉手术间环境，介绍手术娴熟技术，减轻其恐惧心理。

3.　选择合适静脉穿刺　如下所述。

（1）选择穿刺部位：首选上肢部位穿刺，避免选择下肢穿刺，特殊手术需要除外。

（2）选择穿刺血管：首选近心端血管，血管弹性好，无弯曲，宜固定。

（3）静脉穿刺困难患者，如老人、婴幼儿、长期输液的患者等，浅表静脉摸不到或硬化栓塞情况下，可选择深静脉穿刺。

（4）观察穿刺部位：因静脉穿刺困难，常出现同部位多次穿刺，或同一条静脉多段穿刺的现象，因此术中必须严密观察穿刺部位及该肢体静脉穿刺部位有无液体渗漏、肿胀等现象发生。

（5）对特殊药物如刺激性强、浓度高的药物，要做好输液外渗的预防和处理。

4.　针对辅助检查异常结果，提出预见性护理措施　如下所述。

（1）巡回护士查看手术患者各项辅助检查结果，知晓专科手术常见辅助检查方法、正常参考值、异常结果风险。

（2）针对辅助检查异常结果，提出预见性护理措施。如手术伴有糖尿病患者，手术过程中严密监测血糖值，及时调节输液种类，必要时输注少量糖类液体。同时严格无菌操作，预防手术后肺部感染。

5.　平衡手术患者有效循环　如下所述。

（1）手术患者常因术前禁饮禁食体液丢失，麻醉前可根据患者的具体情况，适当补充液体，300～500ml。

（2）选择合适的晶体溶液，心、肝和肾功能不良患者，可选择复方电解质晶体溶液。

（3）小儿和老年患者，适当控制输液速度，以免发生肺水肿。

（4）保持输液通畅，准确记录输入量，发现异常及时处理。

6.　防止麻醉时误吸　如下所述。

（1）麻醉前仔细询问患者禁饮禁食情况。

（2）准备中心吸引器，压力保持在0.4kPa，麻醉时处于备用状态。

7. 防止患者坠床　如下所述。

（1）麻醉实施前期，妥善固定患者。

（2）麻醉诱导期，巡回护士守护患者一侧，防止坠床。

8. 维持术中体温稳定　如下所述。

（1）调节手术间环境温度，根据患者手术需要、年龄需要、体质需要进行调节。

（2）术中使用升温毯覆盖患者非手术部位，调节温度至37℃，维持手术过程中患者体温稳定。

（3）需要降温的患者，术中使用控温毯，可根据手术不同时段需要温度，调节不同温度实施降温或升温。

（4）需要大量输液、输库存血或大量腔内冲洗患者，使用液体控温仪或液体升温箱进行调节，温度调节在37℃。

9. 保障组织灌注量　如下所述。

（1）静脉选择穿刺部位时选近心端大血管，以便及时补液补血，及时保持组织灌注。

（2）急危重手术患者必须建立2条以上的静脉通道，必要时穿刺动脉和中心静脉。每条通道上均做标记，以免发生静脉与动脉管道混淆。

（3）术中出现大量出血或大面积渗血时，开放各个通道，晶体、胶体和血制品胶体配合使用，维持循环稳定。

（4）大量输液、输血时，观察手术中出血量，患者末梢循环和尿量。并通知麻醉医生准确记录出入量。

10. 术中输血并发症处理　如下所述。

1）取回的血液应尽快输用，不得自行贮血。输血前将血液轻轻摇匀，避免剧烈震荡。血液内不得加入其他药物，如需稀释只能用静脉注射生理盐水。

2）输血前后用静脉注射生理盐水冲洗输血管道。连续输用不同供血者的血液时，前一袋血液输完后，用0.9%氯化钠注射液冲洗输血器，再接下一袋血继续输注。

3）输血过程中严密观察受血者有无输血不良反应，如出现异常情况应及时处理。

（1）减慢或停止输血，用0.9%氯化钠注射液维护静脉通路。

（2）立即通知值班的住院医师和血库值班人员，及时检查、治疗和抢救，并查找原因，做好记录。

4）疑为溶血性或细菌污染性输血反应，应立即停止输血，用0.9%氯化钠注射液维持静脉通道，及时汇报上级医师，在积极配合治疗抢救的同时，还要注意以下几点。

（1）核对用血申请单，血袋标签，交叉配血实验结果记录。

（2）核对受血者及供血者ABO血型系统，Rh血型系统，不规则抗体筛选及交叉配血试验。

（3）遵医嘱抽取患者血液加肝素抗凝血药，测定血浆游离血红蛋白含量。

（4）遵医嘱抽取患者血液，测定血清胆红素含量，血浆游离血红蛋白含量，血浆结合珠蛋白，直接抗人体蛋白试验及相关抗体效价。

（5）如怀疑细菌污染性输血反应，抽取血袋中血液做细菌菌种检测。

（6）遵医嘱尽早检测血常规，尿常规及尿血红蛋白。

（7）必要时，溶血反应发生后5~7h遵医嘱测血清胆红素含量。

5）取血和输血前后，严格执行"三查八对"2人核对制度。

6）输血完毕，血袋保留在4℃的冰箱内24h。

7）准确记录输血成分及输入量。

11. 医源性肿瘤种植的预防　如下所述。

（1）黏有肿瘤细胞的手术器械、手套等可以造成"医源性"自身接种的种植转移，肿瘤手术切除后，及时更换使用过的器械，参与手术者及时更换手套。

（2）手术部位及腔隙使用蒸馏水进行肿瘤组织灭活。

（3）手术切口使用保护膜，夹取标本时，避免接触患者其他组织和器官。

12. 避免患者肌肉、神经、血管损伤　如下所述。

1）正确摆放手术体位

（1）尽量维持正常人体的生理弯曲，防止肢体过度牵拉、扭曲、受压。

（2）在尽量减少对患者生理功能影响的前提下充分暴露手术野，便于手术者操作。

（3）保持患者正常的呼吸和循环功能。

（4）确保体位稳定性好，防止体位术中移动。

（5）避免发生各种手术体位并发症。

（6）评估手术床的性能及体位物品的准备情况，手术体位摆置的时机等。

2）熟悉常见手术体位的并发症（表2-3）。

表2-3　手术体位与其相关并发症

手术体位	相关并发症
平卧位	直立性低血压，限制性脱发、受压点反应（常出现于足跟部、肘部、骶部）、尺/桡神经损伤、腰背痛、骨筋膜室综合征等
截石位	腓总神经损伤、腰背痛、骨筋膜室综合征等
侧卧位	眼耳部损伤、颈部损伤、肩胛上神经损伤、肺不张、臂丛神经和腋窝血管损坏等
俯卧位	眼部损伤、颈部损伤、胸廓出口综合征、乳房损伤、男性生殖器损伤、静脉回流受阻隔等
坐位	直立性低血压、气栓、气脑、眼部受伤、面/舌肿胀、四肢麻痹、坐骨神经损伤等

3）手术体位防护措施

（1）仰卧位：仰卧位时，枕部、骶尾部、双足跟等受压部位要做好压疮的防护措施，双手外展角度≤90°，防止损伤臂丛神经和腋神经。

（2）侧卧位：侧卧位时，避免下侧肢体受压；肩部和腋窝腾空，避免臂丛神经的损伤及压迫腋窝血管；保持头部和脊柱在同一水平线上。

（3）俯卧位：俯卧位时，避免压迫眶上动脉和神经；防止足部、女患者胸部及男患者会阴部受压；胸腹部尽量腾空，避免胸腹腔压力过高导致手术野出血，影响患者循环和呼吸。

（4）截石位：托住患者小腿部，避免肢体重物压迫腘窝处神经与血管，防止损伤腓总神经。两腿之间外展角度≤135°；臀下垫一方形软枕。

（5）坐位：弹力绷带加压包扎下肢时要松紧度适宜；提升背板时，应密切观察血压和心率的变化，可按15°、30°、45°、60°、75°提升背板，以维持血流动力学的稳定；固定头位时始终保持头部略向前倾，下颌与胸骨的距离为二指，并衬一纱布垫，防止气管和颈静脉受压。

13. 防止术中异物残留　如下所述。

（1）器械护士提前15～20min洗手，仔细检查器械包内物品的数量、性能和完整性。

（2）进入患者体腔内的物品，必须是显影材质，不显影的物品严禁使用。

（3）按照手术器械清点规范与巡回护士对点，严格执行手术前、关闭体腔前、关闭体腔后3次清点，并准确记录。

（4）器械护士集中精力观察手术进展，知晓器械和物品去向。

（5）术中添加的物品，必须由巡回护士完成和记录。

（6）关闭体腔前后，器械数目正确无误，方可逐层关腔。

（7）体腔内填塞止血敷料，记录在手术护理上，取出时应与记录单上数目核对。

14. 预防非预期压疮发生　如下所述。

1）术前对患者全面的评估：包括身高，体重，患病时间，各项检查、化验结果，有无水肿，自主活动能力，皮肤有无异常或压疮；若发现异常，应与病房护士取得联系，进行沟通，记录评估过程和评估结果。

2）对术中压疮风险的评估：手术时间、麻醉方式、手术体位、患者年龄、皮肤状况等。

3）预防压疮的措施

（1）重点部位的护理：对受压点和好发部位粘贴压疮贴或使用减压保护垫预防压疮。

（2）体位的护理：按照体位摆放原则，做好体位摆放的评估和护理要点。

（3）体温、室温、输血和输液的护理：注意为患者保暖，通过调节室温，使用变温毯、输血输液加温仪，可有效地维持患者的体温，从而保证患者皮肤的血供。

（4）手术过程中勤观察体位摆放及受压点和好发部位的情况。

15. 控制术中感染　如下所述。

1）严格监督手术室日常环境各项监测指标，保障手术间洁净度。

2）严格监督手术人员外科手术消毒程序。

3）严格执行手术中无菌操作规范

（1）手术衣腰以上，肩以下，腋中线以前，袖口及肘部视为无菌区。

（2）戴好手套后双手不可下垂至腰部以下，应双手内收紧靠体侧，置于胸前口袋中。

（3）手术器械台上视为无菌，器械台边缘以下视为有菌，但周围人员不可触及。

（4）无菌操作时手术人员应面向无菌区，交换位置时须背对背走。

（5）禁止在手术人员背后传递器械，巡回护士操作时不可跨越无菌区。

（6）手术过程中避免交谈，以免飞沫通过口罩传播细菌。

（7）限制参观人数（3人），以减少污染的机会。参观者应远离手术者 >30cm 距离。不得随意在手术室互窜手术间。

4）手术中使用的无菌物品实施过程追踪和结果控制相结合。

5）手术安排原则：根据手术间层流级别安排相应手术，先做无菌手术，后做污染手术。连台手术间自净 30min。

16. 术中标本管理　如下所述。

1）术中快速（冰冻）病理标本

（1）手术中切下标本组织交给巡回护士。

（2）巡回护士将标本装入标本袋，粘贴好患者基本信息标本签，勿装固定液。

（3）巡回护士与手术医生确定标本名称并核对标本，给家属看标本后，专人送往病理科。

（4）巡回护士填写术中快速冰冻切片标本登记本，快速标本送检流程按照危急值流程处理。

2）择期手术标本

（1）手术切下标本组织交给器械护士。

（2）巡回护士取大小适合的标本袋。

（3）手术结束，器械护士督促医生填写病理标本送检申请单和手术患者基本信息标本签，要求字迹清晰，编号一致，书写工整，并保持申请单和标签整洁。

（4）手术医生将标本送检申请单和标本送至标本间，使用新鲜的标本固定液，固定液为组织体积的 3~5 倍。

（5）标本班护士核对标本、标本送检单、标本送检申请单、标本登记本，与病理科交接并在标本登记本签字。

（四）注意事项

1. 术中用药、输血的核查　由麻醉医师或手术医师根据需要下达医嘱并做好相应记录，由手术室护士与麻醉医师共同核查。

2. 体位安置要安全合理，防止坠床或损伤　保护患者受压皮肤，避免压疮的发生，做好交班并记录。

（五）临床常见实验室检查结果参考值

临床常见实验室检查结果参考值见表2-4~表2-8。

表2-4 血常规

项目	参考值	临床意义
红细胞计数（RBC）	男：$(4.0 \sim 5.3) \times 10^{12}/L$ 女：$(3.5 \sim 5.0) \times 10^{12}/L$ 儿童：$(4.0 \sim 5.3) \times 10^{12}/L$	红细胞减少多见于各种贫血，如急慢性再生障碍性贫血、缺铁性贫血等 红细胞增多常见于身体缺氧、血液浓缩、真性红细胞增多症、肺气肿等
血红蛋白测定（Hb）	男：120~160g/L（12~16g/dl） 女：110~150g/L（11~15g/dl） 儿童：120~140g/L（12~14g/dl）	血红蛋白减少多见于各种贫血、如急慢性再生障碍性贫血、缺铁性贫血等 血红蛋白增多常见于身体缺氧、血液浓缩、真性红细胞增多症、肺气肿
白细胞计数（WBC）	成人：$(4 \sim 10) \times 10^{9}/L$ 新生儿：$(15 \sim 20) \times 10^{9}/L$	生理性白细胞增高多见于剧烈运动、进食后、妊娠、新生儿。另外采血部位不同，也可使白细胞数有差异，如耳垂血比手指血的白细胞数平均要高一些。病理性白细胞增高多见于急性化脓性感染、尿毒症、白血病、组织损伤、急性出血等 白细胞减少多见于再生障碍性贫血、某些传染病、肝硬化、脾功能亢进、放疗、化疗等
白细胞分类计数（DC）	中性杆状核粒细胞： 0.01~0.05（1%~5%） 中性分叶核粒细胞： 0.50~0.70（50%~70%）	生理性中性粒细胞增多见于情绪激动、剧烈运动、新生儿、月经期、妊娠及分娩等；病理性中性粒细胞增多见于急性感染或炎症、急性失血、急性中毒、恶性肿瘤等 中性粒细胞减少见于感染性疾病、贫血、物理及化学损伤等
	嗜酸粒细胞： 0.005~0.05（0.5%~5%）	嗜酸粒细胞增多多见于变态反应性疾病、寄生虫病、皮肤病及血液病等 嗜酸粒细胞减少多见于长期应用肾上腺皮质激素或肾上腺皮质激素分泌增加
	淋巴细胞： 0.20~0.40（20%~40%）	生理性淋巴细胞增多多见于婴儿；病理性淋巴细胞增多见于病毒感染、再生障碍性贫血、淋巴细胞性白血病、淋巴瘤等 淋巴细胞减少多见于应用肾上腺皮质激素
	单核细胞： 0.03~0.08（3%~8%）	单核细胞增多多见于感染性疾病、血液病 单核细胞减少的临床意义不大
血小板计数（Plt）	$(100 \sim 300) \times 10^{9}/L$	血小板计数增高见于血小板增多症、脾切除后、急性感染、溶血、骨折等 血小板计数减少见于再生障碍性贫血、急性白血病、急性放射病、原发性或继发性血小板减少性紫癜、脾功能亢进、尿毒症等

表2-5 尿常规

名称	正常	异常
酸碱度（pH）	4.6L~8.0（平均值6.0）	增高常见于频繁呕吐、呼吸性碱中毒等 降低常见于酸中毒、慢性肾小球肾炎、糖尿病等
尿比重（SG）	1.015~1.025	增高多见于高热、心功能不全、糖尿病等 降低多见于慢性肾小球肾炎和肾盂肾炎等
尿胆原（URO）	<16	超过此数值，说明有黄疸
隐血（BLO）	阴性（-）	阳性（+）同时有蛋白者，要考虑肾脏病和出血
白细胞（WBC）	阴性（-）	超过5个，说明尿路感染
尿蛋白（PRO）	阴性或仅有微量	阳性提示可能有急性肾小球肾炎、糖尿病肾性病变
尿糖（GIU）	阴性（-）	阳性提示可能有糖尿病、甲状腺功能亢进、肢端肥大症等

名称	正常	异常
胆红素（BIL）	阴性（-）	阳性提示可能肝细胞性或阻塞性黄疸
酮体（KET）	阴性（-）	阳性提示可能酸中毒、糖尿病、呕吐、腹泻
尿红细胞（RBC）	阴性（-）	阳性提示可能泌尿道肿瘤、肾炎尿路感染等
尿液颜色（GOL）	浅黄色至深黄色	黄绿色、尿混浊、血红色等就说明有问题

表 2-6　肝功能

项目名称	参考范围	检验意义
血清总蛋白（TP）	60.0～80.0g/L	增高：常见于高度脱水症（如腹泻、呕吐、休克、高热）及多发性骨髓瘤；降低：常见于恶性肿瘤、重症结核、营养及吸收障碍、肝硬化、肾病综合征、烧伤、失血
血清白蛋白（ALB）	35.00～50.00g/L	增高：常见于严重失水而导致血浆浓缩，使白蛋白浓度上升；降低：基本与总蛋白相同，特别是肝脏、肾脏疾病更为明显，见于慢性肝炎、肝硬化、肝癌、肾炎等，如白蛋白30g/L，则预后较差
血清球蛋白（GLO）	15～35g/L	增高：常见于肝脏疾病（如慢性肝炎、肝硬化、肝癌、肾炎等）、网状内皮系统疾病，如多发性骨髓瘤、单核细胞性白血病、慢性感染，如化脓性感染、梅毒、麻风、结缔组织病；减低：皮质醇增多症，长期应用糖皮质类固醇激素，出生后至3岁，球蛋白呈生理性降低
白蛋白/球蛋白（A/G）	1.00～2.50	增高：常见于肝脏疾病（如慢性肝炎、肝硬化、肝癌、肾炎等），如治疗后白蛋白提高至正常或接近正常，A/G比值接近正常，表示肝功能有改善；故检测血清白蛋白、球蛋白及其比值，可估计肝脏疾病的病情和预后
总胆红素（TBIL）	5.11～17.1μmol/L	增高：原发生胆汁性肝硬化、急性黄疸型肝炎、慢性活动期肝炎、病毒性肝炎、其他原因导致的肝硬化、溶血性黄疸、新生儿黄疸、胆石症等
谷丙转氨酶（AIT）	0.0～40.0U/L	增高：常见于急慢性肝炎、药物性肝损伤、脂肪肝、肝硬化、心梗、胆管疾病等
谷草转氨酶（AST）	0.0～37.0U/L	增高：常见于心梗、急慢性肝炎、中毒性肝炎、心功能不全、皮肌炎等

表 2-7　肾功能

项目	参考值	临床意义
血尿素氮（BUN）	正常情况：二乙酰-肟显色法 1.8～6.8mmol/L，尿素酶-钠氏显色法 3.2～6.1mmol/L	增高：急慢性肾炎、重症肾盂肾炎、各种原因所致的急慢性肾功能障碍，心力衰竭、休克、烧伤、失水、大量内出血、肾上腺皮质功能减退症、前列腺肥大、慢性尿路梗阻等
血尿素	正常情况：3.2～7.0mmol/L	急慢性肾炎、重症肾盂肾炎、各种原因所致的急慢性肾功能障碍、心力衰竭、休克、烧伤、失水、大量内出血、肾上腺皮质功能减退症、前列腺肥大、慢性尿路梗阻等
血肌酐	正常情况：成人男 79.6～132.6μmol/L，女 70.7～106.1μmol/L，小儿 26.5～62.0μmol/L，全血 88.4～159.1μmol/L	增加：肾衰竭、尿毒症、心力衰竭、巨人症、肢端肥大症、水杨酸盐类治疗等；减少：进行性肌萎缩、白血病、贫血等
血尿酸	正常情况：成人男 149～417μmol/L，女 89～357μmol/L；>60岁男 250～476μmol/L，女 190～434μmol/L	增加：痛风、急慢性白血病、多发性骨髓瘤、恶性贫血、肾衰竭、肝衰竭、红细胞增多症、妊娠反应、剧烈活动及高脂肪餐后等
尿肌酐（Cr）	正常情况：婴儿 88～176μmmol/（kg·d），儿童 44～352μmol/（kg·d），成人 7～8mmol/d	增高：饥饿、发热、急慢性消耗等疾病，剧烈运动后等；减低：肾衰竭、肌萎缩、贫血、白血病等

项目	参考值	临床意义
尿蛋白	正常情况：定性阴性定量：＜150mg/d	正常人每日自尿中排出 40～80mg 蛋白，上限不超过 150mg，其中主要为白蛋白，其次为糖蛋白和糖肽。这些蛋白的 0.60（60%）左右来源于血浆，其余的来源于肾、泌尿道、前列腺的分泌物和组织分解产物，包括尿酶、激素、抗体及其降解物等；生理性增加：体位性蛋白尿、运动性蛋白尿、发热、情绪激动、过冷过热的气候等
选择性蛋白尿指数（SPI）	正常情况：SPI＜0.1 表示选择性好，SPI0.1～0.2 表示选择性一般，SPI＞0.2 表示选择性差	当尿中排出大分子 IgG 的量少时，表示选择性好；相反，表示选择性差
β_2 - 微球蛋白清除试验	正常情况：23～62μl/min	增高：肾小管损害，本试验是了解肾小管损害程度的可靠指标，特别有助于发现轻型患者
尿素清除率	正常情况：标准清除值 0.7～1.1ml/（s·1.73m²）［0.39～0.63ml/（s·m²）］最大清除值 1.0～1.6ml/（s·1.73m²）［0.58～0.91ml/（s·m²）］	临床意义见菊粉清除率，儿童纠正清除值－1.73/儿童体表面积×实得清除值，儿童体表面积与成人相差甚大，纠正公式为：最大清除值＝1.73/儿童体表面积×实得清除值
菊粉清除率	正常情况：一般情况下（成人）2～2.3ml/s（20～29 岁）	增加：心排血量增多的各种情况（如高热、甲状腺功能亢进、妊娠）、烧伤、一氧化碳中毒、高蛋白饮食、糖尿病肾病早期；降低：休克、出血、失水、充血性心力衰竭、高血压晚期、急慢性肾功能衰竭、急慢性肾小球肾炎、肾病综合征、肾盂肾炎、肾淀粉样变性、急性肾小管病变、输尿管阻塞、多发性骨髓瘤、肾上腺皮质功能减退、肝豆状核变性、维生素 D 抵抗性佝偻病、慢性阻塞性肺病、肝功能衰竭等；注意：随着年龄的递增，菊粉清除率逐年下降
血内生肌酐清除率	正常情况：血浆一般情况下成人 0.80～1.20ml/（s·m²）；尿液成人男 0.45～1.32ml/（s·m²），女 0.85～1.29ml/（s·m²），50 岁以上，每年下降 0.006ml/（s·m²）	临床意义见菊粉清除率；内生肌酐清除率降至 0.5～0.6ml/（s·m²）［（52～63）ml/（min·1.73m²）］时为肾小球滤过功能减退，如＜0.3ml/（s·m²）（31ml/（min·1.73m²）为肾小球滤过功能严重减退；注意：在慢性肾炎或其他肾小球病变的晚期，由于肾小管对肌酐的排泌相应增加，使其测定结果较实际者高；同样，慢性肾炎肾病型者，由于肾小管基膜通透性增加，更多的内生肌酐从肾小管排出，其测得值也相应增高
尿素氮/肌酐比值（BUN）	正常情况：12：1～20：1	增高：肾灌注减少（失水、低血容量性休克、充血性心力衰竭等）、尿路阻塞性病变、高蛋白餐、分解代谢亢进状态、肾小球病变、应用糖皮质类固醇激素等；降低：急性肾小管坏死
酚红（酚磺酞）排泄试验（PSP）	正常情况：15min 0.25～0.51（0.53），30min 0.13～0.24（0.17），60min 0.09～0.17（0.12），120min 0.03～0.10（0.06），120min 总量 0.63～0.84（0.70）	当肾小管功能损害 0.50（50%）时，开始表现有 PSP 排泄率的下降；降低：慢性肾小球肾炎、慢性肾盂肾炎、肾血管硬化症、范可尼综合征、心力衰竭、休克、重症水肿、妊娠后期、尿路梗阻、膀胱排尿功能不全等
浓缩试验	正常情况：成人禁饮 12h 内每次尿量 20～25ml，尿相对密度速增至 1.026～1.035，儿童至少有一次尿相对密度在 1.018 以上	夜尿量增加、尿相对密度下降、相对密度差＜0.009 均表示肾浓缩功能减退，见于急慢性肾功能不全，如慢性肾炎、急性肾功能衰竭、慢性肾盂肾炎、肾动脉硬化、高血钙、低血钾、充血性心力衰竭、中毒性肾损害、药物性肾病等
稀释试验	正常情况：4h 排出饮水量的 0.80～1.0，尿相对密度降至 1.003 或以下	稀释试验主要反映肾远曲小管和集合管的功能，异常见于肾小球病变或肾血流量减少，于肾功能衰竭后期，尿相对密度恒定在 1.010 左右，表示肾浓缩和稀释功能均已受损
对氨马尿酸清除率	正常情况：男 8.6～8.8ml/s，女 8.1～8.5ml/s	对氨马尿酸清除率（或肾血浆流量）＝尿对氨马尿酸浓度（mg/dl）×稀释倍数/血浆对氨马尿酸浓度（mg/dl）×尿量（ml/min），肾全血流量［RBF（ml/min）］＝肾血浆流量（ml/min）/（1-血细胞比容），急性肾小球肾炎早期 RBF 正常或高于正常，慢性肾小球肾炎 RBF 降低，肾盂肾炎或其他肾脏疾患，如伴高血压或肾实质的严重损害时，RBF 降低，肾动脉硬化症、心力衰竭、肾淤血等 RBF 亦下降

表2-8　血气分析

项目	参考值	临床意义
动脉血氧分压（PaO₂）	10.6~13.3kPa（80~100mmHg）<10.6 kPa（80mmHg）；缺氧	判断肌体是否缺氧及程度 <60mmHg（8kPa）：呼吸衰竭 <40mmHg：重度缺氧 <20mmHg：生命难以维持
动脉血二氧化碳分压（PaCO₂）	4.67~6.0kPa（35~45mmHg）	①结合 PaO_2 判断呼吸衰竭的类型和程度： $PaO_2 < 60mmHg$，$PaCO_2 < 35mmHg$：Ⅰ型呼吸衰竭 $PaO_2 < 60mmHg$，$PaCO_2 > 50mmHg$：Ⅱ型呼吸衰竭 ②判断是否有呼吸性酸碱平衡失调 $PaCO_2 > 6.67kPa$（50mmHg）：呼吸性酸中毒 $PaCO_2 < 4.67kPa$（35mmHg）：呼吸性碱中毒 ③判断是否有代谢性酸碱平衡失调 代谢性酸中毒：$PaCO_2\downarrow$，可减至10mmHg 代谢性碱中毒：$PaCO_2\uparrow$，可升至55mmHg ④判断肺泡通气状态 二氧化碳产生量（VCO_2）不变 $PaCO_2\uparrow$肺泡通气不足 $PaCO_2\downarrow$肺泡通气过度
动脉血氧饱和度（SaO₂）	95%~98%	反映 Hb 结合氧的能力，受 Hb 的质和量的影响，<90%表示呼吸衰竭，<80%表示严重缺氧，贫血时 SaO_2 正常不表示不缺氧
血液酸碱度（pH）	7.35~7.45	<7.35：失代谢酸中毒（酸血症） >7.45：失代谢碱中毒（碱血症）
碳酸氢根（HCO₃⁻）		呼吸性酸中毒：$HCO_3^-\uparrow$，AB>SB
实际碳酸氢根（AB）	22~27mmol/L	呼吸性碱中毒：$HCO_3^-\downarrow$，AB<SB 代谢性酸中毒：$HCO_3^-\downarrow$，AB=SB<正常值
标准碳酸氢根（SB）	是动脉血在38℃、PaCO₂ 5.33kPa SaO₂100%条件下，所测的 HCO₃⁻ 含量，AB=SB	代谢性碱中毒：$HCO_3^-\uparrow$，AB=SB>正常值
全血缓冲碱（BB）	是血液（全血或血浆）中一切具有缓冲作用的碱（负离子）的总和，45~55mmol/L	代谢性酸中毒：BB↓， 代谢性碱中毒：BB↑
二氧化碳结合力（CO₂CP）	22~31mmol/L	临床意义与SB相同
剩余碱（BE）	+2.3mmol/L	临床意义与SB相同 BE为正值时，缓冲碱（BB）↑ BE为负值时，缓冲碱（BB）↓

（贺小红）

第三章

呼吸系统疾病护理

第一节 肺炎链球菌肺炎护理

肺炎链球菌肺炎（streptococcus pneumonia）或称肺炎球菌肺炎（pneumococcal pneumonia），由肺炎链球菌或称肺炎球菌引起，居医院外获得性肺炎的首位，约占半数以上。本病主要为散发，可借助飞沫传播，以冬季与初春为高发季节，常与呼吸道病毒感染并行，患者多为原先健康的青壮年、老年或婴幼儿，男性较多见。临床起病急骤，以高热、寒战、咳嗽、血痰和胸痛为特征。因抗生素及时有效的应用，致使起病方式、症状及X线改变均不典型。

一、病因及发病机制

肺炎链球菌是革兰阳性球菌，其毒力大小与荚膜中的多糖结构与含量有关。根据荚膜多糖的抗原特性，肺炎链球菌分为86个血清型，成人致病菌多属1~9型及12型，以第3型毒力最强。该菌对紫外线及加热敏感，经阳光直射1h，或加热至52℃ 10min即可杀灭，对苯酚（石炭酸）溶液等消毒剂也较敏感，但在干燥痰中可存活数月。

肺炎链球菌是上呼吸道寄居的正常菌群，当机体免疫功能降低或受损时，有毒力的肺炎链球菌进入下呼吸道致病。肺炎球菌的致病力是荚膜中的多糖体对组织的侵袭力，细菌在肺泡内繁殖滋长，引起肺泡壁水肿，白细胞和红细胞渗出，渗出液含有细菌，经肺泡孔（Cohn孔）向肺的中央部分蔓延，可累及整个肺叶或肺段而致肺炎。因病变始于外周，故叶间分界清楚，但易累及胸膜而致渗出性胸膜炎。老年人和婴幼儿可由支气管播散形成支气管肺炎。典型病理改变分为：充血期、红色肝变期、灰色肝变期和消散期，因早期使用抗生素治疗，典型病理分期已很少见。病变消散后肺组织结构无损坏，不留纤维瘢痕。极少数患者由于机体反应性差，纤维蛋白不能完全吸收而形成机化性肺炎。若未及时使用抗生素可并发脓胸、脑膜炎、心包炎、心内膜炎及关节炎、中耳炎等肺外感染。

二、临床表现

1. 症状　发病前常有淋雨、受凉、醉酒、疲劳、病毒感染和生活在拥挤环境等诱因，可有数日上呼吸道感染的前驱症状。临床以起病急骤、畏寒或寒战、高热、全身肌肉酸痛为特征。体温可在数小时内达39~40℃，呈稽留热，或高峰在下午或傍晚。全身肌肉酸痛，患侧胸痛明显，可放射至肩部或腹部，深呼吸或咳嗽时加剧，患者常取患侧卧位。开始痰少，可带血丝，24~48h后可呈铁锈色痰，与肺泡内浆液渗出和红细胞、白细胞渗出有关。

2. 体征　患者呈急性病容，鼻翼扇动，面颊绯红，皮肤灼热、干燥，口角和鼻周有单纯疱疹，严重者可有发绀，心动过速，心律不齐；早期肺部无明显异常体征。肺实变时，患侧呼吸运动减弱，触觉语颤增强，叩诊呈浊音，听诊可有呼吸音减弱、闻及支气管肺泡呼吸音或管样呼吸音等实变体征，可闻及胸膜摩擦音。消散期可闻及湿啰音。

本病自然病程1~2周。发病5~10d，体温可自行骤降或逐渐消退；使用有效抗菌药物后，体温于

1~3 天内恢复正常。同时，其他症状与体征亦随之渐渐消失。

3. 并发症　并发症已很少见。感染严重时，可伴感染性休克，多见于老年人。表现为心动过速、血压降低、意识模糊、烦躁、四肢厥冷、发绀、多汗等，而高热、胸痛、咳嗽等症状并不明显。并发胸膜炎时多为浆液纤维蛋白性渗出液；呼吸音减低和语颤降低多提示有胸腔积液，偶可发生脓胸。肺脓肿、脑膜炎和关节炎也有发生。

三、辅助检查

1. 实验室检查　血常规见白细胞计数升高（10~20）×10⁹/L，中性粒细胞比例增多（>80%），伴核左移，细胞内可见中毒颗粒。痰涂片作革兰染色及荚膜染色镜检，如有革兰阳性、带荚膜的双球菌或链球菌，可作出初步病原诊断。痰培养 24~48h 可确定病原体。聚合酶链反应（PCR）检测和荧光标记抗体检测可提高病原学诊断水平。重症感染者应做血培养。如并发胸腔积液，应积极抽取积液进行细菌培养。标本采集应在抗生素应用前进行。

2. X 线检查　X 线表现多样，可呈斑片状或大片状实变阴影，好发于右肺上叶、双肺下叶，在病变区可见多发性蜂窝状小脓肿，叶间隙下坠。在实变阴影中可见支气管充气征，肋膈角可有少量胸腔积液。消散期，炎性浸润逐渐吸收，可有片状区域吸收较快，呈现"假空洞"征。一般起病 3~4 周后才完全消散。

四、诊断要点

根据寒战、高热、胸痛、咳铁锈色痰、口唇疱疹等典型症状和肺实变体征，结合胸部 X 线检查，可作出初步诊断。病原菌检测是本病确诊的主要依据。

五、治疗原则

1. 抗菌药物　一旦诊断即用抗生素治疗，不必等待细菌培养结果。肺炎链球菌肺炎首选青霉素 G，用药剂量和途径视病情、有无并发症而定。成年轻症者，240 万 U/d，分 3 次肌内注射，或普鲁卡因青霉素 60 万 U，肌内注射，1 次/12h；稍重者，青霉素 G240 万~480 万 U/d，分 3~4 次静滴；重症或并发脑膜炎者，每天 1 000 万~3 000 万 U，分 4 次静滴。对青霉素过敏或耐药者，可用红霉素 2g/d，分 4 次口服或 1.5g/d 静滴；或林可霉素每天 2g 肌内注射或静滴，重症者可改用头孢菌素类抗生素，如头孢噻肟或头孢曲松等，或喹诺酮类药物；多重耐药菌株感染者可用万古霉素。抗菌药物标准疗程一般为 5~7 天，或在热退后 3 天停药或由静脉用药改为口服，维持数天。

2. 支持疗法与对症治疗　卧床休息；避免疲劳、醉酒等使病情加重的因素；补充足够热量、蛋白质和维生素的食物，多饮水，入量不足者给予静脉补液，以及时纠正脱水，维持水电解质平衡。密切观察病情变化，注意防治休克。剧烈胸痛者，给予少量镇痛药，如可待因 15mg。当 PaO₂ <60mmHg 时，应予吸氧；有明显麻痹性肠梗阻或胃扩张时应暂时禁食、禁饮和胃肠减压。烦躁不安、谵妄、失眠者给予地西泮 5mg 肌内注射或水合氯醛 1~1.5g 保留灌肠，禁用抑制呼吸的镇静药。

3. 并发症治疗　高热常在抗菌药物治疗后 24h 内消退，或数日内逐渐下降。如体温 3d 后不降或降而复升时，应考虑肺炎链球菌的肺外感染或其他疾病存在的可能性，如脓胸、心包炎、关节炎等，应给予相应治疗；有感染性休克者按抗休克治疗。

六、预后

本病一般预后较好，但老年人，病变广泛、多叶受累，有并发症或原有心、肺、肾等基础疾病，以及存在免疫缺陷者预后较差。

（贺小红）

第二节　葡萄球菌肺炎护理

葡萄球菌肺炎（staphylococcal pneumonia）是由葡萄球菌引起的肺部急性化脓性炎症，病情较重，细菌耐药率高，预后多较凶险，病死率较高。肺脓肿、气胸和脓气胸并发率高。糖尿病、血液病、酒精中毒、肝病、营养不良、艾滋病、长期应用糖皮质激素、抗肿瘤药物和其他免疫抑制剂等免疫功能低下者；长期应用广谱抗菌药物而致体内菌群失调者以及静脉应用毒品者，均为易感人群。儿童在患流感或麻疹后易并发；皮肤感染灶（痈、疖、伤口感染、毛囊炎、蜂窝织炎）中的葡萄球菌经血液循环到肺部，可引起多处肺实变、化脓和组织坏死。

一、病因及发病机制

葡萄球菌为革兰阳性球菌，可分为凝固酶阳性的葡萄球菌（主要为金黄色葡萄球菌，简称金葡菌）和凝固酶阴性的葡萄球菌（主要为表皮葡萄球菌）。其中金黄色葡萄球菌的致病力最强，是化脓性感染的主要原因。葡萄球菌的致病物质主要是毒素和酶，具有溶血、坏死、杀白细胞和致血管痉挛等作用。

葡萄球菌的感染途径主要有两种：一种为继发性呼吸道感染，常见于儿童流感和麻疹后；另一种为血源性感染，是来自皮肤感染灶（痈疖、伤口感染、蜂窝织炎）或静脉导管置入污染，葡萄球菌经血液循环到肺，引起肺炎、组织坏死并形成单个或多个肺脓肿。医院获得性肺炎中葡萄球菌感染比例高，耐甲氧西林金葡菌（MRSA）感染的肺炎治疗更困难，病死率高。

二、临床表现

1. 症状　多数起病急骤，寒战、高热，体温可达 39～40℃，胸痛、咳嗽、咳痰，痰液多，由咳黄脓痰演变为脓血性或粉红色乳样痰，无臭味；毒血症状明显，全身肌肉、关节酸痛，体质衰弱、乏力、大汗、精神萎靡。重症患者胸痛和呼吸困难进行性加重，并出现血压下降、少尿等周围循环衰竭的表现。血源性、老年人、院内感染者表现多不典型，一般起病隐匿，体温逐渐上升，痰量少。

2. 体征　肺部体征早期不明显，与临床严重的中毒症状、呼吸道症状不相称，其后可出现肺部散在湿啰音；典型的肺实变体征少见，如病变较大或融合时可有肺实变体征。

三、辅助检查

血常规白细胞计数增高，中性粒细胞比例增加及核左移，有中毒颗粒。最好在使用抗生素前采集血、痰、胸腔积液标本进行涂片和培养，以明确诊断。胸部 X 线表现为肺部多发性浸润病灶，常有空洞和液平面，另外，病变存在易变性，表现为一处炎性浸润消失而在另一处出现新的病灶，或很小的单一病灶发展为大片阴影。

四、诊断要点

根据全身毒血症状．咳脓痰，白细胞计数增高、中性粒细胞比例增加及核左移并有 X 线表现，可作出初步诊断，胸部 X 线随访追踪肺部病变的变化对诊断有帮助，细菌学检查是确诊依据。

五、治疗原则

治疗原则是早期清除原发病灶及抗菌治疗。

1. 抗菌治疗　选择敏感的抗生素是治疗的关键．首选耐青霉素酶的半合成青霉素或头孢菌素，如苯唑西林钠、头孢呋辛钠等，联合氨基糖苷类如阿米卡星可增强疗效；青霉素过敏者可选用红霉素、林可霉素、克林霉素等；耐甲氧西林金黄色葡萄球菌（MRSA）感染宜用万古霉素静滴。本病抗生素治疗总疗程较其他肺炎长，常采取早期、联合、足量、静脉给药，不宜频繁更换抗生素。

2. 对症支持治疗　加强支持疗法，预防并发症。患者宜卧床休息，饮食补充足够热量及蛋白质，多饮水，有发绀者给予吸氧。对气胸或脓气胸应尽早引流治疗。

六、预后

本病发展迅猛，预后与是否治疗及时、有无并发症等相关。目前病死率在 10% ~ 30%，年龄 > 70 岁的患者病死率达 75%。痊愈者中少数可遗留有支气管扩张症。

（贺小红）

第三节　成人支气管哮喘护理

支气管哮喘（bronchial asthma）简称哮喘，是由多种细胞（如嗜酸粒细胞、肥大细胞、T 淋巴细胞、中性粒细胞、气道上皮细胞等）和细胞组分参与的气道慢性炎症性疾病。主要特征包括气道慢性炎症，气道对多种刺激因素呈现的高反应性，广泛多变的可逆性气流受限以及随病程延长而导致的一系列气道结构的改变，即气道重塑。临床表现为反复发作的喘息、气急、胸闷或咳嗽等症状，常在夜间及凌晨发作或加重，多数患者可自行缓解或经治疗后缓解。根据全球和我国哮喘防治指南提供的资料，经过长期规范化治疗和管理 .80% 以上的患者可以达到哮喘的临床控制。鉴于全球许多国家和地区的哮喘患病率和病死率呈上升趋势，哮喘也引起了世界卫生组织（WHO）和各国政府的重视。1995 年由WHO 和美国国立卫生院心、肺、血液研究所组织多国专家共同制定的《哮喘防治的全球创议》（global initiative for asthma，CINA），经过不断更新，已成为指导全世界哮喘病防治工作的指南。

一、流行病学

哮喘是世界上最常见的慢性疾病之一，全球约有 3 亿哮喘患者。各国哮喘患病率从 1% ~ 31% 不等，我国为 0.5% ~ 5%，且呈上升趋势。一般认为发达国家哮喘患病率高于发展中国家，城市高于农村。哮喘死亡率为 1.6 ~ 36.7/10 万，多与哮喘长期控制不佳、最后一次发作时治疗不及时有关，其中大部分是可预防的。我国已成为全球哮喘病死率最高的国家之一。

二、病因及发病机制

1. 病因　哮喘是一种复杂的、具有多基因遗传倾向的疾病，其发病具有家族集聚现象，亲缘关系越近，患病率越高。近年来，点阵单核苷酸多态性基因分型技术，也称全基因组关联研究（GWAS）的发展给哮喘的易感基因研究带来了革命性的突破。目前采用 GWAS 鉴定了多个哮喘易感基因位点，如 5q12，22，23，17q12 ~ 17.9q24 等。具有哮喘易感基因的人群发病与否受环境因素的影响较大，深入研究基因—环境相互作用将有助于揭示哮喘发病的遗传机制。

环境因素包括变应原（油漆、饲料、活性染料），食物（鱼、虾、蛋类、牛奶），药物（阿司匹林、抗生素）和非变应原性因素，如大气污染、吸烟、运动、肥胖等。

2. 发病机制　哮喘的发病机制不完全清楚，目前可概括为免疫 - 炎症机制、神经调节机制及其相互作用。

1）气道免疫 - 炎症机制

（1）气道炎症形成机制：气道慢性炎症反应是由多种炎症细胞、炎症介质和细胞因子共同参与、相互作用的结果。

当外源性变应原通过吸入、食入或接触等途径进入机体后被抗原递呈细胞（如树突状细胞、巨噬细胞、嗜酸性粒细胞）内吞并激活 T 细胞。一方面，活化的辅助性 T 细胞（主要是 Th_2 细胞）产生白细胞介素（IL）如 IL - 4、IL - 5、IL - 10 和 IL - 13 等进一步激活 B 淋巴细胞，后者合成特异性 IgE，并结合于肥大细胞和嗜碱粒细胞等细胞表面的 IgE 受体。若变应原再次进入体内，可与结合在细胞的 IgE 交联，使该细胞合成并释放多种活性介质导致平滑肌收缩、黏液分泌增加、血管通透性增高和炎症细胞浸润等。炎症细胞在介质的作用下又可分泌多种介质，使气道病变加重，炎症浸润增加，产生哮喘的临床症状，这是一个典型的变态反应过程。另一方面，活化的 Th（主要是 Th$_2$）细胞分泌的 IL 等细胞因子，可以直接激活肥大细胞、嗜酸粒细胞及肺泡巨噬细胞等多种炎症细胞，使之在气道浸润和聚集。这些细胞相互作用可以分泌出许多种炎症介质和细胞因子，如组胺、前列腺素（PG）、白三烯（LT）、血小板活化因子（PAF）、嗜酸粒细胞趋化因子（ECF）、中性粒细胞趋化因子（NCF）、转化生长因子（TGF）等，构成了一个与炎症细胞相互作用的复杂网络，使气道收缩，黏液分泌增加，血管渗出增多，进一步加重气道慢性炎症。嗜酸粒细胞在哮喘发病中不仅发挥着终末效应细胞的作用，还具有免疫调节作用。TH17 细胞在以中性粒细胞浸润为主的激素抵抗型哮喘和重症哮喘发病中起到了重要作用。

根据变应原吸入后哮喘发生的时间，可分为早发型哮喘反应、迟发型哮喘反应和双相型哮喘反应。早发型哮喘反应几乎在吸入变应原的同时立即发生反应，15～30min 达高峰，2h 后逐渐恢复正常。迟发型哮喘反应约 6h 左右发病，持续时间长，可达数天。约半数以上患者出现迟发型哮喘反应。

（2）气道高反应性（airway hyperresponsiveness，AHR）：是指气道对各种刺激因子如变应原、理化因素、运动、药物等呈现的高度敏感状态，表现为患者接触这些刺激因子时气道出现过强或过早的收缩反应。AHR 是哮喘的基本特征，可通过支气管激发试验来量化和评估，有症状的哮喘患者几乎都存在AHR。目前普遍认为气道炎症是导致气道高反应性的重要机制之一，当气道受到变应原或其他刺激后，由于多种炎症细胞、炎症介质和细胞因子的参与，气道上皮的损害和上皮下神经末梢的裸露等，从而导致气道高反应性。AHR 常有家族倾向，受遗传因素的影响。AHR 为支气管哮喘患者的共同病理生理特征，然而出现 AHR 者并非都是支气管哮喘，如长期吸烟、接触臭氧、病毒性上呼吸道感染、慢性阻塞性肺疾病（COPD）等也可出现 AHR，但程度相对较轻。

（3）气道重构（airway remodeling）：是哮喘的重要病理特征，表现为气道上皮细胞黏液化生、平滑肌肥大/增生、上皮下胶原沉积和纤维化、血管增生等，多出现在反复发作、长期没有得到良好控制的哮喘患者。气道重构的发生主要与持续存在的气道炎症和反复的气道上皮损伤/修复有关。除了炎症细胞参与气道重构外，TGF-β、血管内皮生长因子、白三烯、基质金属蛋白酶-9、解聚素-金属蛋白酶-33 等多种炎症介质也参与了气道重构的形成。

2）神经调节机制：神经因素也被认为是哮喘发病的重要环节。支气管受复杂的自主神经支配。除胆碱能神经、肾上腺素能神经外，还有非肾上腺素能非胆碱能（NANC）神经系统。支气管哮喘与β-肾上腺素受体功能低下和迷走神经张力亢进有关，并可能存在有 α-肾上腺素能神经的反应性增加。NANC 能释放舒张支气管平滑肌的神经介质如血管活性肠肽（VIP）、一氧化氮（NO）及收缩支气管平滑肌的介质如 P 物质、神经激肽，两者平衡失调，则可引起支气管平滑肌收缩。此外，从感觉神经末梢释放的 P 物质、降钙素基因相关肽、神经激肽 A 等导致血管扩张、血管通透性增加和炎症渗出，此即神经源性炎症。神经源性炎症能通过局部轴突反射释放感觉神经肽而引起哮喘发作。

三、临床表现

1. 症状　典型症状为发作性伴有哮鸣音的呼气性呼吸困难或发作性胸闷和咳嗽。症状可在数分钟内发生，并持续数小时至数天，可经平喘药物治疗后缓解或自行缓解。夜间及凌晨发作或加重是哮喘的重要临床特征。有些青少年，其哮喘症状在运动时出现，称为运动性哮喘。此外，临床上还存在没有喘息症状的不典型哮喘，患者可表现为发作性咳嗽、胸闷或其他症状。对以咳嗽为唯一症状的不典型哮喘称为咳嗽变异性哮喘（cough variant asthma，CVA）。对以胸闷为唯一症状的不典型哮喘称为胸闷变异性哮喘（chest tightness variant asthma，CTVA）。

2. 体征　发作时胸部呈过度充气状态，有广泛的哮鸣音，呼气音延长。但非常严重哮喘发作，哮鸣音反而减弱，甚至完全消失，表现为"沉默肺"，是病情危重的表现。非发作期体检可无异常发现，故未闻及哮鸣音，不能排除哮喘。

3. 并发症　发作时可并发气胸、纵隔气肿、肺不张；长期反复发作和感染可并发慢支、肺气肿、支气管扩张、间质性肺炎、肺纤维化和肺源性心脏病。

四、辅助检查

1. 痰液检查 部分患者痰涂片在显微镜下可见较多嗜酸粒细胞。

2. 肺功能检查

（1）通气功能检测：在哮喘发作时呈阻塞性通气功能改变，呼气流速指标均显著下降，1秒钟用力呼气容积（FEV_1）、1秒率 [1秒钟用力呼气量占用力肺活量比值（$FEV_1/FVC\%$）] 以及最高呼气流量（PEF）均减少。肺容量指标可见用力肺活量正常或下降、残气量增加、功能残气量和肺总量增加，残气量占肺总量百分比增高。其中以 $FEV_1/FVC < 70\%$ 或 FEV_1 低于正常预计值的 80% 为判断气流受限的最重要指标。缓解期上述通气功能指标可逐渐恢复。病变迁延、反复发作者，其通气功能可逐渐下降。

（2）支气管激发试验（bronchial provocation test，BPT）：用以测定气道反应性。常用吸入激发剂为乙酰胆碱、组胺，其他激发剂包括变应原、单磷酸腺苷、甘露醇、高渗盐水等，也有用物理激发因素如运动、冷空气等作为激发剂。观察指标包括 FEV_1、PEF 等。结果判断与采用的激发剂有关，通过剂量反应曲线计算使 FEV_1 下降 20% 的吸入药物累积剂量（$PD20 - FEV_1$）或累积浓度（$PC20 - FEV_1$），可对气道反应性增高的程度作出定量判断。如 FEV_1 下降 $\geq 20\%$，可诊断为激发试验阳性。BPT 适用于在非哮喘发作期、FEV_1 在正常预计值 70% 以上的患者。

（3）支气管舒张试验（bronchial dilation test，BDT）：用以测定气道可逆性。有效的支气管舒张药可使发作时的气道痉挛得到改善，肺功能指标好转。常用吸入型的支气管舒张剂如沙丁胺醇、特布他林及异丙托溴铵等。吸入支气管舒张剂 20min 后重复测定肺功能，舒张试验阳性诊断标准：①FEV_1 较用药前增加 12% 或以上，且其绝对值增加 200ml 或以上。②PEF 较治疗前增加 60L/min 或增加 $\geq 20\%$。

（4）呼气峰流速（PEF）及其变异率测定：PEF 可反映气道通气功能的变化。哮喘发作时 PEF 下降。由于哮喘有通气功能时间节律变化的特点，监测 PEF 日间、夜间变异率有助于哮喘的诊断和病情评估。若昼夜 PEF 变异率 $\geq 20\%$，提示存在可逆性的气流受限。

3. 动脉血气分析 哮喘发作时由于气道阻塞且通气分布不均，通气/血流比值失衡，可致肺泡—动脉血氧分压差（$A - aDO_2$）增大；严重发作时可有缺氧，PaO_2 降低，由于过度通气可使 $PaCO_2$ 下降，pH 上升，表现呼吸性碱中毒。若病情进一步发展，气道阻塞严重，可有缺氧及 CO_2 滞留，表现呼吸性酸中毒；当 $PaCO_2$ 较前增高，即使在正常范围内也要警惕严重气道阻塞的发生。若缺氧明显，可并发代谢性酸中毒。

4. 胸部 X 线/CT 检查 早期在哮喘发作时可见两肺透亮度增加，呈过度通气状态；在缓解期多无明显异常如并发呼吸道感染，可见肺纹理增加及炎性浸润阴影。同时要注意肺不张、气胸或纵隔气肿等并发症的存在。胸部 CT 在部分患者可见支气管壁增厚、黏液阻塞。

5. 特异性变应原的检测 外周血变应原特异性 IgE 增高，结合病史有助于病因诊断；血清总 IgE 测定对哮喘诊断价值不大，但其增高的程度可作为重症哮喘使用抗 IgE 抗体治疗及调整剂量的依据。体内变应原试验包括皮肤变应原试验和吸入变应原试验，前者可通过皮肤点刺等方法进行。

五、诊断要点

1. 诊断标准

（1）反复发作喘息、气急、胸闷或咳嗽，多与接触变应原、冷空气、物理、化学性刺激、病毒性上呼吸道感染、运动等有关。

（2）发作时在双肺可闻及散在或弥漫性、以呼气相为主的哮鸣音，呼气相延长。

（3）上述症状可经治疗缓解或自行缓解。

（4）除外其他疾病所引起的喘息、气急、胸闷和咳嗽。

（5）临床表现不典型者（如无明显喘息或体征）应有下列三项中至少一项阳性：①支气管激发试验或运动试验阳性。②支气管舒张试验阳性。③昼夜 PEF 变异率 $\geq 20\%$。

符合（1）～（4）条或（4）、（5）条者，可以诊断为支气管哮喘。

2. 支气管哮喘的分期及控制水平分级 支气管哮喘可分为急性发作期、非急性发作期。

（1）急性发作期：是指气促、咳嗽、胸闷等症状突然发生或症状加重，常有呼吸困难，以呼气流量降低为其特征，常因接触变应原等刺激物或治疗不当所致。哮喘急性发作时其程度轻重不一，病情加重可在数小时或数天内出现，偶尔可在数分钟内即危及生命，故应对病情作出正确评估，以便给予及时有效的紧急治疗。哮喘急性发作时严重程度可分为轻度、中度、重度和危重4级，见表3-1。

表3-1 哮喘急性发作的病情严重程度的分级

临床特点	轻度	中度	重度	危重
气短	步行，上楼时	稍事活动	休息时	
体位	可平卧	喜坐位	端坐呼吸	
讲话方式	连续成句	常有中断	单字	不能讲话
精神状态	可有焦虑/尚安静	时有焦虑/烦躁	常有焦虑/烦躁	嗜睡/意识模糊
出汗	无	有	大汗淋漓	
呼吸频率	轻度增加	增加	≥30 次/分	
辅助呼吸肌活动及三凹征	常无	可有	常有	胸腹矛盾运动
哮鸣音	散在，呼吸末期	响亮/弥漫	响亮/弥漫	减弱或无
脉率（次/分）	<100	100 ~ 120	>120	脉率变慢或不规则
奇脉	无/<10mmHg	可有/10 ~ 25mmHg	常有 >25mmHg	无
使用 β_2 激动剂PEF占预计值的百分比	>80%	60% ~ 80%	<60 或 <100L/min 或作用时间 <2 小时	
PaO_2（mmHg）	正常	>60	<60	
$PaCO_2$（mmHg）	<45	<45	>45	
SaO_2（%）	>95	91 ~ 95	<90	

（2）非急性发作期（亦称慢性持续期）：许多哮喘患者即使没有急性发作，但在相当长的时间内仍有不同频度和/或不同程度地出现症状（喘息、咳嗽、胸闷等），肺通气功能下降。过去曾以患者白天、夜间哮喘发作的频度和肺功能测定指标为依据，将非急性发作期的哮喘病情严重程度分为间歇性、轻度持续、中度持续和重度持续4级，目前则认为长期评估哮喘的控制水平是更为可靠和有用的严重性评估方法，对哮喘的评估和治疗的指导意义更大。哮喘控制水平分为控制、部分控制和未控制3个等级，每个等级的具体指标见表3-2。

表3-2 非急性发作期哮喘控制水平的分级

A. 目前临床控制评估（最好四周以上）			
临床特征	控制（满足以下所有情况）	部分控制（出现以下任何1项临床特征）	未控制
日间症状	无（或≤2 次/周）	>2 次/周	任何一周出现部分控制表现 ≥3 项 * ↑
活动受限	无	任何1次	
夜间症状/憋醒	无	任何1次	
对缓解药物治疗/急救治疗的需求	无（或≤2 次/周）	>2 次/周	
肺功能☆（PEF/FEV_1）	正常	<正常预计值或个人最佳值的80%	
急性发作	无	≥1 次/年	任何一周出现1次

注：*患者出现急性发作后都必须对维持方案进行分析回顾，以确保治疗方案的合理性；↑依照定义，任何1周出现1次哮喘急性发作表明这周的哮喘没有得到控制；☆肺功能结果对5岁以下儿童的可靠性差。

六、治疗原则

目前尚无特效的治疗方法，但长期规范化治疗可使哮喘症状得到控制，减少复发乃至不发作。长期使用最少量或不用药物能使患者活动不受限制，并能与正常人一样生活、工作和学习。

1. 确定并减少危险因素接触 部分患者能找到引起哮喘发作的变应原或其他非特异刺激因素，立即使患者脱离并长期避免接触这些危险因素是防治哮喘最有效的方法。

2. 药物治疗 治疗哮喘药物主要分为两类：控制性药物和缓解性药物。控制性药物亦称抗炎药，主要用于治疗气道慢性炎症，需要长期使用。缓解性药物亦称解痉平喘药，通过迅速解除支气管痉挛从而缓解哮喘症状，按需使用。

1) 糖皮质激素：由于哮喘时病理基础是慢性非特异性炎症，糖皮质激素是当前控制哮喘发作最有效的药物。主要作用机制是抑制炎症细胞的迁移和活化；抑制细胞因子的生成；抑制炎症介质的释放；增强平滑肌细胞 $β_2$ 受体的反应性。可分为吸入、口服和静脉用药。吸入治疗是目前推荐长期抗炎治疗哮喘的最常用方法。常用吸入药物有倍氯米松（beclomethasone，BDP）、布地奈德（budesonide）、氟替卡松（fluticasone）、莫米松（momethasone）等，后二者生物活性更强，作用更持久。通常需规律吸入 1～2 周以上方能生效。根据哮喘病情选择吸入不同 ICS 剂量。虽然吸入 ICS 全身不良反应少，但少数患者可出现口咽念珠菌感染、声音嘶哑或呼吸道不适，吸药后用清水漱口可减轻局部反应和胃肠吸收。长期吸入较大剂量 ICS（＞1 000μg/d）者应注意预防全身性不良反应，如肾上腺皮质功能抑制、骨质疏松等。为减少吸入大剂量糖皮质激素的不良反应，可采用低、中剂量 ICS 与长效 $β_2$ 受体激动剂、缓释茶碱或白三烯调节剂联合使用。

口服剂：有泼尼松（强的松）、泼尼松龙（强的松龙）。用于吸入糖皮质激素无效或需要短期加强的患者。起始 30～60mg/d，症状缓解后逐渐减量至≤10mg/d。然后停用，或改用吸入剂。不主张长期口服激素用于维持哮喘控制的治疗。

静脉用药：重度或严重哮喘发作时应及早应用激素。可选择琥珀酸氢化可的松，常用量 100～400mg/d，注射后 4～6h 起作用，或甲泼尼龙，常用量 80～160mg/d，起效时间更短 2～4h。地塞米松因在体内半衰期较长、不良反应较多，宜慎用，一般 10～30mg/d。无激素依赖倾向者，可在短期 3～5d 停药；有激素依赖倾向者应在症状缓解后逐渐减量，然后改口服和吸入制剂维持。

2) $β_2$ 受体激动剂：主要通过激动呼吸道的 $β_2$ 受体，激活腺苷酸环化酶，使细胞内的环磷酸腺苷（cAMP）含量增加，游离 Ca^{2+} 减少，从而松弛支气管平滑肌，起到缓解哮喘的作用。分为短效 $β_2$ 受体激动剂 SABA（维持 4～6h）和长效 $β_2$ 受体激动剂 LABA（维持 10～12h），LABA 又分为快速起效（数分钟起效）和缓慢起效（30min 起效）两种。

SABA：是控制哮喘急性发作的首选药物。有吸入、口服和静脉三种制剂，首选吸入给药。吸入剂包括定量气雾剂（MDI）、干粉剂、雾化溶液。首选药物有沙丁胺醇（salbutamol）、特布他林（terbutaline）。SABA 应按需间歇使用，不宜长期、单一应用。

LABA：这类 $β_2$ 受体激动剂的分子结构中具有较长的侧链，舒张支气管平滑肌的作用可达 12h 以上。与 ICS 联合是目前最常用的哮喘控制性药物。常用的 LABA 有两种：①沙美特罗（salmaterol）：经气雾剂或碟剂装置给药，给药后 30min 起效，平喘作用维持 12h 以上，推荐剂量 50μg，2 次/d 吸入。②福莫特罗（formoterol）：经都保装置给药，起效迅速，给药后 3～5min 起效，平喘作用维持 8～12h 以上。具有一定的剂量依赖性，推荐剂量 4.5～9.0μg，2 次/d 吸入，也可按需用于哮喘急性发作的治疗。不推荐长期单独使用 LABA，须与 ICS 联合应用。同前常用 ICS 加 LABA 的联合制剂有：氟替卡松/沙美特罗吸入干粉剂，布地奈德/福莫特罗吸入干粉剂。

3) 白三烯调节剂：通过调节白三烯的生物活性而发挥抗炎作用，同时可以舒张支气管平滑肌，是目前除 ICS 外唯一可单独应用的哮喘控制性药物。可作为轻度哮喘 ICS 的替代治疗药物和中、重度哮喘的联合治疗药物，尤其适用于阿司匹林哮喘、运动性哮喘和伴有过敏性鼻炎患者的治疗。常用药物有孟鲁司特（montelukast）10mg、1 次/d。或扎鲁司特（zafirlukast）20mg、2 次/d，不良反应通常较轻微，主要是胃肠道症状，少数有皮疹、血管性水肿、转氨酶升高，停药后可恢复正常。

4）茶碱类：能抑制磷酸二酯酶，提高平滑肌细胞内的 cAMP 浓度，拮抗腺苷受体，增强呼吸肌的收缩力；增强气道纤毛清除功能和抗炎作用。是目前治疗哮喘的有效药物。

口服：用于轻、中度哮喘急性发作以及哮喘的维持治疗，常用药物包括氨茶碱和缓释茶碱，剂量为每日 6 ~ 10mg/kg。口服缓释茶碱后昼夜血药浓度平稳，平喘作用可维持 12 ~ 14h，尤其适用于控制夜间哮喘。联合应用茶碱、ICS 和抗胆碱药物具有协同作用。

静脉：注射氨茶碱首次负荷剂量为 4 ~ 6mg/kg，注射速度不宜超过 0.25mg/（kg·min），维持剂量为 0.6 ~ 0.8mg/（kg·h）。每日最大用量一般不超过 1.0g（包括口服和静脉给药）。静脉给药主要应用于重症哮喘。

茶碱的主要不良反应为胃肠道症状（恶心、呕吐），心血管症状（心动过速、心律失常、血压下降）及尿多，偶可兴奋呼吸中枢，严重者可引起抽搐乃至死亡。由于茶碱的"治疗窗"窄以及茶碱代谢存在较大的个体差异，最好在用药中监测血浆氨茶碱浓度，其安全有效浓度为 6 ~ 15mg/L。发热、妊娠、小儿或老年，患有肝、心、肾功能障碍及甲状腺功能亢进者尤须慎用。合用西咪替丁（甲氰咪胍）、喹诺酮类、大环内酯类药物等可影响茶碱代谢而使其排泄减慢，应减少用药量。

5）抗胆碱药：通过阻断节后迷走神经通路，降低迷走神经兴奋性而起舒张支气管作用，并有减少痰液分泌的作用。可与 β_2 受体激动剂联合吸入有协同作用，尤其适用于夜间哮喘及多痰的患者。分为短效抗胆碱能药物（SAMA，维持 4 ~ 6h）和长效抗胆碱能药物（LAMA，维持 24h）。

SAMA：主要用于哮喘急性发作的治疗，多与 β_2 受体激动剂联合应用。常用药如异丙托溴铵（ipratropine bromide），有 MDI（3 次/d，每次 25 ~ 75μg）和雾化溶液（100 ~ 150μg/ml 的溶液持续雾化吸入）两种剂型。不良反应少，少数患者有口苦或口干感。

LAMA：主要用于哮喘并发慢阻肺以及慢阻肺患者的长期治疗。常用药如噻托溴铵（tiotropium bromide）是近年发展的选择性 M_1、M_2 受体拮抗剂，作用更强，持续时间更久（可达 24h）、不良反应更少，目前只有干粉吸入剂。

6）抗 IgE 抗体：是一种人源化的重组鼠抗人 IgE 单克隆抗体，具有阻断游离 IgE 与 IgE 效应细胞表面受体结合的作用，但不会诱导效应细胞的脱颗粒反应。主要用于经吸入 ICS 和 LABA 联合治疗后症状仍未控制且血清 IgE 水平增高的重症哮喘患者。使用方法为每 2 周皮下注射 1 次，持续至少 3 ~ 6 个月。该药临床使用时间尚短，其远期疗效与安全性有待进一步观察。

7）其他药物

（1）抗组胺药物：口服第二代抗组胺药物（H_1 受体拮抗剂）如酮替酚（ketotifen）、阿司咪唑、氯雷他定等具有抗变态反应作用，在哮喘治疗中的作用较弱。

（2）其他口服抗变态反应药物：如曲尼斯特（tranilast）、瑞吡斯特（repirinast）等可应用于轻度至中度哮喘的治疗，其主要不良反应是嗜睡。

3. 急性发作期的治疗　急性发作的治疗目的是尽快缓解气道阻塞，纠正低氧血症，恢复肺功能，预防进一步恶化或再次发作，防止并发症。对所有急性发作的患者都要制定个体化的长期治疗方案。

（1）轻度：经 MDI 吸入 SABA，在第 1h 每 20min 吸入 1 ~ 2 喷。随后轻度急性发作可调整为每 3 ~ 4h 吸入 1 ~ 2 喷。效果不佳时可加茶碱缓释片，或加用 SAMA 吸入。

（2）中度：吸入 SABA（常用雾化吸入），第 1h 可持续雾化吸入。联合应用雾化吸入 SAMA、激素混悬液。也可联合静脉应用茶碱类。如仍不能缓解，应尽早口服糖皮质激素，同时吸氧。

（3）重度至危重度：持续雾化吸入 SABA，或联合雾化吸入 SAMA、激素混悬液以及静脉滴注茶碱类药物。吸氧。尽早静脉应用糖皮质激素，待病情得到控制和缓解后改为口服给药。注意维持水、电解质平衡，纠正酸碱失衡，当 pH 值 <7.20 且并发代谢性酸中毒时，应适当补碱。经上述治疗，临床症状和肺功能无改善甚至继续恶化者，应及时给予机械通气治疗，其指征包括呼吸肌疲劳、$PaCO_2 \geq$ 45mmHg、意识改变（需进行有创机械通气）。若并发气胸，在胸腔引流气体下仍可机械通气。此外应

预防下呼吸道感染等。

4. 慢性持续期的治疗　慢性持续期的治疗应在评估和监测患者哮喘控制水平的基础上，定期根据长期治疗分级方案做出调整，以维持患者的控制水平。哮喘长期治疗分级方案分为5级（表3－3）。

表3－3　哮喘长期治疗方案

第1级	第2级	第3级	第4级	第5级
		哮喘教育、环境控制		
		按需使用短效 β_2 受体激动剂		
	选用1种	选用1种	在第3级基础上选择1种或1种以上	在第4级基础上增加1种
	低剂量ICS	低剂量ICS加LABA	中等剂量ICS或高剂量ICS加LABA	口服最 小剂量糖皮质激素
控制性药物	白三烯调节剂	中等剂量ICS或高剂量ICS	白三烯调节剂	抗IgE治疗
		低剂量ICS加白三烯调节剂	缓释茶碱	
		低剂量ICS加缓释茶碱		

对哮喘患者进行哮喘知识教育和控制环境、避免诱发因素贯穿于整个治疗阶段。对于大多数未经治疗的持续性哮喘患者，初始治疗应从第2级治疗方案开始，如果初始评估提示哮喘处于严重未控制，治疗应从第3级方案开始。从第2级到第5级的治疗方案中都有不同的哮喘控制药物可供选择。而在每一步中缓解药物都应该按需使用，以迅速缓解哮喘症状。

5. 免疫疗法　分为特异性和非特异性两种。特异性免疫反应是指将诱发哮喘发作的特异性变应原（如螨、花粉、猫毛等）配制成各种不同浓度的提取液，通过前者皮下注射、舌下含服或其他途径给予对该变应原过敏的患者，使其对此种变应原的耐受性增高，当再次接触此变应原时，不再诱发哮喘发作，或发作程度减轻，又称脱敏疗法或减敏疗法。一般需治疗1～2年，若治疗反应良好，可坚持3～5年。非特异性免疫疗法，如注射卡介苗及其衍生物、转移因子、疫苗等生物制品抑制变应原反应的过程，有一定辅助的疗效。

咳嗽变异性哮喘（CVA）的治疗原则与典型哮喘治疗相同。疗程则可以短于典型哮喘。CVA治疗不及时可发展为典型哮喘。

难治性哮喘，指采用包括吸入ICS和LABA两种或多种控制药物，规范治疗至少6个月，仍不能达到良好控制的哮喘。治疗包括：①首先排除患者治疗依从性不佳，并排除诱发加重或使哮喘难以控制的因素。②给予高剂量ICS联合/不联合口服激素，加用白三烯调节剂、抗IgE抗体联合治疗。③其他可选择的治疗包括免疫抑制剂（甲氨蝶呤、环孢素、金制剂），支气管热成形术等。

6. 哮喘的教育与管理　哮喘患者的教育与管理是提高疗效，减少复发，提高患者生活质量的重要措施。在医生指导下患者要学会自我管理、学会控制病情。应为每个初诊哮喘患者制订防治计划，应使患者了解或掌握以下内容：①相信通过长期、适当、充分的治疗，完全可以有效地控制哮喘发作。②了解哮喘的激发因素以及避免诱因的方法。③简单了解哮喘的本质和发病机制。④熟悉哮喘发作先兆表现及相应处理办法。⑤学会在家中自行监测病情变化，并进行评定，重点掌握峰流速仪的使用方法，坚持记录哮喘日记。⑥学会哮喘发作时进行简单的紧急自我处理方法。⑦了解常用平喘药物的作用、正确用量、用法、不良反应。⑧掌握正确的吸入技术（MDI或Spacer用法）。⑨知道什么情况下应去医院就诊。⑩与医生共同制定出防止复发、保持长期稳定的方案。

在此基础上采取一切必要措施对患者进行长期系统管理，包括鼓励哮喘患者与医护人员建立伙伴关系，通过规律的肺功能监测（包括PEF）客观地评价哮喘发作的程度，避免和控制哮喘激发因素，减少复发，制定哮喘长期管理的用药计划，制定发作期处理方案和长期定期随访保健，改善患者的依从性，并根据患者病情变化及时修订防治计划。

七、护理评估

1. 病史

（1）患病及治疗经过：询问患者发作时的症状，如喘息、呼吸困难、胸闷或咳嗽的程度、持续时间、诱发或缓解因素。了解既往和目前的检查结果、治疗经过和病情严重程度。了解患者对所用药物的名称、剂量、用法、疗效、不良反应等知识的掌握情况，尤其是患者能否掌握药物吸入技术，是否进行长期规律的治疗，是否熟悉哮喘急性发作先兆和正确处理方法，急性发作时有无按医嘱治疗等。评估疾病对患者日常生活和工作的影响程度。

（2）评估与哮喘有关的病因和诱因：①有无接触变应原，室内是否密封窗户，是否使用地毯、化纤饰品，是否有空调等可造成室内空气流通减少的因素存在，室内有无尘螨滋生、动物皮毛和排泄物、花粉等。②有无主动或被动吸烟，吸入污染空气如臭氧、杀虫剂、油漆和工业废气等。③有无进食虾蟹、鱼、牛奶、蛋类等食物。④有无服用普萘洛尔、阿司匹林等药物史。⑤有无受凉、气候变化、剧烈运动、妊娠等诱发因素。⑥有无哮喘家族史。

（3）心理-社会状况：哮喘是一种气道慢性炎症性疾病，患者对环境多种激发因子易过敏，发作性症状反复出现，严重时可影响睡眠和体力活动。评估患者有无烦躁、焦虑、恐惧等心理反应；有无忧郁、悲观情绪，以及对疾病治疗失去信心等。评估家属对疾病知识的了解程度和对患者关心程度、经济情况和社区医疗服务状况等。

2. 身体评估

（1）一般状态：评估患者的生命体征和精神状态，有无嗜睡、意识模糊等意识状态改变，有无痛苦面容。观察呼吸频率和脉率的情况，有无奇脉。

（2）皮肤和黏膜：观察口唇、面颊、耳郭等皮肤有无发绀，唇舌是否干燥、皮肤有无多汗、弹性降低。

（3）胸部体征：胸部有无过度充气，观察有无辅助呼吸肌参与呼吸和三凹征出现。听诊肺部有无哮鸣音、呼气音延长，有无胸腹反常运动，但应注意轻度哮喘或非常严重哮喘发作时，可不出现哮鸣音。

3. 实验室及其他检查

（1）血常规：有无嗜酸性粒细胞和中性粒细胞增高。

（2）动脉血气分析：有无 PaO_2 降低，$PaCO_2$ 是否增高，有无呼吸性酸中毒、代谢性碱中毒。

（3）特异性变应原的检测：有无特异性 IgE 增高。

（4）痰液检查：涂片有无嗜酸性粒细胞，痰培养有无致病菌。

（5）肺功能检查：有无 FEV_1/FVC、$FEV_1\%$ 预计值 PEF 等下降，有无残气量、功能残气量和肺总量增加，有无残气/肺总量比值增高。

（6）X 线检查：有无肺透亮度增加，是否出现肺纹理增多和炎性浸润性阴影。注意观察有无气胸、纵隔气肿、肺不张等并发症的征象。

八、护理诊断/合作性问题

1. 气体交换受损　与支气管痉挛、气道炎症、气道阻力增加有关。
2. 清理呼吸道无效　与支气管黏膜水肿、分泌物增多、痰液黏稠、无效咳嗽有关。
3. 知识缺乏　缺乏正确使用定量雾化吸入器用药的相关知识。
4. 活动无耐力　与缺氧、呼吸困难有关。
5. 焦虑　与哮喘长期存在且反复急性发作有关。
6. 潜在并发症　呼吸衰竭、纵隔气肿等。

九、护理目标

（1）患者呼吸困难缓解，能进行有效呼吸。

（2）能够进行有效的咳嗽，排出痰液。

（3）能够正确使用定量雾化吸入器。

十、护理措施

1. 气体交换受损

1）环境与体位：有明确过敏原者应尽快脱离，提供安静、舒适、温湿度适宜的环境，保持室内清洁、空气流通。根据病情提供舒适体位，如为端坐呼吸者提供床旁桌支撑，以减少体力消耗。病室不宜摆放花草，避免使用地毯、皮毛、羽绒或蚕丝织物等，整理床铺时避免尘埃飞扬。

2）饮食护理：大约20%的成年患者和50%的患儿可因不适当饮食而诱发或加重哮喘，应提供清淡、易消化、足够热量的饮食，避免进食硬、冷、油煎食物；避免进食或饮用刺激性食物或饮料。若能找出与哮喘发作有关的食物，如鱼、虾、蟹、蛋类、牛奶等更应该避免食用。某些食物添加剂如酒石黄和亚硝酸盐可诱发哮喘发作，应当引起注意。有烟酒嗜好者戒烟酒。

3）口腔与皮肤护理：哮喘发作时，患者常会大量出汗，应每天进行温水擦浴，勤换衣服和床单，保持皮肤的清洁、干燥和舒适。协助并鼓励患者咳嗽后用温水漱口，保持口腔清洁。

4）心理护理：哮喘急性发作和重症发作的患者，通常会出现紧张、烦躁不安、甚至惊恐等情绪，应多巡视患者，耐心解释病情和治疗措施，给予心理疏导，用语言和非语言沟通安慰患者，消除患者过度紧张的心理，这对减轻哮喘发作的症状和控制病情有重要意义。

5）用药护理：观察药物疗效和不良反应。

（1）糖皮质激素：吸入药物治疗的全身性不良反应少，少数患者可出现声音嘶哑、咽部不适和口腔念珠菌感染，指导患者吸药后及时用清水含漱口咽部，选用干粉吸入剂或加用除雾器可减少上述不良反应。口服用药宜在饭后服用，以减少对胃肠道黏膜的刺激。气雾吸入糖皮质激素可减少其口服量，当用吸入剂替代口服剂时，通常需同时使用2周后再逐步减少口服量，指导患者不得自行减量或停药。

（2）β_2 受体激动剂：①指导患者按医嘱用药，不宜长期、规律、单一、大量使用，因为长期应用可引起 β_2 受体功能下降和气道反应性增高，出现耐药性。②指导患者正确使用雾化器，以保证药物的疗效。③静滴沙丁胺醇时应注意控制滴速 $2\sim4\mu g/min$。用药过程观察有无心悸、骨骼肌震颤、低血钾等不良反应。

（3）茶碱类：静脉注射时浓度不宜过高，速度不宜过快，注射时间宜在 10min 以上，以防中毒症状发生。不良反应有恶心、呕吐、心率失常、血压下降和呼吸中枢兴奋，严重者可致抽搐甚至死亡。用药时监测血药浓度可减少不良反应的发生，其安全浓度为 $6\sim15\mu g/ml$。发热、妊娠、小儿或老年、有心、肝、肾功能障碍及甲状腺功能亢进者不良反应增加。合用西咪替丁、喹诺酮类、大环内酯类药物可影响茶碱代谢而使其排泄减慢，应加强观察。茶碱缓（控）释片有控释材料，不能嚼服，必须整片吞服。

（4）其他：抗胆碱药吸入后，少数患者可有口苦或口干感。酮替芬有镇静、头晕、口干、嗜睡等不良反应，对高空作业人员、驾驶员、操纵精密仪器者应予以强调。白三烯调节剂的主要不良反应是轻微的胃肠道症状，少数有皮疹、血管性水肿、转氨酶升高，停药后可恢复。

6）氧疗护理：重症哮喘患者常伴有不同程度的低氧血症，应遵医嘱给予鼻导管或面罩吸氧，吸氧流量为 $1\sim3L/min$，吸入氧浓度一般不超过 40%。为避免气道干燥和寒冷气流的刺激而导致气道痉挛，吸入的氧气应尽量温暖湿润。在给氧过程中，监测动脉血气分析。如哮喘严重发作，经一般药物治疗无效，或患者出现神志改变，$PaO_2 < 60mmHg$，$PaCO_2 > 50mmHg$ 时，应准备进行机械通气。

7）病情观察：观察哮喘发作的前驱症状，如鼻咽痒、喷嚏、流涕、眼痒等黏膜过敏症状。哮喘发作时，动态观察患者意识状态、呼吸频率、节律、深度，是否有辅助呼吸肌参与呼吸运动等，监测呼吸音、哮鸣音变化，监测动脉血气分析和肺功能情况，了解病情和治疗效果，警惕气胸、呼吸衰竭等并发症的发生。哮喘严重发作时，如经治疗病情无缓解，需做好机械通气的准备工作。加强对急性期患者的监护，尤其夜间和凌晨是哮喘易发作的时间，应严密观察有无病情变化。

2. 清理呼吸道无效

（1）促进排痰：痰液黏稠者可定时给予蒸汽或氧气雾化吸入。指导患者进行有效咳嗽，协助叩背，以促进痰液排出。无效者可用负压吸引器吸痰一

（2）补充水分：哮喘急性发作时，患者呼吸增快、出汗，常伴脱水、痰液黏稠，形成痰栓阻塞小支气管加重呼吸困难。应鼓励患者每天饮水 2 500 ~ 3 000ml，以补充丢失的水分，稀释痰液。重症者应建立静脉通道，遵医嘱及时、充分补液，纠正水、电解质和酸碱平衡紊乱。

（3）病情观察：观察患者咳嗽情况、痰液性状和量。

3. 知识缺乏 缺乏正确使用定量雾化吸入器用药的相关知识。

1）定量雾化吸入器（MDI）：MDI 的使用需要患者协调呼吸动作，正确使用是保证吸入治疗成功的关键。①介绍雾化吸入器具：根据患者文化层次、学习能力，提供雾化吸入器的学习资料。②演示 MDI 的使用方法：打开盖子，摇匀药液，深呼气至不能再呼时张口，将 MDI 喷嘴至于口中，双唇包住咬口，以慢而深的方式经口吸气，同时以手指按压喷药，至吸气末屏气 10s，使较小的雾粒沉降在气道远端，然后缓慢呼气，休息 3min 后可再重复使用 1 次。③反复练习使用：医护人员演示后，指导患者反复练习，直至患者完全掌握。④特殊 MDI 的使用：对不易掌握 MDI 吸入法的儿童或重症患者，可在 MDI 上加储药罐（spacer），可以简化操作，增加吸入到下呼吸道和肺部的药物量，减少雾滴在口咽部沉积引起刺激，增加雾化吸入疗效。

2）干粉吸入器：常用的有都保装置和准纳器。

（1）都保装置（turbuhaler）：即储存剂量型涡流式干粉吸入器，如普米克都保、奥克斯都保、信必可都保（布地奈德福莫特罗干粉吸入剂）。指导患者使用都保装置的方法：①旋转并拔出瓶盖，确保红色旋柄在下方。②拿直都保，握住底部红色部分和都保中间部分，向某一方向旋转到底，再向反方向旋转到底，即完成一次装药。在此过程中，您会听到一次"咔嗒"声。③先呼气（勿对吸嘴呼气），将吸嘴含于口中，双唇包住吸嘴用力深长地吸气，然后将吸嘴从嘴部移开，继续屏气 5s 后恢复正常呼吸。

（2）准纳器：常用的有沙美特罗替卡松粉吸入剂（舒利迭）等。指导患者准纳器的使用方法：①一手握住准纳器外壳，另一手拇指向外推动准纳器的滑动杆直至发出咔哒声，表明准纳器已做好吸药的准备。②握住准纳器并使远离嘴，在保证平稳呼吸的前提下，尽量呼气。③将吸嘴放入口中，深深地平稳地吸气，将药物吸入口中，屏气约 10s。④拿出准纳器，缓慢恢复呼气，关闭准纳器（听到咔嗒声表示关闭）。

十一、护理评价

（1）患者呼吸频率、节律平稳，无呼吸困难和奇脉。

（2）能选择合适的排痰方法，排出痰液，咳嗽程度减轻，次数减少。

（3）能描述雾化吸入器的种类，适应证和注意事项，掌握正确使用方法。

十二、健康指导

1. 疾病知识指导 指导患者增加对哮喘的激发因素、发病机制、控制目的和效果的认识，以提高患者的治疗依从性。使患者懂得哮喘虽不能彻底治愈，但只要坚持充分的正规治疗，完全可以有效地控制哮喘的发作，即患者可达到没有或仅有轻度症状，能坚持日常工作和学习。

2. 避免诱因指导 针对个体情况，指导患者有效控制可诱发哮喘发作的各种因素，如避免摄入引起过敏的食物；避免接触引起过敏的花粉、香水、化妆品等物质；避免强烈的精神刺激和剧烈运动；避免持续的喊叫等过度换气动作；不养宠物、不用皮毛制成的衣物、被褥或枕头。定期清洗空调，更换窗帘、床单、枕头等物品；避免接触刺激性气体及预防呼吸道感染；戴围巾或口罩避免冷空气刺激；在缓解期应加强体育锻炼、耐寒锻炼受耐力训练以增强体质。

3. 病情监测指导 指导患者识别哮喘发作的先兆表现和病情加重的征象，学会哮喘发作时进行简单的紧急自我处理方法。学会利用峰流速仪来监测最大呼气峰流速（PEFR），做好哮喘日记，为疾病

预防和治疗提供参考资料。峰流速仪的使用方法：取站立位，尽可能深吸一口气，然后用唇齿部分包住口含器后，以最快的速度，用1次最有力的呼气吹动游标滑动，游标最终停止的刻度，就是此次峰流速值。峰流速测定是发现早期哮喘发作最简便易行的方法，在没有出现症状之前，PEFR下降，提示将发生哮喘的急性发作。临床实验观察证实，每天测量PEFR并与标准PEFR进行比较，不仅能早期发现哮喘发作，还能判断哮喘控制的程度和选择治疗措施。如果PEFR经常有规律地保持在80%~100%，为安全区，说明哮喘控制理想；PEFR 50%~80%为警告区，说明哮喘加重，需及时调整治疗方案；PEFR<50%为危险区，说明哮喘严重，需要立即到医院就诊。

4. 用药指导 哮喘患者应了解自己所用各种药物的名称、用法、用量及注意事项，了解药物的主要不良反应及如何采取相应的措施来避免。指导患者或家属掌握正确的药物吸入技术，按医嘱合理用药，正确使用 β_2 受体激动剂和/或糖皮质激素吸入剂。

5. 心理指导 精神心理因素在哮喘的发生发展过程中起重要作用，培养良好的情绪和战胜疾病的信心是哮喘治疗和护理的重要内容。哮喘患者的心理反应可有抑郁、焦虑、恐惧、性格改变等，给予心理疏导，使患者保持有规律的生活和乐观情绪，积极参加体育锻炼，最大程度地保持劳动能力，可有效减轻患者的不良心理反应。此外，患者常有社会适应能力下降、自信心下降、交际减少等表现，应指导患者充分利用社会支持系统，动员患者家属及朋友参与对哮喘患者的管理，为其身心康复提供各方面的支持。

（陈艳丽）

第四节　儿童支气管哮喘护理

支气管哮喘（hronchial asthma），简称哮喘，是儿童期最常见的慢性呼吸道疾病。哮喘是多种细胞（如嗜酸粒细胞、肥大细胞、T淋巴细胞、中性粒细胞及气道上皮细胞等）和细胞组分共同参与的气道慢性炎症性疾病，这种慢性炎症导致气道反应性增加，通常出现广泛多变的可逆性气流受限，并引起反复发作性喘息、气促、胸闷或咳嗽等症状，常在夜间和/或清晨发作或加剧，多数患儿可经治疗缓解或自行缓解。目前世界范围内约有2亿哮喘患者，各国患病率在1%~13%不等，发达国家高于发展中国家，城市高于农村。2000年中国城区儿童哮喘患病率调查显示，儿童哮喘患病率为1.97%，2年现患率为1.54%。70%~80%儿童哮喘发病于5岁以前，约20%的患者有家族史，特应质（atopy）与本病的形成关系密切，多数患者有婴儿湿疹、过敏性鼻炎和/或食物（药物）过敏史。儿童哮喘如诊治不及时，随病程的延长可产生气道不可逆性狭窄和气道重塑。因此，早期防治至关重要。为此，世界卫生组织（WHO）与美国国立卫生研究院心肺血液研究所制订了全球哮喘防治创议（Global Initiative for Asthma，GINA）方案，目前已成为防治哮喘的重要指南，该方案不断更新，针对5岁以下儿童哮喘患者，5岁以上及成人哮喘患者，目前已出版了GINA 2009版和GINA 2011版。

一、发病机制

哮喘的发病机制极为复杂，尚未完全清楚，与免疫因素，神经、精神和内分泌因素，遗传学背景和神经信号通路密切相关。

1. 免疫因素 气道慢性炎症被认为是哮喘的本质。自19世纪90年代以来，通过大量临床病理研究发现，无论病程长短、病情轻重，哮喘患者均存在气道慢性炎症改变。新近的研究表明，哮喘的免疫学发病机制为：I型树突状细胞（DCI）成熟障碍，分泌白细胞介素（IL）-12不足，使 Th_0 不能向 Th_1 细胞分化。在 IL-4 诱导下，DCH 促进 Th_0 细胞向 Th_2 发育，导致 Th_1（分泌 IFN-γ 减少）/Th_2（分泌 IL-4 增高）细胞功能失衡。Th_2 细胞促进 B 细胞产生大量 IgE（包括抗原特异性 IgE）和分泌炎症细胞因子（包括黏附因子），刺激其他细胞（如上皮细胞、内皮细胞、嗜碱性粒细胞、肥大细胞和嗜酸性粒细胞等）产生一系列炎症介质（如白三烯、内皮索、前列腺素和血栓素 A_2 等），最终诱发速发型（IgE 增高）变态反应和慢性气道炎症。同时，最新的研究表明调节性 T 细胞（Tr）在调节免疫失衡及维持耐受中具有重要的作用。

2. 神经、精神和内分泌因素 哮喘患儿β肾上腺素能受体功能低下和迷走神经张力亢进，或同时伴有α肾上腺素能神经反应性增强，从而发生气道高反应性（airway hyper responsiveness，AHR）。气道的自主神经系统除肾上腺素能和胆碱能神经系统外，尚存在第三类神经，即非肾上腺素能非胆碱能（nonadrenergic noncholinergic，NANC）神经系统。NANC神经系统又分为抑制性NANC神经系统（i-NANC）及兴奋性NANC神经系统（e-NANC），两者平衡失调，可引起支气平滑肌收缩。

一些患儿哮喘发作与情绪有关，其原因不明。更常见的是因严重的哮喘发作影响患儿受其家人的情绪。约2/3的患儿于青春期哮喘症状完全消失，于月经期、妊娠期和患甲状腺功能亢进时症状加重，均提示哮喘的发病可能与内分泌功能紊乱有关，具体机制不明。

3. 遗传学背景 哮喘具有明显的遗传倾向，患儿及其家庭成员患过敏性疾病和特应质者明显高于正常人群。哮喘为多基因遗传性疾病，已发现许多与哮喘发病有关的基因（疾病相关基因），如IgE、IL-4、IL-13、T细胞抗原受体（TCR）等基因多态性。但是，哮喘发病率三十余年来明显增高，不能单纯以基因变异来解释。

4. 神经信号通路 研究发现，在哮喘患者体内存在丝裂素活化蛋白激酶（MAPK）等神经信号通路的细胞因子、黏附因子和炎性介质对机体的作用，参与气道炎症和气道重塑。

二、危险因素

（1）吸入过敏原（室内：尘螨、动物毛屑及排泄物、蟑螂、真菌等；室外：花粉、真菌等）。

（2）食入过敏原（牛奶、鱼、虾、鸡蛋和花生等）。

（3）呼吸道感染（尤其是病毒及支原体感染）。

（4）强烈的情绪变化。

（5）运动和过度通气。

（6）冷空气。

（7）药物（如阿司匹林等）。

（8）职业粉尘及气体。

以上为诱发哮喘症状的常见危险因素，有些因素只引起支气管痉挛，如运动及冷空气。有些因素可以突然引起哮喘的致死性发作，如药物及职业性化学物质。

三、临床表现

咳嗽和喘息呈阵发性发作，以夜间和清晨为重。发作前可有流涕、打喷嚏和胸闷，发作时呼吸困难，呼气相延长伴有喘鸣声。严重病例呈端坐呼吸、恐惧不安、大汗淋漓、面色青灰。

体格检查可见桶状胸、三凹征，肺部满布哮鸣音，严重者气道广泛堵塞，哮鸣音反可消失，称"闭锁肺"（silent lung），是哮喘最危险的体征。肺部粗湿啰音时隐时现，在剧烈咳嗽后或体位变化时可消失，提示湿啰音的产生是位于气管内的分泌物所致。在发作间歇期可无任何症状和体征，有些病例在用力时才可听到哮鸣音。此外，在体格检查中还应注意有无过敏性鼻炎、鼻窦炎和湿疹等。

哮喘发作在合理应用常规缓解药物治疗后，仍有严重或进行性呼吸困难者，称为哮喘危重状态。表现为哮喘急性发作，出现咳嗽、喘息、呼吸困难、大汗淋漓和烦躁不安，甚至表现出端坐呼吸、语言不连贯、严重发绀、意识障碍及心肺功能不全的征象

四、辅助检查

1. 肺功能检查 肺功能检查主要用于5岁以上患儿。对于第一秒用力呼气量（FEV_1）≥正常预计值70%的疑似哮喘患儿，可选择支气管激发试验（常用组胺或乙酰甲胆碱）测定气道反应性，对于FEV_1<正常预计值70%的疑似哮喘患儿，选择支气管舒张试验评估气流受限的可逆性，支气管激发试验阳性、支气管舒张试验阳性均有助于确诊哮喘。呼气峰流速（PEF）的日间变异率是诊断哮喘和反映

哮喘严重程度的重要指标。如日间变异率 >20% 、使用支气管扩张剂后其值增加 20% 可以诊断为哮喘。

2. 胸部 X 线检查　急性期胸部 X 线正常或呈间质性改变，可有肺气肿或肺不张。胸部 X 线还可排除肺部其他疾病，如肺炎、肺结核、气管支气管异物和先天性呼吸系统畸形等。

3. 过敏原测试　用多种吸入性过敏原或食物性过敏原提取液所做的过敏原皮肤试验是诊断变态反应的首要工具，提示患者对该变应原过敏与否。目前常用皮肤点刺试验法和皮内试验法。血清特异性 IgE 测定也很有价值，血清总 IgE 测定只能反映是否存在特应质。

4. 其他　呼出气一氧化氮（NO）浓度测定和诱导痰技术在儿童哮喘诊断和病情监测中发挥着一定的作用。

五、诊断要点

1. 诊断　中华医学会儿科学分会呼吸学组于 2008 年修订了我国 "儿童支气管哮喘诊断与防治指南"。

1）儿童哮喘诊断标准

（1）反复发作喘息、咳嗽、气促、胸闷，多与接触变应原、冷空气、物理或化学性刺激、呼吸道感染以及运动等有关，常在夜间和/或清晨发作或加剧。

（2）~4）同章 "成人支气管哮喘" 诊断标准。

（5）临床表现不典型者（如无明显喘息或哮鸣音），应至少具备以下 1 项。

A. 支气管激发试验或运动激发试验阳性。

B. 证实存在可逆性气流受限：①支气管舒张试验阳性：吸入速效 β_2 受体激动剂后 15min FEV_1 增加 ≥12% 。②抗哮喘治疗有效：使用支气管舒张剂和口服（或吸入）糖皮质量素治疗 1 ~ 2 周后 FEV_1 增加 ≥12% 。

C. PEF 每日变异率（连续监测 1~2 周）≥20% 。

符合第 1~4 条或第 4、5 条者，可以诊断为哮喘。

2）咳嗽变异型哮喘诊断标准

（1）咳嗽持续 >4 周，常在夜间和/或清晨发作或加剧，以干咳为主。

（2）临床上无感染征象，或经较长时间抗生素治疗无效。

（3）抗哮喘药物诊断性治疗有效。

（4）排除其他原因引起的慢性咳嗽。

（5）支气管激发试验阳性和/或 PEF 每日变异率（连续监测 1~2 周）≥20% 。

（6）个人或一级、二级亲属有特应性疾病史，或变应原测试阳性。

以上 1~4 项为诊断的基本条件。由于年幼儿患哮喘其临床特点、治疗及预后均有别于年长儿，中华儿科学会呼吸学组 1988 年提出婴幼儿哮喘诊断标准，从最初的 8 项评分到 1992 年的 5 项评分，直至 1998 年的不评分诊断。婴幼儿哮喘诊断的提出对我国儿童哮喘的早期诊断和防治起到了积极作用。但是根据 GINA 方案以及美国、英国等许多国家的儿童哮喘诊疗指南，哮喘可以发生于儿童的各个年龄段，所以儿童哮喘不应以年龄诊断。尽管不以年龄命名诊断哮喘，但仍需要强调，在哮喘诊断、鉴别诊断、检查、治疗等方面，儿童不同年龄段存在不同特点。

对于年幼儿，哮喘预测指数能有效地用于预测 3 岁内喘息儿童发展为持续性哮喘的危险性。哮喘预测指数：在过去 1 年中喘息 ≥4 次，具有 1 项主要危险因素或 2 项次要危险因素。主要危险因素包括：①父母有哮喘病史。②经医师诊断为特应性皮炎。③有吸入变应原致敏的依据。次要危险因素包括：①有食物变应原致敏的依据。②外周血嗜酸性粒细胞 ≥4% 。③与感冒无关的喘息。如哮喘预测指数阳性，建议按哮喘规范治疗。

2. 哮喘的分期与病情的评价　哮喘可分为急性发作期（exacerbation）、慢性持续期（persistent）和临床缓解期（remission）。急性发作期指患者出现以喘息为主的各种症状，其发作持续的时间和程度不尽相同，哮喘急性发作时严重程度评估见表 3 - 4 。慢性持续期指许多患者即使没有急性发作，但在相当长的时间内总是不同频度和/或不同程度地出现症状（喘息、咳嗽和胸闷），可根据病情严重程度分级或控制水平分级，前者用于初次诊断和既往虽被诊断但尚未按哮喘规范治疗的患儿，作为制定起始治疗方案级别的依据，后者用于评估已规范治疗的哮喘患儿是否达到哮喘治疗目标及指导治疗方案的调整（表3－5）。临床缓解期指经过治疗或未经治疗症状和体征消失，肺功能（FEV_1 或 PEF）≥80 预计值，并维持3个月以上。

表3－4　儿童哮喘息性发作期病情严重程度的分级

临床特点	轻度	中度	重度	急性呼吸暂停
呼吸急促	走路时	说话时	休息时	
体位	可平卧	喜坐位	前弓位	
讲话能力	能成句	成短句	说单字	难以说话
精神意识	可有焦虑、烦躁	时有焦虑、烦躁	焦虑、烦躁	嗜睡、意识模糊
呼吸频率	轻度增加	增加	明显增加	减缓或暂停
辅助呼吸肌活动及三凹征	一般没有	可有	通常有	胸腹矛盾运动
哮鸣音	散在，呼气末期出现	响亮、弥漫	响亮、弥漫、双相	减弱甚至消失
脉率（次/分）	略增加	增加	明显增加	减慢，不规则
奇脉（kPa）	不存在 <1.33	可有 1.33~3.33	通常有 2.67~5.33	不存在（呼吸肌疲劳）
使用速效 β_2 受体激动剂后 PEF 占正常预计值或本人最佳值的百分比（%）	>80	60~80	<60 或 β_2 受体激动剂左右持续时间 <2 小时	<33
PaO_2（吸空气，kPa）	正常	>8.0	<8.0，可能有发绀	呼吸衰竭
$PaCO_2$（kPa）	<6.0	<6.0	≥6.0，短时上升	呼吸衰竭
$PaCO_2$（%）	>95	92~95	92~95	<90

注：①正常儿童清醒时呼吸频率上限：<2个月，<60 次/min；~12个月，<50 次/min；~5岁，<40 次/min；~8岁，<30 次/min。②正常儿童脉率上限：2~12个月，<160 次/min；~2岁，<120 次/min；~8岁，<110 次/min。③小龄儿童较年长儿和成人更易发生高碳酸血症（低通气）。④判断急性发作严重程度时，只要存在某项严重程度的指标（不必全部指标存在），就可归入该严重程度等级。⑤1kPa =7.5mmHg。

表3－5　儿童哮喘控制水平分级

控制程度	日间症状	夜间症状/憋醒	应急缓解药的使用	活动受限	肺功能（≥5岁者使用）	定级标准	急性发作（需使用全身激素治疗）
控制	无（或每周≤2次）	无	无（或每周≤2次）	无	≥正常预计值或本人最佳值的80%	满足前述所有条件	每年0~1次
部分控制	每周>2天或每周≤2天但多次出现	有	每周>2次	有	<正常预计值或本人最佳值的80%	在任何1周内出现前述1项特征	每年2~3次
未控制						在任何1周内出现≥3项"部分控制"中的特征	每年>3次

注：①评估过去2~4周日间症状、夜间症状/憋醒、应急缓解药使用和活动受限情况。②出现任何一次急性发作都应复核维持治疗方案是否需要调整。

六、治疗原则

哮喘治疗的目标：①有效控制急性发作症状，并维持最轻的症状，甚至无症状。②防止症状加重或反复。③尽可能将肺功能维持在正常或接近正常水平。④防止发生不可逆的气流受限。⑤保持正常活动（包括运动）能力。⑥避免药物不良反应。⑦防止因哮喘而死亡。

治疗原则为长期、持续、规范和个体化治疗。急性发作期治疗重点为抗炎、平喘，以便快速缓解症状；慢性持续期应坚持长期抗炎，降低气道反应性，防止气道重塑，避免危险因素和自我保健。

治疗哮喘的药物包括缓解药物和控制药物。缓解药物能快速缓解支气管收缩及其他伴随的急性症状，用于哮喘急性发作期，包括：①吸入型速效 β_2 受体激动剂。②全身性糖皮质激素。③抗胆碱能药物。④口服短效 β_2 受体激动剂。⑤短效茶碱等。控制药物是抑制气道炎症的药物，需长期使用，用于哮喘慢性持续期，包括：①吸入型糖皮质激素（ICS）。②白三烯调节剂。③缓释茶碱。④长效 β_2 受体激动剂。⑤肥大细胞膜稳定剂。⑥全身性糖皮质激素等。

1. 哮喘急性发作期治疗

（1）β_2 受体激动剂：β_2 受体激动剂是目前最有效、临床应用最广的支气管舒张剂。根据起作用的快慢分为速效和缓慢起效两大类，根据维持时间的长短分为短效和长效两大类。吸入型速效 β_2 受体激动剂疗效可维持 4～6h，是缓解哮喘急性症状的首选药物，严重哮喘发作时第 1 时可每 20min 吸入 1 次，以后每 2～4h 可重复吸入。药物剂量：每次沙丁胺醇 2.5～5.0mg 或特布他林 5～10mg。急性发作病情相对较轻时也可选择短期口服短效 β_2 受体激动剂，如沙丁胺醇和特布他林等。

（2）糖皮质激素：病情较重的急性病例应给予口服泼尼松短程治疗（1～7d），每日 1～2mg/kg，分 2～3 次。一般不主张长期使用口服糖皮质激素治疗儿童哮喘。严重哮喘发作时应静脉给甲泼尼龙，每日 2～6mg/kg，分 2～3 次输注，或琥珀酸氢化可的松或氢化可的松，每次 5～10mg/kg 一般静脉糖皮质激素使用 1～7d，症状缓解后即停止静脉用药，若需持续使用糖皮质激素，可改为口服泼尼松。ICS 对儿童哮喘急性发作的治疗有一定的帮助，选用雾化吸入布地奈德悬液，每次 0.5～1mg，每 6～8h1 次。但病情严重时不能以吸入治疗替代全身糖皮质激素治疗，以免延误病情。

（3）抗胆碱能药物：吸入型抗胆碱能药物，如异丙托溴铵舒张支气管的作用比 β_2 受体激动剂弱，起效也较慢，但长期使用不易产生耐药，不良反应少。

（4）短效茶碱：短效茶碱可作为缓解药物用于哮喘急性发作的治疗，主张将其作为哮喘综合治疗方案中的一部分，而不单独应用治疗哮喘。需注意其不良反应，长时间使用者最好监测茶碱的血药浓度。

2. 哮喘危重状态的处理

（1）氧疗：所有危重哮喘患儿均存在低氧血症，需用密闭面罩或双鼻导管提供湿化氧气，初始吸氧浓度以 40% 为宜，流量为 4～5L/min。

（2）补液、纠正酸中毒：注意维持水、电解质平衡，纠正酸碱紊乱。

（3）糖皮质激素：全身应用糖皮质激素作为儿童危重哮喘治疗的一线药物，应尽早使用。病情严重时不能以吸入治疗替代全身糖皮质激素治疗，以免延误病情。

（4）支气管舒张剂的使用：可用：①吸入型速效 β_2 受体激动剂。②氨茶碱静脉滴注。③抗胆碱能药物。④肾上腺素皮下注射，药物剂量：每次皮下注射 1：1 000 肾上腺素 0.01ml/kg 儿童最大不超过 0.3ml。必要时可每 20min 使用 1 次，不能超过 3 次。

（5）镇静剂：可用水合氯醛灌肠，慎用或禁用其他镇静剂；在插管条件下，亦可用地西泮镇静，剂量为每次 0.3～0.5mg/kg。

（6）抗菌药物治疗：儿童哮喘发作主要由病毒引发，抗菌药物不作为常规应用，如同时发生下呼吸道细菌感染，则选用病原体敏感的抗菌药物。

（7）辅助机械通气指征：指征为①持续严重的呼吸困难。②呼吸音减低或几乎听不到哮鸣音及呼吸音。③因过度通气和呼吸肌疲劳而使胸廓运动受限。④意识障碍、烦躁或抑制，甚至昏迷。⑤吸氧状态下发绀进行性加重。⑥$PaCO_2 \geq 65mmHg$。

3. 哮喘慢性持续期治疗

（1）ICS：ICS 是哮喘长期控制的首选药物，也是同前最有效的抗炎药物，优点是通过吸入，药物直接作用于气道黏膜，局部抗炎作用强，全身不良反应少。通常需要长期、规范吸入 1 ~ 3 年甚至更长时间才能起到治疗作用。目前临床上常用的 ICS 有布地奈德、丙酸氟替卡松和丙酸倍氯米松。每 3 个月应评估病情，以决定升级治疗、维持目前治疗或降级治疗。

（2）白三烯调节剂：分为白三烯合成酶抑制剂和白三烯受体拮抗剂，该药耐受性好，不良反应少，服用方便。白三烯受体拮抗剂包括孟鲁司特和扎鲁司特。

（3）缓释茶碱：缓释茶碱用于长期控制时，主要协助 ICS 抗炎，每日分 1 ~ 2 次服用，以维持昼夜的稳定血药浓度。

（4）长效 β_2 受体激动剂：药物包括福莫特罗、沙美特罗、班布特罗及丙卡特罗等。

（5）肥大细胞膜稳定剂：肥大细胞膜稳定剂色甘酸钠，常用于预防运动及其他刺激诱发的哮喘。

（6）全身性糖皮质激素：在哮喘慢性持续期控制哮喘发作过程中，全身性糖皮质激素仅短期在慢性持续期分级为重度持续患儿，长期使用高剂量 ICS 加吸入型长效 β_2 受体激动剂及其他制药物疗效欠佳的情况下使用。

（7）联合治疗：对病情严重度分级为重度持续和单用 ICS 病情控制不佳的中度持续的哮喘提倡长期联合治疗，如 ICS 联合吸入型长效 β_2 受体激动剂、ICS 联合白三烯调节剂和 ICS 联合缓释茶碱。

（8）特异性免疫治疗：在无法避免接触变应原或药物治疗无效时，可考虑针对过敏原的特异性免疫治疗，需要在有抢救措施的医院进行。对其远期疗效和安全性尚待进一步研究和评价，且过敏原制备的标准化及纯化也有待加强及规范。特异性免疫治疗应与抗炎及平喘药物联用，坚持足够疗程。

七、管理与教育

1. 避免危险因素　应避免接触变应原，积极治疗和清除感染灶，去除各种诱发因素（吸烟、呼吸道感染和气候变化等）。

2. 哮喘的教育与管理　哮喘患儿的教育与管理是提高疗效、减少复发、提高患儿生活质量的重要措施。通过对患儿及家长进行哮喘基本防治知识的教育，调动其对哮喘防治的主观能动性，提高依从性，避免各种危险因素，巩固治疗效果，提高生活质量。教会患儿及其家属正确使用儿童哮喘控制测试（C – ACT）等儿童哮喘控制问卷，以判断哮喘控制水平。

3. 多形式教育　通过门诊教育、集中教育（哮喘之家等活动）、媒体宣传等多种形式，向哮喘患儿及其家属宣传哮喘基本知识。

八、预后

儿童哮喘的预后较成人好，病死率为 2/10 万 ~ 4/10 万，70% ~ 80% 年长后症状不再反复，但仍可能存在不同程度的气道炎症和高反应性，30% ~ 60% 的患儿可完全治愈。

九、护理诊断/合作性问题

1. 低效性呼吸型态　与支气管痉挛、气道阻力增加有关。
2. 清理呼吸道无效　与呼吸道分泌物黏稠、体弱无力排痰有关。
3. 焦虑　与哮喘反复发作有关。
4. 知识缺乏　缺乏有关哮喘的防护知识。

十、护理措施

慢性持续期主要是教育患儿及家长掌握哮喘的基本防治知识，提高用药的依从性，避免各种诱发因素，巩固治疗效果。急性期的护理的措施如下。

1. 环境与休息　保持病室空气清新，温湿度适宜，避免有害气味及强光的刺激。给患儿提供一个安静、舒适的环境以利于休息，护理操作应尽可能集中进行。

2. 维持气道通畅，缓解呼吸困难

（1）置患儿采取坐位或半卧位，以利于呼吸；给予鼻导管或面罩吸氧，定时进行血气分析，及时调整氧流量，保持 PaO_2 在 70~90mmHg（9.3~12.0kPa）。

（2）遵医嘱给予支气管扩张剂和糖皮质激素，观察其效果和不良反应。

（3）给予雾化吸入，以促进分泌物的排出；对痰液多而无力咳出者，及时吸痰。

（4）保证患儿摄入足够的水分，以降低分泌物的黏稠度，防止痰栓形成。

（5）有感染者，遵医嘱给予抗生素。

（6）教会并鼓励患儿做深而慢的呼吸运动。

3. 密切观察病情变化　监测生命体征，注意呼吸困难的表现及病情变化。若出现意识障碍、呼吸衰竭等及时给予机械呼吸；若患儿出现发绀、大汗、心率增快、血压下降、呼吸音减弱等表现，应及时报告医师并共同抢救。

4. 做好心理护理　哮喘发作时，守护并安抚患儿，鼓励患儿将不适及时告诉医护人员，尽量满足患儿合理的要求。允许患儿及家长表达感情；向患儿家长解释哮喘的诱因、治疗过程及预后，指导他们以正确的态度对待患儿，并发挥患儿的主观能动性。采取措施缓解患儿的恐惧心理。

5. 健康教育

（1）指导呼吸运动，以加强呼吸肌的功能：在执行呼吸运动前，应先清除呼吸道分泌物。①腹部呼吸运动方法：平躺，双手平放在身体两侧，膝弯曲，脚平放；用鼻连续吸气并放松上腹部，但胸部不扩张；缩紧双唇，慢慢吐气直到吐完；重复以上动作 10 次。②向前弯曲运动方法：坐在椅上，背伸直，头向前向下低至膝部，使腹肌收缩；慢慢上升躯干并由鼻吸气，扩张上腹部；胸部保持直立不动，由口将气慢慢吹出。③胸部扩张运动：坐在椅上，将手掌放在左右两侧的最下肋骨上；吸气，扩张下肋骨，然后由口吐气，收缩上胸部和下胸部。用手掌下压肋骨，可将肺底部的空气排出；重复以上动作 10 次。

（2）介绍用药方法及预防知识：指导家长给患儿增加营养，多进行户外活动，多晒太阳，增强体质，预防呼吸道感染；指导患儿及家长确认哮喘发作的诱因，避免接触可能的过敏原，去除各种诱发因素（如避免寒冷刺激、避免食入鱼虾等易致过敏的蛋白质等）。教会患儿及家长对病情进行监测，辨认哮喘发作的早期征象、发作表现及掌握适当的处理方法；教会患儿及家长选用长期预防与快速缓解的药物，正确、安全用药（特别是吸入技术），掌握不良反应的预防和处理对策；在适当时候及时就医，以控制哮喘严重发作。

哮喘对患者、患者家属及社会有很大的影响。但通过有效的哮喘防治教育与管理，建立医患之间的伙伴关系，可实现哮喘临床控制。哮喘防治教育是达到哮喘良好控制目标最基本的环节。

（陈艳丽）

第五节　慢性阻塞性肺疾病护理

慢性阻塞性肺疾病（chronic obstructive pulmonary disease，COPD）简称慢阻肺，是以持续气流受限为特征的可以预防和治疗的疾病，其气流受限多呈进行性发展，与气道和肺组织对香烟烟雾等有害气体或有害颗粒的异常慢性炎症反应有关。急性加重和并发症影响患者整体疾病的严重程度。肺功能检查对确定气流受限有重要意义。在吸入支气管扩张剂后，第一秒用力呼气容积（FEV_1）占用力肺活量（FVC）百分比（FEV_1/FVC）<70% 表明存在持续气流受限。

慢阻肺与慢性支气管炎和肺气肿（emphysema）有密切关系。慢性支气管炎是指在除外慢性咳嗽的其他已知原因后，患者每年咳嗽、咳痰持续 3 个月以上并连续 2 年者。肺气肿则指肺部终末细支气管远端气腔出现异常持久的扩张，并伴有肺泡壁和细支气管的破坏，而无明显的肺纤维化。当慢性支气管炎、肺气肿患者肺功能检查出现持续气流受限时，则能诊断为慢阻肺；如患者只有慢性支气管炎和/或肺气肿，而无持续气流受限，则不能诊断为慢阻肺。

一些已知原因或具有特征病理表现的疾病也可导致持续气流受限，如支气管扩张症、肺结核纤维化病变、严重的间质性肺疾病、弥漫性细支气管炎以及闭塞性细支气管炎等，但均不属于慢阻肺。

COPD 是呼吸系统疾病中的常见病和多发病，患病率和病死率均居高不下。1992 年在我国北部和中部地区，对 102 230 名农村成人进行了调查，COPD 的患病率为 3%。近年来对我国 7 个地区 20 245 名成年人进行调查，COPD 的患病率占 40 岁以上人群的 8.2%。

因肺功能进行性减退，严重影响患者的劳动力和生活质量。COPD 造成巨大的社会和经济负担，根据世界银行/世界卫生组织发表的研究，预计至 2020 年 COPD 将成为世界疾病经济负担的第五位。

一、病因及发病机制

本病的病因与慢性支气管炎相似。可能是多种环境因素与机体自身因素长期相互作用的结果。其发病机制为：

1. 炎症机制　气道、肺实质及肺血管的慢性炎症是 COPD 的特征性改变，中性粒细胞、巨噬细胞、T 淋巴细胞等炎症细胞均参与了 COPD 发病过程。中性粒细胞的活化和聚集是 COPD 炎症过程的一个重要环节，通过释放中性粒细胞弹性蛋白酶、中性粒细胞组织蛋白酶 G、中性粒细胞蛋白酶 3 和基质金属蛋白酶引起慢性黏液高分泌状态并破坏肺实质。

2. 蛋白酶－抗蛋白酶失衡　蛋白水解酶对组织有损伤、破坏作用；抗蛋白酶对弹性蛋白酶等多种蛋白酶具有抑制功能，其中 α_1 －抗胰蛋白酶（α_1 － AT）是活性最强的一种。蛋白酶增多或抗蛋白酶不足均可导致组织结构破坏产生肺气肿。吸入有害气体、有害物质可以导致蛋白酶产生增多或活性增强，而抗蛋白酶产生减少或灭活加快；同时氧化应激、吸烟等危险因素也可以降低抗蛋白酶的活性。先天性 α_1 －抗胰蛋白酶缺乏，多见于北欧血统的个体，我国尚未见正式报道。

3. 氧化应激　有许多研究表明 COPD 患者的氧化应激增加。氧化物主要有超氧阴离子（O_2^-）、羟根（OH）、次氯酸（HClO）、H_2O_2 和一氧化氮（NO）等。氧化物可直接作用并破坏许多生化大分子如蛋白质、脂质和核酸等，导致细胞功能障碍或细胞死亡，还可以破坏细胞外基质；引起蛋白酶－抗蛋白酶失衡；促进炎症反应，如激活转录因子 NF－κB，参与多种炎症因子的转录，如 IL－8、TNF－α、诱导型一氧化氮合酶（NOS）和环氧化物酶等。

4. 其他　如自主神经功能失调、营养不良、气温变化等都有可能参与 COPD 的发生、发展。

上述发病机制共同作用，产生两种重要病变：第一，小气道病变，包括小气道炎症、小气道纤维组织形成、小气道管腔黏液栓等，使小气道阻力明显升高。第二，肺气肿病变，使肺泡对小气道的正常牵拉力减小，小气道较易塌陷；同时，肺气肿使肺泡弹性回缩力明显降低。这种小气道病变与肺气肿病变共同作用，造成慢阻肺特征性的持续气流受限。

一、临床表现

1. 症状　起病缓慢、病程较长。主要症状：

（1）慢性咳嗽：随病程发展可终身不愈。常晨间咳嗽明显，夜间有阵咳或排痰。

（2）咳痰：一般为白色黏液或浆液性泡沫性痰，偶可带血丝，清晨排痰较多。急性发作期痰量增多，可有脓性痰。

（3）气短或呼吸困难：早期在劳力时出现，后逐渐加重，以致在日常活动甚至休息时也感到气短，是 COPD 的标志性症状。

（4）喘息和胸闷：部分患者特别是重度患者或急性加重时出现喘息。

（5）其他：晚期患者有体重下降，食欲减退等。

2. 体征　早期体征可无异常，随疾病进展出现以下体征。

（1）视诊：胸廓前后径增大，肋间隙增宽，剑突下胸骨下角增宽，称为桶状胸。部分患者呼吸变浅，频率增快，严重者可有缩唇呼吸等。

（2）触诊：双侧语颤减弱。

（3）叩诊：肺部过清音，心浊音界缩小，肺下界和肝浊音界下降。

（4）听诊：两肺呼吸音减弱，呼气延长，部分患者可闻及湿性啰音和/或干性啰音。

3. 并发症

（1）慢性呼吸衰竭：常在 COPD 急性加重时发生，其症状明显加重，发生低氧血症和（或）高碳酸血症，可具有缺氧和二氧化碳潴留的临床表现。

（2）自发性气胸：如有突然加重的呼吸困难，并伴有明显的发绀，患侧肺部叩诊为鼓音，听诊呼吸音减弱或消失，应考虑并发自发性气胸，通过 X 线检查可以确诊。

（3）慢性肺源性心脏病：由于 COPD 肺病变引起肺血管床减少及缺氧致肺动脉痉挛、血管重塑，导致肺动脉高压、右心室肥厚扩大，最终发生右心功能不全。

二、辅助检查

1. 肺功能检查　是判断持续气流受限的主要客观指标，对 COPD 诊断、严重程度评价、疾病进展、预后及治疗反应等有重要意义。

（1）使用支气管扩张剂后，$FEV_1/FVC < 70\%$ 可确定为持续气流受限。

（2）肺总量（TLC）、功能残气量（FRC）和残气量（RV）增高，肺活量（VC）减低，表明肺过度充气。

2. 胸部 X 线检查　COPD 早期胸片可无变化，以后可出现肺纹理增粗、紊乱等非特异性改变，也可出现肺气肿改变。X 线胸片改变对 COPD 诊断特异性不高，主要作为确定肺部并发症及与其他肺疾病鉴别之用。

3. 胸部 CT 检查　CT 检查可见慢阻肺的小气道病变、肺气肿以及并发症的表现，但其主要临床意义在于排除其他具有类似症状的呼吸系统疾病。

4. 血气检查　对确定发生低氧血症、高碳酸血症、酸碱平衡失调以及判断呼吸衰竭的类型有重要价值。

5. 其他　COPD 并发细菌感染时，外周血白细胞增高，核左移。痰培养可能查出病原菌：常见病原菌为肺炎链球菌、流感嗜血杆菌、卡他莫拉菌、肺炎克雷白杆菌等。

三、诊断与稳定期病情严重程度评估

主要根据吸烟等高危因素史、临床症状、体征及肺功能检查等综合分析确定。肺功能检查见持续气流受限是 COPD 诊断的必备条件。吸入支气管扩张剂后 $FEV_1/FVC < 70\%$ 为确定存在持续气流受限的界限。

目前多主张对稳定期慢阻肺采用综合指标体系进行病情严重程度评估。

1. 症状评估　可采用改良版英国医学研究委员会呼吸困难问卷（mMRC 问卷）进行评估（表 3-6）。

表 3-6　mMRC 问卷

mMRC 分级	呼吸困难症状
0 级	剧烈活动时出现呼吸困难
1 级	平地快步行走或爬缓坡时出现呼吸困难
2 级	由于呼吸困难，平地行走时比同龄人慢或需要停下来休息
3 级	平地行走 100m 左右或数分钟后需要停下来喘气
4 级	因严重呼吸困难而不能离开家，或在穿衣服、脱衣服时出现呼吸困难

2. 肺功能评估　可使用 GOLD 分级：慢阻肺患者吸入支气管扩张剂后 $FEV_1/FVC < 70\%$。再依据其 FEV_1 下降程度进行气流受限的严重程度分级，见表 3-7。

3. 急性加重风险评估　在过去的 1 年中有 2 次或 2 次以上的急性加重或 FFV1% pred < 50%，均提示今后急性加重的风险增加。

依据上述症状、肺功能分级以及急性加重风险等，即可对稳定期慢阻肺患者病情严重程度进行综合性评估，并依据该评估结果选择稳定期的主要治疗药物（表3－8）。

表3－7　慢阻肺患者气流受限严重程度的肺功能分级

肺功能分级	患者肺功能 FEV$_1$ 占预计值的百分比（FEV$_1$% pred）
GOLD1 级（轻度）	FEV$_1$% pred≥80%
GOLD2 级（中度）	50%≤FEV$_1$% pred<80%
GOLD3 级（重度）	30%≤FEV$_1$% pred<50%
GOLD4 级（极重度）	FEV$_1$% pred<30

表3－8　稳定期慢阻肺患者病情严重程度的综合性评估及其主要治疗药物

患者综合评估分组	特征	肺功能分级 加重次数	上一年急性	mMRC 分级	首选治疗药
A 组	低风险，症状少	GOLD1～2 级	≤1 次	0～1 级	SAMA 或 SABA，必要时
B 组	低风险，症状多	GOLD1～2 级	≤1 次	≥2 级	LAMA 或 LABA
C 组	高风险，症状少	GOLD3～4 级	≥2 次	0～1 级	ICS 加 LABA，或 LAMA
D 组	高风险，症状多	GOLD3～4 级	≥2 次	≥2 级	ICS 加 LABA，或 LAMA

　　注：SABA：短效 β$_2$ 受体激动剂；SAMA：短效抗胆碱能药物；LABA：长效 β$_2$ 受体激动剂；LAMA：长效抗胆碱能药物；ICS：吸入糖皮质激素。

五、治疗原则

1. 稳定期治疗

1）教育和劝导患者戒烟：因职业或环境粉尘、刺激性气体所致者，应脱离污染环境。

2）支气管舒张药：可根据患者病情严重程度选用。

（1）β$_2$ 肾上腺素受体激动剂：短效 β$_2$ 受体激动剂（SABA）主要有沙丁胺醇（salbutamol）、特布他林（terbutaline）等定量雾化吸入剂，数分钟内起效，疗效持续4～5h，每次100～200μg（1～2喷），24h 内不超过8～12喷；长效 β$_2$ 受体激动剂（LABA）主要有沙美特罗（salmeterol）、福莫特罗（formoterol）等，作用持续12h以上，每日吸入2次。

（2）抗胆碱能药：短效抗胆碱药（SAMA）主要有异丙托溴铵（ipratropium bromide）定量雾化吸入剂，起效较沙丁胺醇慢，疗效持续6～8h，每次40～80μg，每日3～4次；长效抗胆碱药（LAMA）主要有噻托溴铵（tiotropium bromide），作用时间长达24h以上，每次吸入剂量18μg，1次/d。

（3）茶碱类：包括短效和长效剂型。短效剂型如氨茶碱（aminophylline），常用剂量为每次100～200mg，3次/d；长效剂型如缓释茶碱（theophylline SR），常用剂量为每次200～300mg，每12h 1次。高剂量茶碱因其潜在的不良反应，不建议常规应用。吸烟、饮酒、服用抗惊厥药、利福平等可引起肝脏酶受损并缩短茶碱半衰期，降低疗效；高龄、持续发热、心力衰竭和肝功能明显障碍者，同时应用西咪替丁、大环内酯类药物、氟喹诺酮类药物和口服避孕药等均可能使茶碱血药浓度增加。由于此类药物的治疗浓度和中毒浓度相近，建议有条件的医院监测茶碱的血药浓度。

3）糖皮质激素：对高风险患者（C 组和 D 组），有研究显示长期吸入糖皮质激素与长效 β$_2$ 肾上腺素受体激动剂联合制剂，可增加运动耐量、减少急性加重发作频率、提高生活质量，甚至有些患者的肺功能得到改善。目前常用剂型有沙美特罗加氟替卡松、福莫特罗加布地奈德。不推荐长期口服、肌内注射或静脉应用糖皮质激素治疗。

4）祛痰药：对痰不易咳出者可应用。常用药物有盐酸氨溴索（ambroxol），30mg，3次/d，N－乙酰半胱氨酸（N－acetylcysteine）0.2g，3次/d，或羧甲司坦（carbocisteine）0.5g，3次/d。桃金娘油0.3g，3次/d。

5）长期家庭氧疗（LTOT）：对 COPD 慢性呼吸衰竭者可提高生活质量和生存率。对血流动力学、运动能力、肺生理和精神状态均会产生有益的影响。LTOT 指征：①$PaO_2 \leq 55mmHg$，或 $SaO_2 \leq 88\%$，有或没有高碳酸血症。②PaO_2 55 ~ 60mmHg，或 $SaO_2 < 89\%$，并有肺动脉高压、心力衰竭所致水肿或红细胞增多症（血细胞比容 >0.55）。一般用鼻导管吸氧，氧流量为 1.0 ~ 2.0L/min，吸氧时间 10 ~ 15h/d。目的是使患者在静息状态下，达到 $PaO_2 \geq 60mmHg$ 和/或使 SaO_2 升至 90% 以上。

2. 急性加重期治疗　急性加重是指咳嗽、咳痰、呼吸困难比平时加重或痰量增多或成黄痰；或者是需要改变用药方案。

（1）确定急性加重期的原因及病情严重程度，最多见的急性加重原因是细菌或病毒感染。

（2）根据病情严重程度决定门诊或住院治疗。

（3）支气管舒张药：药物同稳定期。

有严重喘息症状者可给予较大剂量雾化吸入治疗，如应用沙丁胺醇 500μg 或异丙托溴铵 500μg，或沙丁胺醇 1 000μg 加异丙托溴铵 250 ~ 500μg，通过小型雾化器给患者吸入治疗以缓解症状。

（4）低流量吸氧：发生低氧血症者可鼻导管吸氧，或通过文丘里（Venturi）面罩吸氧。鼻导管给氧时，吸入的氧浓度与给氧流量有关，估算公式为吸入氧浓度（%）= 21 + 4 × 氧流量（L/min）。一般吸入氧浓度为 28% ~ 30%，应避免吸入氧浓度过高引起二氧化碳潴留。

（5）抗生素：当患者呼吸困难加重，咳嗽伴痰量增加、有脓性痰时，应根据患者所在地常见病原菌类型及药物敏感情况积极选用抗生素治疗。如给予 β 内酰胺类/β 内酰胺酶抑制剂；第二代头孢菌素、大环内酯类或喹诺酮类。如门诊可用阿莫西林/克拉维酸、头孢唑肟 0.25g 3 次/d、头孢呋辛 0.5g 每日 2 次、左氧氟沙星 0.4g 1 次/d、莫西沙星或加替沙星 0.4g 1 次/d；较重者可应用第三代头孢菌素如头孢曲松钠 2.0g 加于生理盐水中静脉滴注，每日 1 次。住院患者当根据疾病严重程度和预计的病原菌更积极地给予抗生素，一般多静脉滴注给药。如果找到确切的病原菌，根据药敏结果选用抗生素。

（6）糖皮质激素：对需住院治疗的急性加重期患者可考虑口服泼尼松龙 30 ~ 40mg/d，也可静脉给予甲泼尼龙 40 ~ 80mg 每日一次。连续 5 ~ 7d。

（7）祛痰剂：溴己新 8 ~ 16mg，3 次/d；盐酸氨溴索 30mg，3 次/d 酌情选用。

如患者有呼吸衰竭、肺源性心脏病、心力衰竭，具体治疗方法可参阅有关章节治疗内容。

六、护理评估

评估有无吸烟、感染、理化刺激、过敏等发病因素，询问有无呼吸道防御功能降低、营养素缺乏、遗传易患因素等，了解有无诱发因素，如过度疲劳、受凉感冒、接触有害气体等。

七、护理诊断/合作性问题

1. 气体交换受损　与气道阻塞、通气不足、呼吸肌疲劳、分泌物过多和肺泡呼吸面积减少有关。

2. 清理呼吸道无效　与分泌物增多而黏稠、气道湿度减低和无效咳嗽有关。

3. 焦虑　与健康状况的改变、病情危重、经济状况有关。

4. 活动无耐力　与疲劳、呼吸困难、氧供与氧耗失衡有关。

5. 营养失调：低于机体需要量　与食欲降低、摄入减少、腹胀、呼吸困难、痰液增多有关。

6. 潜在并发症　自发性气胸、慢性肺源性心脏病、呼吸衰竭等。

八、护理措施

1. 气体交换受损

1）休息与活动：中度以上 COPD 急性加重期患者应卧床休息，协助患者采取舒适体位，极重度患者宜采取身体前倾位，使辅助呼吸肌参与呼吸。视病情安排适当的活动，以不感到疲劳、不加重症状为宜。室内保持合适的温湿度，冬季注意保暖，避免直接吸入冷空气。

2）病情观察：观察咳嗽、咳痰及呼吸困难的程度，监测动脉血气分析和水、电解质、酸碱平衡情况，警惕呼吸衰竭和自发性气胸等并发症的发生。

3）氧疗护理：呼吸困难伴低氧血症者，遵医嘱实施控制性氧疗。一般采用鼻导管持续低流量吸氧，氧流量 1~2L/min，应避免吸入氧浓度过高而引起二氧化碳潴留。提倡长期家庭氧疗，氧疗有效的指标：患者呼吸困难减轻、呼吸频率减慢、发绀减轻、心率减慢、活动耐力增加。

4）用药护理：遵医嘱应用抗生素、支气管舒张药和祛痰药，注意观察疗效及不良反应。

5）呼吸功能锻炼：COPD 患者需要增加呼吸频率来代偿呼吸困难，这种代偿多数依赖于辅助呼吸肌参与呼吸，即胸式呼吸。然而胸式呼吸的效能低于腹式呼吸，患者容易疲劳，因此，护士应指导患者进行缩唇呼吸、膈式或腹式呼吸、吸气阻力器的使用等呼吸训练，以加强胸、膈呼吸肌的肌力和耐力，改善呼吸功能。

（1）缩唇呼吸：缩唇呼吸的技巧是通过缩唇形成的微弱阻力来延长呼气时间，增加气道压力，延缓气道塌陷。患者闭嘴经鼻吸气，然后通过缩唇（吹口哨样）缓慢呼气，同时收缩腹部（图 3-1）。一吸气与呼气时间比为 1:2 或 1:3。缩唇的程度与呼气流量：以能使距口唇 15~20cm 处、与口唇等高水平的蜡烛火焰随气流倾斜又不至于熄灭为宜。

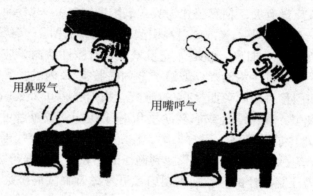

图 3-1　缩唇呼吸方法

（2）膈式或腹式呼吸：患者可取立位、平卧位或半卧位，两手分别放于前胸部和上腹部。用鼻缓慢吸气时，膈肌最大程度下降，腹肌松弛，腹部凸出，手感到腹部向上抬起。呼气时经口呼出，腹肌收缩，膈肌松弛，膈肌随腹腔内压增加而上抬，推动肺部气体排出，手感到腹部下降（图 3-2）。

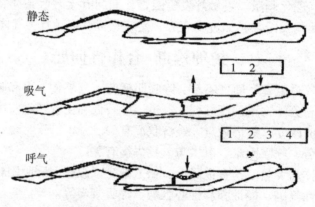

图 3-2　膈式或腹式呼吸

另外，可以在腹部放置小枕头、杂志或书帮助训练腹式呼吸。如果吸气时，物体上升，证明是腹式呼吸。缩唇呼吸和腹式呼吸每天训练 3~4 次，每次重复 8~10 次。腹式呼吸需要增加能量消耗，因此只能在疾病恢复期或出院前进行训练。

2. 清理呼吸道无效

1）保持呼吸道通畅：及时清除呼吸道分泌物，保持呼吸道通畅，是改善通气、防止和纠正缺氧与二氧化碳潴留的前提。根据患者的情况选择合适的胸部物理治疗，必要时协助医生建立人工气道。

（1）湿化气道：痰多黏稠、难以咳出的患者需多饮水，以达到稀释痰液的目的。也可遵医嘱每天进行雾化吸入治疗。这种疗法适用于痰液黏稠不易咳出者。

（2）有效咳痰：晨起时咳嗽，可排除夜间聚积在肺内的痰液；就寝前咳嗽排痰有利于患者的睡眠。咳嗽时，患者取坐位，头略前倾，双肩放松，屈膝，前臂垫枕，如有可能应使双足着地，有利于胸腔的扩展，增加咳痰的有效性。咳痰后恢复坐位，进行放松性深呼吸。深呼吸和有效咳痰还有助于防止和减少肺不张、肺炎的发生。

（3）协助排痰：护士或家属协助给予胸部叩击和体位引流，有利于分泌物的排出。也可用特制的按摩器协助排痰。

（4）机械吸痰：适用于痰液黏稠无力咳出、咳嗽反射减弱或消失及意识不清的患者。可经口、鼻或建立人工气道进行负压吸引。

2）用药护理：注意观察药物疗效和不良反应。①止咳药：喷托维林是非麻醉性中枢镇咳药，不良反应有口干、恶心、腹胀、头痛等。②祛痰药：溴己新偶见恶心、转氨酶增高，消化性溃疡者慎用。盐酸氨溴索是润滑性祛痰药，不良反应较轻。

3）病情观察：密切观察咳嗽、咳痰的情况，包括痰液的颜色、量及性状，以及咳痰是否顺畅。观察体温变化、呼吸困难情况。

3. 焦虑 与健康状况的改变、病情危重、经济状况有关。

（1）去除产生焦虑的原因：COPD 患者因长期患病、社会活动减少、经济收入降低等因素失去自信，易形成焦虑和抑郁的心理状态，部分患者因此不愿意配合治疗，护士应帮助患者消除导致焦虑的原因。

（2）帮助患者树立信心：护士应针对患者及其家属对疾病的认知和态度以及由此引起的心理、性格、生活方式等方面的改变，与患者和家属共同制定和实施康复计划，消除诱因、定期进行呼吸肌功能锻炼、坚持合理用药，减轻症状，增强战胜疾病的信心。

（3）指导患者放松技巧：教会患者缓解焦虑的方法，如听轻音乐、下棋、做游戏等娱乐活动，以分散注意力，减轻焦虑。

4. 活动无耐力 中、重度患者应休息，病情缓解后应逐渐增加全身活动。

八、护理评价

（1）患者有无咳嗽，以及能否有效地将痰咳出。听诊肺部呼吸音有无异常。患者痰液的性质和体温有无变化，感染是否得到有效控制。

（2）患者有无焦虑的心理改变。

（3）有无慢性呼吸衰竭、肺源性心脏病等并发症的出现。

九、健康指导

1. 疾病预防指导 避免各种致病因素，尤其是劝导患者戒烟是预防 COPD 的重要措施。还要避免或减少有害粉尘、烟雾或气体的吸入。防治呼吸道感染对预防 COPD 也十分重要。对于患有慢性支气管炎的患者应指导其进行肺通气功能的监测，及早发现慢性气流阻塞，及时采取措施。

2. 疾病知识指导 教会患者和家属了解虽然 COPD 是一种难以逆转的疾病，但如积极参与 COPD 的长期管理可减少急性发作，及时控制症状，延缓疾病进程。要指导患者依据呼吸困难与活动之间的关系，判断呼吸困难的严重程度，以便合理安排工作和生活。使患者理解康复锻炼的意义，发挥患者的主观能动性，制定个体化锻炼计划，进行腹式呼吸或缩唇呼吸训练等，以及步行、慢跑、气功等体育锻炼。以提高呼气相支气管内压，防止小气道过早陷闭，利于肺内气体的排出。指导患者识别使病情恶化的因素，吸烟者戒烟能有效延缓肺功能进行性下降。在呼吸道传染病流行期间，尽量避免到人群密集的公共场所。潮湿、大风、严寒气候时避免室外活动，根据气候变化及时增减衣物，避免受凉感冒。

3. 饮食指导 呼吸功的增加可使热量和蛋白质消耗增多，导致营养不良。应制定高热量、高蛋白、高维生素的饮食计划。正餐进食量不足时，应安排少量多餐，避免在餐前和进餐时过多饮水。腹胀的患者应进软食。避免进食产气食物，如汽水、啤酒、豆类、马铃薯和胡萝卜等；避免易引起便秘的食物，如油煎食物、干果、坚果等。

4. 心理指导　引导患者适应慢性疾病过程并以积极的心态对待疾病，培养生活兴趣，如听音乐、养花种草等爱好，以分散注意力，减少孤独感，缓解焦虑、紧张的精神状态。

5. 家庭氧疗指导　护士应指导患者和家属做到：①了解氧疗的目的、必要性及注意事项。②注意安全：供氧装置周围严禁烟火，防止氧气燃烧爆炸。③氧疗装置定期更换、清洁、消毒。

（陈艳丽）

第六节　肺源性心脏病护理

肺源性心脏病（cor pulmonale，简称肺心病）是指由支气管－肺组织、胸廓或肺血管病变致肺血管阻力增加，产生肺动脉高压，继而右心室结构或（和）功能改变的疾病。根据起病缓急和病程长短，可分为急性和慢性肺心病两类，临床上以后者多见。

一、概念

慢性肺源性心脏病（chronic pulmoriary heart disease），简称慢性肺心病（chronic cor pulmonale），是由支气管－肺组织、肺血管或胸廓的慢性病变引起肺组织结构和/或功能异常，产生肺血管阻力增加，肺动脉压力增高，使右心室扩张或（和）肥厚，伴或不伴右心功能衰竭的心脏病，并排除先天性心脏病和左心病变引起者。

二、流行病学

慢性肺心病是我国呼吸系统的一种常见病，多数继发于慢性支气管、肺疾病，尤其是慢阻肺，因此本节重点讨论的是慢性阻塞性肺疾病（COPD）所致肺动脉高压和慢性肺心病。

我国在 20 世纪 70 年代的普查结果表明，>14 岁人群慢性肺心病的患病率为 4.8‰。1992 年在北京、湖北、辽宁农村调查 102 230 例居民的慢性肺心病患病率为 4.4‰，其中 ≥15 岁人群的患病率为 6.7‰。慢性肺心病的患病率存在地区差异，北方地区患病率高于南方地区，农村患病率高于城市，并随年龄增高而增加。吸烟者比不吸烟者患病率明显增多，男女无明显差异。冬、春季节和气候骤然变化时，易出现急性发作。

三、病因

按原发病的不同部位，可分为以下几类。

1. 支气管、肺疾病　以慢性阻塞性肺疾病（COPD）最为多见，占 80% ~90%，其次为支气管哮喘、支气管扩张、重症肺结核、肺尘埃沉着症、结节病、间质性肺炎、过敏性肺泡炎、嗜酸性肉芽肿、药物相关性肺疾病等。

2. 胸廓运动障碍性疾病　较少见，严重的脊椎后凸、侧凸、脊椎结核、类风湿关节炎、胸膜广泛粘连及胸廓成形术后造成的严重胸廓或脊椎畸形，以及神经肌肉疾患如脊髓灰质炎，均可引起胸廓活动受限、肺受压、支气管扭曲或变形，导致肺功能受损。气道引流不畅，肺部反复感染，并发肺气肿或纤维化。

3. 肺血管疾病　慢性血栓栓塞性肺动脉高压、肺小动脉炎、累及肺动脉的过敏性肉芽肿病（allergic granulomatosis），以及特发性肺动脉高压，均可使肺动脉狭窄、阻塞，引起肺血管阻力增加、肺动脉高压和右心室负荷加重，发展成慢性肺心病。

4. 其他　原发性肺泡通气不足及先天性口咽畸形、睡眠呼吸暂停低通气综合征等均可产生低氧血症，引起肺血管收缩，导致肺动脉高压，发展成慢性肺心病。

四、发病机制和病理改变

引起右心室扩大、肥厚的因素很多。但先决条件是肺功能和结构的不可逆性改变，发生反复的气道感染和低氧血症，导致一系列体液因子和肺血管的变化，使肺血管阻力增加，肺动脉血管的结构重塑，产生肺动脉高压。

1. 肺动脉高压的形成

1）肺血管阻力增加的功能性因素：肺血管收缩在低氧性肺动脉高压的发生中起着关键作用。缺氧、高碳酸血症和呼吸性酸中毒使肺血管收缩、痉挛，其中缺氧是肺动脉高压形成最重要的因素。引起缺氧性肺血管收缩的原因很多，现认为体液因素在缺氧性肺血管收缩中占重要地位。缺氧时收缩血管的活性物质增多，使肺血管收缩，血管阻力增加，特别受重视的是花生四烯酸环氧化酶产物前列腺素和脂氧化酶产物白三烯。白三烯、5－羟色胺（5－HT）、血管紧张素Ⅱ、血小板活化因子（PAF）等使肺血管收缩，血管阻力增加。内皮源性舒张因子（EDRF）和内皮源性收缩因子（EDCF）的平衡失调，在缺氧性肺血管收缩中也起一定作用。

缺氧使平滑肌细胞膜对Ca^{2+}的通透性增加，细胞内Ca^{2+}含量增高，肌肉兴奋－收缩偶联效应增强，直接使肺血管平滑肌收缩。

高碳酸血症时，由于H^+产生过多，使血管对缺氧的收缩敏感性增强，致肺动脉压增高。

2）肺血管阻力增加的解剖学因素：解剖学因素系指肺血管解剖结构的变化，形成肺循环血流动力学障碍。主要原因是：

（1）长期反复发作的慢性阻塞性肺疾病及支气管周围炎，可累及邻近肺小动脉，引起血管炎，管壁增厚、管腔狭窄或纤维化，甚至完全闭塞，使肺血管阻力增加，产生肺动脉高压。

（2）随肺气肿的加重，肺泡内压增高，压迫肺泡毛细血管，造成毛细血管管腔狭窄或闭塞。肺泡壁破裂造成毛细血管网的毁损，肺泡毛细血管床减损超过70%时肺循环阻力增大。

（3）肺血管重塑：慢性缺氧使肺血管收缩，管壁张力增高，同时缺氧时肺内产生多种生长因子（如多肽生长因子），可直接刺激管壁平滑肌细胞、内膜弹力纤维及胶原纤维增生。

（4）血栓形成：尸检发现，部分慢性肺心病急性发作期患者存在多发性肺微小动脉原位血栓形成，引起肺血管阻力增加，加重肺动脉高压。

此外，肺血管性疾病、肺间质疾病、神经肌肉疾病等皆可引起肺血管的病理改变，使血管腔狭窄、闭塞，肺血管阻力增加，发展成肺动脉高压。

在慢性肺心病肺动脉高压的发生机制中，功能性因素较解剖学因素更为重要。在急性加重期经过治疗，缺氧和高碳酸血症得到纠正后，肺动脉压可明显降低，部分患者甚至可恢复到正常范围。

3）血液黏稠度增加和血容量增多：慢性缺氧产生继发性红细胞增多，血液黏稠度增加。缺氧可使醛固酮增加，使水、钠潴留；缺氧又使肾小动脉收缩，肾血流减少也加重水、钠潴留，血容量增多。血液黏稠度增加和血容量增多，可导致肺动脉压升高。

2. 心脏病变和心力衰竭　肺循环阻力增加导致肺动脉高压，右心发挥其代偿功能，以克服肺动脉压升高的阻力而发生右心室肥厚。肺动脉高压早期，右心室尚能代偿，舒张末期压仍正常。随着病情的进展，特别是急性加重期，肺动脉压持续升高，超过右心室的代偿能力，右心失代偿，右心排出量下降，右心室收缩末期残留血量增加，舒张末压增高，促使右心室扩大和右心室功能衰竭。

慢性肺心病除发现右心室改变外，也有少数可见左心室肥厚。由于缺氧、高碳酸血症、酸中毒、相对血流量增多等因素，使左心负荷加重。如病情进展，则可发生左心室肥厚，甚至导致左心衰竭。

3. 其他重要器官的损害　缺氧和高碳酸血症除影响心脏外，尚导致其他重要器官如脑、肝、肾、胃肠及内分泌系统、血液系统等发生病理改变，引起多器官的功能损害。

五、临床表现

本病发展缓慢，临床上除原有支气管、肺和胸廓疾病的各种症状和体征外，主要是逐步出现肺、心功能衰竭以及其他器官损害的征象。按其功能的代偿期与失代偿期进行分述。

1. 肺、心功能代偿期

（1）症状：咳嗽、咳痰、气促，活动后可有心悸、呼吸困难、乏力和劳动耐力下降。急性感染可使上述症状加重二少有胸痛或咯血。

（2）体征：可有不同程度的发绀，原发肺脏疾病体征，如肺气肿体征，干、湿性啰音，$P_2 > A_2$，心音遥远，三尖瓣区可出现收缩期杂音或剑突下心脏搏动增强，提示有右心室肥厚。部分患者因肺气肿使胸膜腔内压升高，阻碍腔静脉回流，可有颈静脉充盈，或使横膈下降致肝界下移。

2. 肺、心功能失代偿期

1）呼吸衰竭

（1）症状：呼吸困难加重，夜间为甚，常有头痛、失眠、食欲下降，白天嗜睡，甚至出现表情淡漠、神志恍惚、谵妄等肺性脑病的表现。

（2）体征：发绀明显，球结膜充血、水肿，严重时可有视网膜血管扩张、视盘水肿等颅内压升高的表现。腱反射减弱或消失，出现病理反射。因高碳酸血症可出现周围血管扩张的表现，如皮肤潮红、多汗、颞浅静脉和舌阜背下静脉怒张。

2）右心衰竭

（1）症状：气促更明显，心悸、食欲不振、腹胀、恶心等。

（2）体征：发绀更明显，颈静脉怒张，心率增快，可出现心律失常，剑突下可闻及收缩期杂音，甚至出现舒张期杂音。肝大且有压痛，肝颈静脉回流征阳性，下肢水肿，重者可有腹腔积液。少数患者可出现肺水肿及全心衰竭的体征。

3. 并发症

（1）肺性脑病：是由于呼吸衰竭所致缺氧、二氧化碳潴留而引起的神经精神障碍综合征，常继发于慢性阻塞性肺疾病。诊断肺性脑病必须除外脑血管疾病、感染中毒性脑病、严重电解质紊乱等。早期患者有头痛、神志恍惚、白天嗜睡、夜间失眠、兴奋；进而出现谵妄、躁动、肌肉抽搐、球结膜水肿、生理反射迟钝；重者昏迷，有癫痫样抽搐，生理反射消失，病理反射阳性。肺性脑病尤其重型预后差，是慢性肺心病死亡的首要原因。

（2）酸碱失衡、电解质紊乱：肺心病可发生各种类型酸碱失衡及电解质紊乱，以呼吸性酸中毒最为常见。出现低钾、低氯时常伴代谢性碱中毒。肺心病患者在使用机械通气时，如通气过度会发生呼吸性碱中毒。

（3）心律失常：多表现为房性期前收缩及阵发性室上性心动过速，其中以紊乱性房性心动过速最具特征性。也可有心房扑动及心房颤动。少数病例由于急性严重心肌缺氧，可出现心室颤动以至心脏骤停。其原因有缺氧、高碳酸血症、感染、酸中毒、电解质紊乱、药物（如洋地黄）等，去除诱因后，心律失常多可自行消失。

（4）消化道出血：慢性肺心病由于感染，呼吸衰竭致缺氧和二氧化碳潴留，心力衰竭致胃肠道淤血，以及应用糖皮质激素等，常常并发消化道出血。

（5）休克：慢性肺心病休克并不多见，发生原因有严重感染、失血（多由上消化道出血所致）和严重心力衰竭或心律失常。

（6）弥散性血管内凝血（DIC）。

（7）深静脉血栓形成。

六、辅助检查

1. X线检查　除肺、胸基础疾病及急性肺部感染的特征外，尚有肺动脉高压征。X线诊断标准如下：①右下肺动脉干扩张，其横径≥15mm或右下肺动脉横径与气管横径比值≥1.07，或动态观察右下肺动脉干增宽 >2mm。②肺动脉段明显突出或其高度≥3mm。③中心肺动脉扩张和外周分支纤细，形成"残根"征。④肺动脉圆锥部显著凸出（右前斜位 45°）或其高度≥7mm。⑤右心室增大。具有上述任一条均可诊断。

2. 心电图检查 心电图对慢性肺心病的诊断阳性率为 60.1% ~88.2%。慢性肺心病的心电图诊断标准如下：①额面平均电轴≥+90°。②V_1R/S≥1。③重度顺钟向转位（V_5R/S≤1）。④R_{V1}+S_{V5}≥1.05mV。⑤aVR R/S 或 R/Q≥1。⑥V_1~V_3 呈 QS、Qr 或 qr（酷似心肌梗死，应注意鉴别）。⑦肺型 P 波。具有一条即可诊断。

3. 超声心动图检查 超声心动图诊断肺心病的阳性率为 60.6% ~87.0%。慢性肺心病的超声心动图诊断标准如下：①右心室流出道内径≥30mm。②右心室内径≥20mm；③右心室前壁厚度≥5mm 或前壁搏动幅度增强。④左、右心室内径比值<2。⑤右肺动脉内径≥18mm 或肺动脉干≥20mm。⑥右心室流出道/左心房内径>1.4。⑦肺动脉瓣曲线出现肺动脉高压征象者（a 波低平或<2mm，或有收缩中期关闭征等）。

4. 血气分析 慢性肺心病肺功能失代偿期可出现低氧血症或并发高碳酸血症，当 PaO_2 <60mmHg，伴或不伴 $PaCO_2$ >50mmHg 时，表示有呼吸衰竭。

5. 血液检查 红细胞及血红蛋白可升高。全血黏度及血浆黏度可增加，红细胞电泳时间常延长；并发感染时白细胞总数增高，中性粒细胞增加。部分患者血清学检查可有肾功能或肝功能改变；电解质如血清钾、钠、氯、钙、镁、磷异常。

6. 其他 肺功能检查对早期或缓解期慢性肺心病患者有意义。痰细菌学检查对急性加重期慢性肺心病可以指导抗生素的选用。

七、诊断要点

根据患者有慢性阻塞性肺疾病或慢性支气管炎、肺气肿病史，或其他胸肺疾病病史，并出现肺动脉压增高、右心室增大或右心功能不全的征象，如颈静脉怒张、P_2 >A_2、剑突下心脏搏动增强、肝大压痛、肝颈静脉反流征阳性、下肢水肿等，心电图、X 线胸片、超声心动图有肺动脉增宽和右心增大、肥厚的征象，可以作出诊断。

八、治疗原则

1. 肺、心功能失代偿期 治疗原则为积极控制感染，通畅呼吸道，改善呼吸功能，纠正缺氧和二氧化碳潴留，控制呼吸衰竭和心力衰竭，防治并发症。

1）控制感染：呼吸系统感染是引起慢性肺心病急性加重致肺、心功能失代偿的常见原因，需积极控制感染。参考痰菌培养及药敏试验选择抗生素。在还没有培养结果前，根据感染的环境及痰涂片革兰染色选用抗生素。社区获得性感染以革兰阳性菌占多数，医院感染则以革兰阴性菌为主；或选用二者兼顾的抗生素。常用的有青霉素类、氨基糖苷类、喹诺酮类及头孢菌素类抗感染药物，且必须注意可能继发真菌感染。

2）控制呼吸衰竭：给予扩张支气管、祛痰等治疗，通畅呼吸道，改善通气功能。合理氧疗纠正缺氧。需要时给予无创正压通气或气管插管有创正压通气治疗。

3）控制心力衰竭：慢性肺心病心力衰竭的治疗与其他心脏病心力衰竭的治疗有其不同之处，因为慢性肺心病患者一般在积极控制感染、改善呼吸功能后心力衰竭便能得到改善，患者尿量增多，水肿消退，不需常规使用利尿药和正性肌力药。但对经上述治疗无效或严重心力衰竭患者，可适当选朋利尿药、正性肌力药或扩血管药物。

（1）利尿药：通过抑制肾脏钠、水重吸收而增加尿量，消除水肿，减少血容量，减轻右心前负荷的作用。但是利尿药应用后易出现低钾、低氯性碱中毒，痰液黏稠不易排痰和血液浓缩，应注意预防。因此，原则上宜选用作用温和的利尿药，联合保钾利尿药，小剂量、短疗程使用。如氢氯噻嗪25mg，1~3 次/d，联用螺内酯 20~40mg，1~2 次/d 尿量多时需加用 10% 氯化钾 10ml，3 次 1d。重度而急需行利尿的患者可用呋塞米（furosemide）20mg，肌内注射或口服。

（2）正性肌力药：慢性肺心病患者由于慢性缺氧及感染，对洋地黄类药物的耐受性低，易致中毒，出现心律失常。因此，是否应用应持慎重态度，应用指征有：①感染已控制，呼吸功能已改善，利尿治疗后右心功能无改善者。②以右心衰竭为主要表现而无明显感染的患者。③并发室上性快速心律失常，如室上性心动过速、心房颤动（心室率＞100次/分）者。④并发急性左心衰竭的患者。原则上选用作用快、排泄快的洋地黄类药物，小剂量（常规剂量的1/2或2/3量）静脉给药，常用毒毛花苷K 0.125～0.25mg，或毛花苷C 0.2～0.4mg加入10%葡萄糖液内静脉缓慢注射。用药前应注意纠正缺氧，防治低钾血症，以免发生药物毒性反应。低氧血症、感染等均可使心率增快，故不宜以心率作为衡量洋地黄类药物的应用和疗效考核指征。

（3）血管扩张药：钙通道阻滞剂、一氧化氮（NO）、川芎嗪等有一定的降低肺动脉压效果，对部分顽固性心力衰竭可能有一定效果，但并不像治疗其他心脏病那样效果明显。血管扩张药在扩张肺动脉的同时也扩张体动脉，往往造成体循环血压下降，反射性产生心率增快、氧分压下降、二氧化碳分压上升等不良反应，因而限制了血管扩张药在慢性肺心病的临床应用。

4）防治并发症

（1）肺性脑病：详见本章第九节呼吸衰竭护理。

（2）酸碱失衡及电解质紊乱：呼吸性酸中毒以通畅气道，纠正缺氧和解除二氧化碳潴留为主。呼吸性酸中毒并代谢性酸中毒通常需要补碱治疗，尤其当pH＜7.2时，先补充5%碳酸氢钠100ml，然后根据血气分析结果酌情处理。呼吸性酸中毒并代谢性碱中毒常并发低钠、低钾、低氯等电解质紊乱，应根据具体情况进行补充。低钾、低氯引起的代谢性碱中毒多是医源性的，应注意预防。

（3）心律失常：应注意与洋地黄中毒等引起的心律失常相鉴别。一般的心律失常经过控制感染、纠正缺氧、酸碱失衡和电解质紊乱后，心律失常可自行消失。如果持续存在，可根据心律失常的类型选用药物。

（4）消化道出血：除了针对消化道出血的治疗外，还需病因治疗和预防治疗。

（5）休克：慢性肺心病休克并不多见，一旦发生，预后不良。

（6）弥散性血管内凝血（DIC）：去除病因，抗凝等综合治疗。

（7）深静脉血栓形成：应用普通肝素或低分子肝素可预防肺微小动脉原位血栓形成及深静脉血栓形成。

2. 肺、心功能代偿期　可采用中西医结合的综合治疗措施，延缓基础支气管、肺疾病的进展，增强患者的免疫功能，预防感染，减少或避免急性加重，加强康复锻炼和营养，需要长期家庭氧疗或家庭无创呼吸机治疗等，以改善患者的生活质量。

九、护理评估

评估患者有无COPD或其他慢性支气管、肺、胸廓或肺血管疾病病史，有无吸烟史，了解患者有无感染、劳累、摄取过多等诱发因素。评估患者咳、痰、喘等病情变化情况；重点评估患者有无头痛的主诉，有无意识障碍、球结膜水肿、皮肤出血点瘀斑、出入量尤其是尿量情况，了解血气分析、电解质等检查结果。心力衰竭患者应了解体重、皮肤水肿和盐的摄入情况。评估心理·社会因素对患者的影响。

十、护理诊断/合作性问题

1. 气体交换受损　与肺血管阻力增高引起肺淤血、肺血管收缩导致肺血流量减少有关。
2. 清理呼吸道无效　与呼吸道感染、痰多而黏稠有关。
3. 活动无耐力　与心、肺功能减退有关。
4. 体液过多　与心输出量减少、肾血流灌注量减少有关。
5. 营养失调　低于机体需要量与呼吸困难、疲乏等引起食欲减退有关。
6. 潜在并发症　肺性脑病。
7. 潜在并发症　心律失常、休克、消化道出血。
8. 有皮肤完整性受损的危险　与水肿、长期卧床有关。

十一、护理措施

1）气体交换受损。

2）清理呼吸道无效。

3）活动无耐力

（1）休息与活动：让患者了解充分休息有助于心肺功能的恢复，在心肺功能失代偿期，应绝对卧床休息，协助采取舒适体位，如半卧位或坐位，以减少机体耗氧量，促进心肺功能的恢复，减慢心率和减轻呼吸困难。代偿期以量力而行、循序渐进为原则，鼓励患者进行适量活动，活动量以不引起疲劳、不加重症状为度。对于卧床患者，应协助定时翻身、更换姿势。依据患者的耐受能力指导患者在床上进行缓慢的肌肉松弛活动，如上肢交替前伸、握拳，下肢交替抬离床面，使肌肉保持紧张 5s 后，松弛平放床上。鼓励患者进行呼吸功能锻炼，提高活动耐力。

指导患者采取既有利于气体交换又能节省能量的姿势，如站立时，背倚墙，使膈肌和胸廓松弛，全身放松。坐位时凳高合适，两足正好平放在地，身体稍向前倾，两手摆在双腿上或趴在小桌上，桌面上放软枕，使患者胸椎与腰椎尽可能在一直线上。卧位时抬高床头，并略抬高床尾，使下肢关节轻度屈曲。

（2）病情观察：观察患者的生命体征及意识状态；注意有无发绀和呼吸困难及其严重程度；定期监测动脉血气分析，观察有无右心衰竭的表现，密切观察患者有无头痛、烦躁不安、神志改变等。

4）体液过多

（1）皮肤护理：注意观察全身水肿情况、有无压疮发生。因肺心病患者常有营养不良和身体下垂部位水肿，若长期卧床，极易形成压疮。指导患者穿宽松、柔软的衣服；定时更换体位，受压处垫气圈或海绵垫，或使用气垫床。

（2）低盐饮食：应限制钠水摄入量，每天摄入钠盐 3g、水分 <1 500ml、蛋白质 1.0～1.5g/kg。

（3）用药护理：①对二氧化碳潴留、呼吸道分泌物多的重症患者慎用镇静剂、麻醉药、催眠药，以免诱发或加重肺性脑病，如必须用药，使用后注意观察是否有抑制呼吸和咳嗽反射减弱的情况。②应用利尿剂后易出现低钾、低氯性碱中毒而加重缺氧，过度脱水引起血液浓缩、痰液黏稠不易排出等不良反直，应注意观察及预防。使用排钾利尿剂时，督促患者遵医嘱补钾。利尿剂尽可能在白天给药，避免夜间频繁排尿而影响患者睡眠。③使用洋地黄类药物时，应询问有无洋地黄用药史，遵医嘱准确用药，注意观察药物毒性反应。④应用血管扩张剂时，注意观察患者心率及血压情况。血管扩张药在扩张肺动脉的同时也扩张体循环动脉，往往造成血压下降，反射性心率增快、氧分压下降、二氧化碳分压上升等不良反应。⑤使用抗生素时，注意观察感染控制的效果、有无继发性感染。

5）营养失调：给予高纤维素、易消化清淡饮食，防止因便秘、腹胀而加重呼吸困难。避免摄入含糖高的食物，以免引起痰液黏稠。如患者出现水肿、腹腔积液或尿少时，应限制钠水摄入，因碳水化合物可增加 CO_2 生成量，增加呼吸负担，故一般碳水化合物摄入 ≤60%。少食多餐，减少用餐时的疲劳，进餐前后漱口，保持口腔清洁，促进食欲。必要时遵医嘱静脉补充营养。

6）潜在并发症——肺性脑病

（1）休息和安全：患者绝对卧床休息，呼吸困难者取半卧位，有意识障碍者，予床挡进行安全保护，必要时专人护理。

（2）吸氧护理：持续低流量、低浓度给氧，氧流量 1～2L/min，浓度在 25%～29% 防止高浓度吸氧抑制呼吸，加重缺氧和二氧化碳潴留。低浓度给氧的依据：慢性肺心病失代偿期患者多为慢性 II 型呼吸衰竭，患者的呼吸中枢对 CO_2 刺激的敏感性降低，甚至已处于抑制状态，其兴奋性主要依靠缺氧对外周化学感受器的刺激作用，当吸入氧浓度过高时、随缺氧的短暂改善而解除其对中枢的兴奋作用，结果反而使呼吸受抑制，CO_2 潴留加剧，甚至诱发肺性脑病。氧疗期间的注意事项是：①保持气道（包括鼻塞/导管）通畅，防止管道堵塞或漏气。②维持吸入氧流量/浓度的恒定，嘱患者不要自行调节流量等。③吸氧后注意观察患者神志等的变化，一旦出现意识障碍或意识障碍加重应及时作血气分析。④按医嘱及时、正确采取动脉血标本作血气分析，了解其结果，如有明显异常应及时与医生联系。血气分析标本应隔绝空气并及时送检。⑤室内严禁明火。

（3）用药护理：遵医嘱应用呼吸兴奋剂，观察药物的疗效和不良反应。出现心悸、呕吐、震颤、惊厥等症状，立即通知医生。

（4）病情观察：定期监测动脉血气分析，密切观察病情变化，出现头痛、烦躁不安、表情淡漠、神志恍惚、精神错乱、嗜睡和昏迷等症状时，及时通知医生并协助处理。

十二、健康指导

肺心病患者多数预后差，病死率较高，原发病及呼吸衰竭为其主要死因。而经积极治疗，开展健康教育可以延长其寿命，提高生活质量。健康教育的内容除针对原发病外，应强调如下内容。

1. 疾病预防指导　由于慢性肺心病是各种原发肺胸疾病晚期的并发症，应对高危人群进行宣传教育，劝导戒烟，积极防治 COPD 等慢性支气管肺疾病，以降低发病率。

2. 疾病知识指导　使患者和家属了解疾病发生、发展过程，减少反复发作的次数。积极防治原发病，按医嘱用药，避免和防治各种可能导致病情急性加重的诱因，坚持家庭氧疗等。加强饮食营养，以保证机体康复的需要。有心功能不全时应限制水、盐的摄入。

3. 病情监测指导　告知患者及家属病情变化的征象，如体温升高、呼吸困难加重、咳嗽剧烈、咳痰不畅、尿量减少、水肿明显或发现患者神志淡漠、嗜睡、躁动、口唇发绀加重等，均提示病情变化或加重，需及时就诊。

4. 合理体位　呼吸困难患者的合理体位是既有利于气体交换又能够节省能量。如站立时，背依墙，身体重量放在两髋和双足上，使横膈和胸廓松弛，全身放松；坐位时，凳高合适，两足正好平放在地，身体稍向前倾，两手摆在双腿上或趴在小桌上，桌上放几个枕头，使患者胸椎与腰椎尽可能在一直线上。卧位时抬高床头并略摇起床尾，使下肢关节轻度屈曲，防止身体下滑，在身体两侧放置枕头或炕桌，让双手略抬高并有支撑处。

5. 康复期锻炼　病情缓解期应根据肺、心功能及体力情况进行适当的体育锻炼和呼吸功能锻炼，如散步、气功、太极拳、腹式呼吸、缩唇呼吸等，改善呼吸功能，提高机体免疫功能。

（1）全身锻炼：如呼吸操和有氧活动。呼吸操包括呼吸与扩胸、弯腰、下蹲和四肢活动在内的各种体操活动。有氧活动以步行和慢跑最常用，活动强度以每次运动后出现轻度呼吸短促，在停止活动后10min 内呼吸恢复至运动前水平为宜。全身活动不但可改善骨骼肌、心肺状况，还可调节情绪，进而增加活动的耐力，进行活动时要注意：①活动前后患者应有充分的休息时间。②尽可能在止喘药发挥最大作用时进行活动。③注意患者的主诉、心率、呼吸等的变化，活动时如有明显不适，或运动后 10min 后上述指标未能恢复到运动前水平，应与医生研究变更活动类型及运动量。④有条件时进行运动氧疗。⑤坚持进行腹式呼吸及缩唇呼吸训练。

（2）呼吸训练。

（3）用冷水洗脸、洗鼻，按迎香穴，揉风池穴等进行御寒训练。

6. 其他　向患者和家属传授有关医疗设备（如雾化器、吸入器、给氧装置等）的使用、清洁及维护方面的信息和技巧。

（刘　颖）

第七节　肺血栓栓塞症护理

一、概述

肺栓塞（pulmonary embolism, PE）是以各种栓子阻塞肺动脉系统为其发病原因的一组疾病或临床综合征的总称，包括 PTE、脂肪栓塞综合征、羊水栓塞、空气栓塞等。

肺血栓栓塞症（pulmonary thromboembolism，PTE）为来自静脉系统或右心的血栓阻塞肺动脉或其分支所致的疾病，以肺循环和呼吸功能障碍为其主要临床和病理生理特征。

PTE 为 PE 最常见的类型，占 PE 中的绝大多数，通常所称的 PE 即指 PTE。

急性 PTE 造成肺动脉较广泛阻塞时，可引起肺动脉高压，至一定程度导致右心失代偿、右心扩大，出现急性肺源性心脏病。

肺动脉发生栓塞后，若其支配区的肺组织因血流受阻或中断而发生坏死，称为肺梗死（pulmonary infarction，PI）。由于肺组织的多重供血与供氧机制，PTE 中仅约不足 15% 发生 PI。

引起 PTE 的血栓主要来源于深静脉血栓形成（deep venousthrombosis，DVT）。DVT 与 PTE 实质上为一种疾病过程在不同部位、不同阶段的表现，两者合称为静脉血栓栓塞症（venous thromboembolism，VTE）。

二、流行病学

PTE 和 DVT 的发病率较高，病死率亦高，已经构成了世界性的重要医疗保健问题。欧美国家 DVT 和 PTE 的年发病率分别约为 1.0‰ 和 0.5‰。新近资料显示，美国 VTE 的年新发病例数超过 60 万，其中 PTE 患者 23.7 万，DVT 患者 37.6 万，因 VTE 死亡的病例数超过 29 万。欧盟国家 VTE 的年新发病例数超过 150 万，其中 PTE 患者 43.5 万，DVT 患者 68.4 万，因 VTE 死亡的病例数超过 54 万。未经治疗的 PTE 的病死率为 25% ~ 30%。

过去我国医学界曾将 PTE 视为"少见病"，随着对该疾病认识的深入以及诊断技术的提高，现在这种观念已被彻底改变。近年来国内 VTE 的诊断例数迅速增加，来自国内 60 家大型医院的统计资料显示，住院患者中 PTE 的比例从 1997 年的 0.26‰。上升到 2008 年的 1.45‰。尽管如此，由于 PTE 的症状缺乏特异性，确诊需特殊的检查技术，故 PTE 的检出率偏低，临床上仍存在较严重的漏诊和误诊现象，对此应当给予充分关注。

三、危险因素

DVT 和 PTE 具有共同的危险因素，即 VTE 的危险因素，包括任何可以导致静脉血液淤滞、静脉系统内皮损伤和血液高凝状态的因素，即 Virchow 三要素。具体可以分为原发性和继发性两类（表 3 - 9）。原发性危险因素多与遗传变异相关，包括 V 因子突变、蛋白 C 缺乏、蛋白 S 缺乏和抗凝血酶缺乏等，常以反复静脉血栓形成和栓塞为主要临床表现。如患者，特别是 40 岁以下的年轻患者无明显诱因反复发生 DVT 和 PTE，或发病呈家族聚集倾向，应注意做相关原发性危险因素的检查。继发性危险因素是指后天获得的易发生 DVT 和 PTE 的多种病理和病理生理改变。包括骨折、创伤、手术、恶性肿瘤和口服避孕药等。上述危险因素既可以单独存在，也可以同时存在、协同作用。年龄是独立的危险因素，随着年龄的增长，DVT 和 PTE 的发病率逐渐增高。

表 3 - 9　VTE 的危险因素（括号内数字为该人群中发生 VTE 的百分率）

原发性（遗传性）	继发性（获得性）	
抗凝血酶缺乏	创伤/骨折	血小板异常
先天性异常纤维蛋白原血症	髋部骨折（50% ~75%）	克罗恩病（Crohn disease）
血栓调节蛋白（thrombomodulin）异常	脊髓损伤（50% ~100%）	充血性心力衰竭（>12%）
高同型半胱氨酸症	外科手术后	急性心肌梗死（5% ~35%）
抗心磷脂抗体综合征	疝修补术（5%）	恶性肿瘤
(anticardiolipin antibodys syndrome)	腹部大手术（15% ~30%）	肿瘤静脉内化疗
纤溶酶原激活物抑制因子过量	冠脉搭桥术（3% ~9%）	肥胖
凝血酶原 20210A 基因变异（罕见）	脑卒中（30% ~60%）	因各种原因的制动、长期卧床
Ⅶ因子缺乏	肾病综合征	长途航空或乘车旅行

原发性（遗传性）		继发性（获得性）
V 因子 Leiden 突变（活性蛋白 C 抵抗）	中心静脉插管	口服避孕药
纤溶酶原缺乏	慢性静脉功能不全	真性红细胞增多症
纤溶酶原不良血症	吸烟	巨球蛋白血症
蛋白 S 缺乏	妊娠/产褥期	植入人工假体
蛋白 C 缺乏	血液黏液度增高	高龄

　　临床上对于存在危险因素、特别是同时存在多种危险因素的病例，应加强预防和及时识别 DVT 和 PTE 的意识。对未发现明确危险因素的患者，应注意其中部分人存在隐藏的危险因素，如恶性肿瘤等。但即使积极地应用较完备的技术手段，临床上仍有相当比例的病例难以明确危险因素。

三、病理和病理生理

　　引起 PTE 的血栓可以来源于下腔静脉径路、上腔静脉径路或右心腔，其中大部分来源于下肢深静脉，特别是从腘静脉上端到髂静脉段的下肢近端深静脉（占 50%～90%）。盆腔静脉丛亦是血栓的重要来源。颈内和锁骨下静脉内插入、留置导管和静脉内化疗，使来源于上腔静脉径路的血栓较以前增多。右心腔来源的血栓所占比例较小。PTE 的形成机制见图 3-3。

　　肺动脉的血栓栓塞既可以是单一部位的，也可以是多部位的。病理检查发现多部位或双侧性的血栓栓塞更为常见。一般认为栓塞更易发生于右侧和下肺叶。发生栓塞后有可能在栓塞局部继发血栓形成，参与发病过程。

　　1. 血液动力学改变　栓子阻塞肺动脉及其分支达一定程度后，通过机械阻塞作用，加之神经体液因素和低氧所引起的肺动脉收缩，导致肺循环阻力增加、肺动脉高压；右心室后负荷增高，右心室壁张力增高，至一定程度引起急性肺源性心脏病，右心室扩大，可出现右心功能不全，回心血量减少，静脉系统淤血；右心扩大致室间隔左移，使左心室功能受损，导致心排出量下降，进而可引起体循环低血压或休克；主动脉内低血压和右心房压升高，使冠状动脉灌注压下降，心肌血流减少，特别是心室内膜下心肌处于低灌注状态，加之 PTE 时心肌耗氧增加，可致心肌缺血，诱发心绞痛。右心室心肌耗氧量增加和右心室冠状动脉灌注压下降相互作用，导致右心室缺血和功能障碍，并且可能产生恶性循环最终导致死亡。

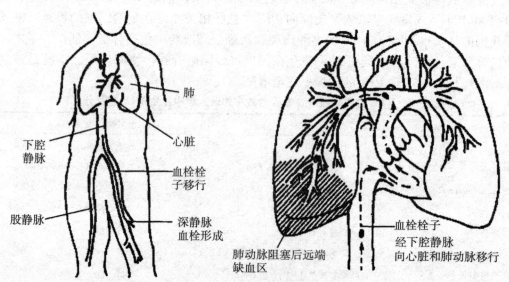

图 3-3　PTE 的形成机制
外周深静脉血栓形成后脱落随静脉血流移行至肺动脉内形成肺动脉内血栓栓塞

2. 气体交换障碍 栓塞部位的肺血流减少，肺泡无效腔量增大；肺内血流重新分布，通气/血流比例失调；右心房压升高可引起功能性闭合的卵圆孔开放，产生心内右向左分流；神经体液因素可引起支气管痉挛；毛细血管通透性增高，间质和肺泡内液体增多或出血；栓塞部位肺泡表面活性物质分泌减少，肺泡萎陷，呼吸面积减小；肺顺应性下降，肺体积缩小并可出现肺不张；如累及胸膜，则可出现胸腔积液。以上因素导致呼吸功能不全，出现低氧血症，代偿性过度通气（低碳酸血症）或相对性低肺泡通气。

3. 肺梗死 由于肺组织同时接受肺动脉、支气管动脉和肺泡内气体三重氧供，故肺栓塞时只有约15%的患者出现肺梗死。一般只有在患有基础心肺疾病或病情严重影响到肺组织的多重氧供时才发生肺梗死。

4. 慢性血栓栓塞性肺动脉高压 慢性血栓栓塞性肺动脉高压（chronic thromboembolic pulmonary hypertension，CTEPH）指急性 PTE 后肺动脉内血栓未完全溶解，或 PTE 反复发生，出现血栓机化、肺血管管腔狭窄甚至闭塞，导致肺血管阻力增加、肺动脉压力进行性增高、右心室肥厚甚至右心衰竭。

栓塞所致病情的严重程度取决于以上机制的综合和相互作用。栓子的大小和数量、多个栓子的依次栓塞间隔时间、是否同时存在其他心肺疾病、个体反应的差异及血栓溶解的快慢对发病过程有重要影响。

四、临床表现

1. 症状 PTE 的症状多种多样，但均缺乏特异性。症状的严重程度亦有很大差别，可以从无症状、隐匿，到血流动力学不稳定，甚或发生猝死。

常见症状有：①不明原因的呼吸困难及气促，尤以活动后明显，为 PTE 最多见的症状。②胸痛，包括胸膜炎性胸痛或心绞痛样疼痛。③晕厥，可为 PTE 的唯一或首发症状。④烦躁不安、惊恐甚至濒死感。⑤咯血，常为小量咯血，大咯血少见。⑥咳嗽、心悸等。各病例可出现以上症状的不同组合。临床上有时出现所谓"三联征"，即同时出现呼吸困难、胸痛及咯血，但仅见于约20%的患者。

2. 体征

（1）呼吸系统体征：以呼吸急促最常见。可以有发绀，肺部可闻及哮鸣音和/或细湿啰音，并发肺不张和胸腔积液时出现相应的体征。

（2）循环系统体征：心动过速；血压变化，严重时可出现血压下降甚至休克，颈静脉充盈或异常搏动，肺动脉瓣区第二心音（P_2）亢进或分裂，三尖瓣区收缩期杂音。

（3）其他：可伴发热，多为低热，少数患者有38℃以上的发热。

3. DVT 的症状与体征 在考虑 PTE 诊断的同时，必须注意是否存在 DVT，特别是下肢 DVT。其主要表现为患肢肿胀、周径增粗、疼痛或压痛、皮肤色素沉着，行走后患肢易疲劳或肿胀加重。但需注意，半数以上的下肢 DVT 患者无自觉症状和明显体征。

应测量双侧下肢的周径来评价其差别。进行大、小腿周径的测量点分别为髌骨上缘以上 15cm 处，髌骨下缘以下 10cm 处。双侧相差 >1cm 即考虑有临床意义。

五、诊断要点

PTE 的临床表现多样，有时隐匿，缺乏特异性，确诊需特殊检查。检出 PTE 的关键是提高诊断意识，对有疑似表现、特别是高危人群中出现疑似表现者，应及时安排相应检查。诊断程序一般包括疑诊、确诊、求因三个步骤。

1. 根据临床情况疑诊 PTE（疑诊） 如患者出现上述临床症状、体征，特别是存在前述危险因素的病例出现不明原因的呼吸困难、胸痛、晕厥、休克，或伴有单侧或双侧不对称性下肢肿胀、疼痛等，应进行如下检查。

（1）血浆 D - 二聚体（D - dimer）：是交联纤维蛋白在纤溶系统作用下产生的可溶性降解产物，为一个特异性的纤溶过程标记物。通常采用酶联免疫吸附法（ELISA）测定，D - 二聚体界值为 500μg/L，其敏感性高而特异性差。急性 PTE 时升高，但因特异性差，对 PTE 无诊断价值；若其含量低于 500μg/L，则对 PTE 有重要的排除诊断价值。

（2）动脉血气分析：常表现为低氧血症、低碳酸血症，肺泡－动脉血氧分压差［P（A－a）O₂］增大，部分患者的血气结果可以正常。

（3）心电图：大多数病例表现有非特异性的心电图异常。最常见的改变为窦性心动过速。当有肺动脉及右心压力升高时，可出现 V₁～V₂ 甚或 V₄ 的 T 波倒置和 ST 段异常、SⅠQⅢTⅢ征（即Ⅰ导联 S 波加深，Ⅲ导联出现 Q/q 波及 T 波倒置）、完全或不完全性右束支传导阻滞、肺型 P 波、电轴右偏及顺钟向转位等。对心电图改变，需作动态观察，注意与急性冠状动脉综合征相鉴别。

（4）X 线胸片：可显示①肺动脉阻塞征：区域性肺纹理变细、稀疏或消失，肺野透亮度增加。②肺动脉高压征及右心扩大征：右下肺动脉干增宽或伴截断征，肺动脉段膨隆以及右心室扩大。③肺组织继发改变：肺野局部片状阴影，尖端指向肺门的楔形阴影，肺不张或膨胀不全，肺不张侧可见横膈抬高，有时并发少至中量胸腔积液。X 线胸片对鉴别其他胸部疾病有重要帮助。

（5）超声心动图：对提示 PTE 和除外其他心血管疾患以及进行急性 PTE 危险度分层有重要价值。对于严重的 PTE 病例，超声心动图检查发现右心室功能障碍（right ventricular dysfunction）的一些表现，可提示或高度怀疑 PTE。若在右心房或右心室发现血栓，同时患者临床表现符合 PTE，即可作出诊断。超声检查偶可因发现肺动脉近端的血栓而确诊。超声检查符合下述两项指标时即可诊断右心室功能障碍：①右心室扩张。②右心室壁运动幅度减低。③吸气时下腔静脉不萎陷。④三尖瓣反流压差＞30mmHg。而右心室壁增厚（＞5mm）对于提示是否存在 CTEPH 有重要意义。

（6）下肢深静脉检查：下肢为 DVT 最多发部位，超声检查为诊断 DVT 最简便的方法，若阳性可以诊断 DVT，同时对 PTE 有重要提示意义。另外，放射性核素或 X 线静脉造影、CT 静脉造影（CTV）、MRI 静脉造影（MRV）等对于明确是否存在 DVT 亦具有重要价值。

2. 对疑诊病例进一步明确诊断（确诊） 在临床表现和初步检查提示 PTE 的情况下，应安排 PTE 的确诊检查，包括以下 4 项，其中 1 项阳性即可明确诊断。

（1）螺旋 CT：是 PTE 的一线确诊手段。采用特殊操作技术进行 CT 肺动脉造影（CTPA），能够准确发现段以上肺动脉内的血栓。①直接征象：肺动脉内的低密度充盈缺损，部分或完全包围在不透光的血流之间（轨道征），或者呈完全充盈缺损，远端血管不显影。②间接征象：肺野楔形密度增高影，条带状高密度区或盘状肺不张，中心肺动脉扩张及远端血管分支减少或消失（图 3－4）。

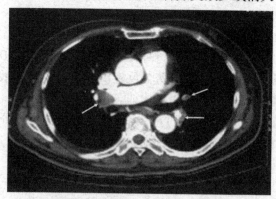

图 3－4 CTPA（右肺动脉层面）

（2）放射性核素肺通气/血流灌注（V/Q）扫描：是 PTE 的重要诊断方法。典型征象是呈肺段分布的肺血流灌注缺损，并与通气显像不匹配。一般可将 V/Q 显像结果分为三类：①高度可能：其征象为至少 2 个或更多肺段的局部灌注缺损，而该部位通气良好或 X 线胸片无异常。②正常或接近正常。③非诊断性异常：其征象介于高度可能与正常之间。若结果呈高度可能，具有诊断意义。V/Q 显像对于远端肺栓塞诊断价值更高，且可用于肾功能不全和碘造影剂过敏患者。新近发展的 V/Q 断层显像

（V/Q SPECT）诊断 PTE 的准确性更高，定位、定量更精确，敏感性 96% ~ 99%，特异性 91% ~ 98%。

（3）磁共振成像和磁共振肺动脉造影（magnetic resonance imaging/pulmonary angiography，MRI/MR-PA）：MRPA 可以直接显示肺动脉内的栓子及 PTE 所致的低灌注区，可确诊 PTE，但对肺段以下水平的 PTE 诊断价值有限。可用于肾功能严重受损、对碘造影剂过敏或妊娠患者。

（4）肺动脉造影：为诊断 PTE 的经典与参比方法。其敏感性约为 98%，特异性为 95% ~ 98%。直接征象有肺动脉内造影剂充盈缺损，伴或不伴轨道征的血流阻断；间接征象有肺动脉造影剂流动缓慢，局部低灌注，静脉回流延迟或消失等。肺动脉造影是一种有创性检查，发生致命性或严重并发症的可能性分别为 0.1% 和 1.5%，应严格掌握适应证。

3. 寻找 PTE 的成因和危险因素（求因）

（1）明确有无 DVT：对某一病例只要疑诊 PTE，无论其是否有 DVT 症状，均应进行体检，并行深静脉超声、放射性核素或 X 线静脉造影、CT 静脉造影（CTV）、MRI 静脉造影（MRV）、肢体阻抗容积图（IPG）等检查，以帮助明确是否存在 DVT 及栓子的来源。

（2）寻找发生 DVT 和 PTE 的诱发因素：如制动、创伤、肿瘤、长期口服避孕药等。同时要注意患者有无易栓倾向，尤其是对于年龄小于 40 岁，复发性 PTE 或有突出 VTE 家族史的患者，应考虑易栓症的可能性，应进行相关原发性危险因素的检查。对不明原因的 PTE 患者，应对隐源性肿瘤进行筛查。

七、PTE 的临床分型

1. 急性肺血栓栓塞症

（1）高危（大面积）PTE：临床上以休克和低血压为主要表现，即体循环动脉收缩压 < 90mmHg，或较基础值下降幅度 ≥ 40mmHg，持续 15min 以上。须除外新发生的心律失常、低血容量或感染中毒症等其他原因所致的血压下降。此型患者病情变化快，预后差，临床病死率 > 15%，需要积极予以治疗。

（2）中危（次大面积）PTE：血流动力学稳定，但存在右心功能不全和/或心肌损伤。右心功能不全的诊断标准：临床上出现右心功能不全的表现，超声心动图提示存在右心室功能障碍，或脑钠肽（BNP）升高（> 90pg/ml）或 N 末端脑钠肽前体（NT – proBNP）升高（> 500pg/ml）。心肌损伤：心电图 ST 段升高或压低，或 T 波倒置；cTNI 升高（> 0.4ng/ml）或 cTNT 升高（> 0.1ng/ml）。此型患者可能出现病情恶化，临床病死率为 3% ~ 15%，故需密切监测病情变化。

（3）低危（非大面积）PTE：血流动力学稳定，无右心功能不全和心肌损伤。临床病死率 < 1%。

2. 慢性血栓栓塞性肺动脉高压 CTEPH 常表现为呼吸困难、乏力、运动耐量下降。多可追溯到呈慢性、进行性发展的肺动脉高压的相关临床表现，后期出现心力衰竭。影像学检查证实肺动脉阻塞，经常呈多部位、较广泛的阻塞，可见肺动脉内贴血管壁、环绕或偏心分布、有钙化倾向的团块状物等慢性栓塞征象；常可发现 DVT 的存在；有心导管检查示静息肺动脉平均压 > 25mmHg，活动后肺动脉平均压 > 30mmHg；超声心动图检查示右心室壁增厚（有心室游离壁厚度 > 5mm），符合慢性肺源性心脏病的诊断标准。

八、治疗原则

急性肺栓塞的处理原则是早期诊断，早期干预，根据患者的危险度分层选择合适的治疗方案和治疗疗程。

1. 一般处理与呼吸循环支持治疗 对高度疑诊或确诊 PTE 的患者，应进行严密监护，监测呼吸、心率、血压、静脉压、心电图及动脉血气的变化；卧床休息，保持大便通畅，避免用力，以免促进深静脉血栓脱落；可适当使用镇静、止痛、镇咳等相应的对症治疗。

采用经鼻导管或面罩吸氧，以纠正低氧血症。对于出现右心功能不全但血压正常者，可使用多巴酚丁胺和多巴胺；若出现血压下降，可增大剂量或使用其他血管加压药物，如去甲肾上腺素等。

2. 抗凝治疗 为 PTE 和 DVT 的基本治疗方法，可以有效地防止血栓再形成和复发，为机体发挥自身的纤溶机制溶解血栓创造条件。抗凝药物主要有普通肝素（unfractionated heparin，UFH）、低分子肝素（low – molecular – weight heparins，LMWH）、磺达肝癸钠（fondaparinux）和华法林（warfarin）等。抗血小板药物的抗凝作用不能满足 PTE 或 DVT 的抗凝要求。

临床疑诊 PTE 时，如无禁忌证，即应开始抗凝治疗。

抗凝治疗前应测定基础活化部分凝血酶时间（APTT）、凝血酶原时间（PT）及血常规（含血小板计数、血红蛋白）；应注意是否存在抗凝的禁忌证，如活动性出血、凝血功能障碍、未予控制的严重高血压等。对于确诊的 PTE 病例，大部分禁忌证属相对禁忌证。

（1）普通肝素：予 3 000 ~ 5 000U 或按 80U/kg 静注，继之以 18U/（kg · h）持续静滴。在开始治疗后的最初 24h 内每 4 ~ 6h 测定 APTT，根据 APTT 调整剂量，尽快使 APTT 达到并维持于正常值的 1.5 ~ 2.5 倍。达稳定治疗水平后，改为每天测定 APTT 一次。肝素亦可用皮下注射方式给药。一般先予静注负荷量 3 000 ~ 5 000U，然后按 250U/kg 剂量每 12h 皮下注射一次。调节注射剂量，使注射后 6 ~ 8h 的 APTT 达到治疗水平。

肝素应用期间，应注意监测血小板，以防出现肝素诱导的血小板减少症（heparin – inducedthrombo-cytopenia，HIT）。在使用 UFH 时，第 1 周每 1 ~ 2d、第 2 周起每 3 ~ 4d 必须复查血小板计数一次。若出现血小板迅速或持续降低达 30% 以上，或血小板计数 $< 100 \times 10^9/L$，应停用 UFH。

（2）低分子肝素：必须根据体重给药（anti – Xa U/kg 或 mg/kg。不同 LMWH 的剂量不同，详见下文），1 ~ 2 次/d，皮下注射。对于大多数病例，按体重给药是有效的，不需监测 APTT 和调整剂量，但对过度肥胖或孕妇宜监测血浆抗 Xa 因子活性（plasma anti – Xaactivity），并据此调整剂量。

各种 LMWH 的具体用法：①那曲肝素（nadroparin）钙：86anti – Xa U/kg 皮下注射，每 12h 1 次，单次总量不超过 17 100U。②伊诺肝素（enoxaparin）钠：1mg/kg 皮下注射，每 12h1 次，单次总量不超过 180mg。③达肝素（dalteparin）钠：100anti – Xa U/kg 皮下注射，每 12h1 次，单次总量不超过 18 000U。不同厂家制剂需参照其产品使用说明。

UFH 或 LMWH 须至少应用 5d，直到临床情况平稳。对大面积 PTE 或髂股静脉血栓，UFH 或 LM-WH 须用至 10d 或更长。

（3）磺达肝癸钠：是一种小分子的合成戊糖，通过与抗凝血酶特异结合，介导对 Xa 因子的抑制作用，无 HIT 作用。可用于 VTE 的初始治疗，也可替代肝素用于出现 HIT 患者的抗凝治疗。应用方法：5mg（体重 < 50kg）、7.5mg（体重 50 ~ 100kg）、10mg（体重 > 100kg），皮下注射，1 次/d。

（4）华法林：在肝素/磺达肝癸钠开始应用后的第 1 天即可加用口服抗凝剂华法林，初始剂量为 3.0 ~ 5.0mg。由于华法林需要数天才能发挥全部作用，因此与肝素需至少重叠应用 5d，当国际标准化比率（INR）达到 2.5（2.0 ~ 3.0）时，或 PT 延长至正常值的 1.5 ~ 2.5 倍时，持续至少 24h，方可停用肝素，单用华法林抗凝治疗，根据 INR 或 PT 调节其剂量。

抗凝治疗的持续时间因人而异。一般口服华法林的疗程至少为 3 ~ 6 个月。部分病例的危险因素短期可以消除，例如服雌激素或临时制动，疗程可能为 3 个月即可。对于栓子来源不明的首发病例，需至少给予 6 个月的抗凝。对复发性 VTE、并发肺心病或危险因素长期存在者，抗凝治疗的时间应更为延长，达 12 个月或以上，甚至终生抗凝。

妊娠的前 3 个月和最后 6 周禁用华法林，可用肝素或低分子肝素治疗。产后和哺乳期妇女可以服用华法林。

华法林的主要并发症是出血。华法林所致出血可以用维生素 K 拮抗。华法林有可能引起血管性紫癜，导致皮肤坏死，多发生于治疗的前几周。

（5）新型抗凝药物：包括直接凝血酶抑制剂阿加曲班（argatroban）、达吡加群酯（dabigatran）以及直接 Xa 因子抑制剂利伐沙班（rivaroxaban）、阿哌沙班（apixaban）等。

3. 溶栓治疗　主要适用于高危（大面积）PTE 病例（有明显呼吸困难、胸痛、低氧血症等）。对于部分中危（次大面积）PTE，若无禁忌证可考虑溶栓，次大面积 PTE 的溶栓适应证仍有待确定。对于血压和右心室运动功能均正常的低危病例，不宜溶栓。溶栓的时间窗一般定为 14d 以内，但若近期有新发 PTE 征象可适当延长。溶栓应尽可能在 PTE 确诊的前提下慎重进行。对有明确溶栓指征的病例宜尽早开始溶栓。

溶栓治疗的绝对禁忌证包括：活动性内出血和近期自发性颅内出血。相对禁忌证包括：2周内的大手术、分娩、器官活检或不能压迫止血部位的血管穿刺；10d内的胃肠道出血；15d内的严重创伤；1个月内的神经外科或眼科手术；难于控制的重度高血压（收缩压＞180mmHg，舒张压＞110mmHg）；3个月内的缺血性脑卒中；创伤性心肺复苏；血小板计数＜100×10^9/L；抗凝过程中（如正在应用华法林）；心包炎或心包积液；妊娠；细菌性心内膜炎；严重肝、肾功能不全；糖尿病出血性视网膜病变；高龄（年龄＞75岁）等。对于致命性大面积PTE，上述绝对禁忌证亦应被视为相对禁忌证。

溶栓治疗的主要并发症为出血。最严重的是颅内出血，发生率1%～2%，发生者近半数死亡。用药前应充分评估出血的危险性，必要时应配血，做好输血准备。溶栓前宜留置外周静脉套管针，以方便溶栓中取血监测，避免反复穿刺血管。

常用的溶栓药物有尿激酶（UK）、链激酶（SK）和重组组织型纤溶酶原激活剂（rt-PA）。溶栓方案与剂量：①尿激酶：2h溶栓方案，按20 000U/kg剂量，持续静脉滴注2h；另可考虑负荷量4 400 U/kg，静脉注射10min，随后以2 200U/（kg·h）持续静滴12h。②链激酶：负荷量250 000U，静脉注射30min，随后以100 000U/h持续静滴24h。链激酶具有抗原性，故用药前需肌内注射苯海拉明或地塞米松，以防止过敏反应。链激酶6个月内不宜再次使用。③rt-PA：50mg持续静注2h。

使用尿激酶、链激酶溶栓时无须同时使用肝素治疗；但以rt-PA溶栓，当rt-PA注射结束后即可使用肝素。

溶栓治疗后，应每2～4h测定一次活化部分凝血活酶时间（APTT），当其水平降至正常值的2倍（≤60s）时，即应启动规范的肝素治疗。

溶栓后应注意对临床及相关辅助检查情况进行动态观察，评估溶栓疗效。

4. 肺动脉导管碎解和抽吸血栓　对于肺动脉主干或主要分支的高危（大面积）PTE，并存在以下情况者：溶栓治疗禁忌；经溶栓或积极的内科治疗无效；或在溶栓起效前（在数小时内）很可能会发生致死性休克。如果具备相当的专业人员和技术，可采用导管辅助去除血栓（导管碎解和抽吸肺动脉内巨大血栓），一般局部小剂量溶栓和机械碎栓联合应用。

5. 肺动脉血栓摘除术　风险大，病死率高，需要较高的技术条件，仅适用于经积极的内科治疗或导管介入治疗无效的紧急情况，如致命性肺动脉主干或主要分支堵塞的高危（大面积）PTE，有溶栓禁忌证，或在溶栓起效前（在数小时内）很可能会发生致死性休克。

6. 放置腔静脉滤器　对于急性PTE并发抗凝禁忌的患者，为防止下肢深静脉大块血栓再次脱落阻塞肺动脉，可考虑放置下腔静脉滤器。对于上肢DVT病例，还可应用上腔静脉滤器。置入滤器后如无禁忌证（出血风险去除），宜长期口服华法林抗凝，定期复查有无滤器上血栓形成。

7. CTEPH的治疗　口服华法林3.0～5.0mg/d，根据INR调整剂量，维持INR 2.0～3.0。若阻塞部位处于手术可及的肺动脉近端，可考虑行肺动脉血栓内膜剥脱术；反复下肢深静脉血栓脱落者，可放置下腔静脉滤器。

九、护理评估

（1）VTE的危险因素评估。

（2）病史评估：既往是否有、VTE、DVT病史，如血栓性静脉炎、静脉曲张等。

（3）评估PTE的临床分型和栓塞面积：因为急性肺栓塞病情轻重主要取决于栓塞面积大小。

（4）健康行为与心理状态的评估：重点评估内容包括对疾病的高危因素以及引起自身疾病直接因素的了解；对疾病预防重要性的认识程度和避免栓塞再复发方法的掌握程度；患者对应用溶栓和抗凝药物期间出血倾向的自我监测意义与方法的掌握程度；以及因胸痛等症状所引起的紧张、恐惧或焦虑的程度。

十、护理诊断/合作性问题

1. 气体交换受损　与肺血管阻塞所致通气/血流比例失调有关。

2. 恐惧　与突发的严重呼吸困难、胸痛有关。

3. 有猝死的危险　与静脉血栓形成有关。

4. 有出血的危险　与应用溶栓和抗凝药物有关。

十一、护理措施

1. 气体交换受损

1）保持氧气供需平衡：当患者突然出现呼吸困难、胸痛时，需立即通知医生，并且要安慰患者，抬高床头，协助患者取舒适体位。在持续监测和评估患者其他表现的同时要做好给氧、血气分析和进行相关辅助检查的准备。主要护理措施包括：①休息：包括生理和心理两方面。活动、呼吸运动加快、心率加快、情绪紧张和恐惧均可增加氧气消耗，加重呼吸困难，因此，患者应绝对卧床休息，抬高床头或取半卧位，指导患者进行深慢呼吸，并通过采用放松术等方法减轻恐惧心理，降低耗氧量。②给氧：患者有呼吸困难时，应立即根据缺氧严重程度选择适当的给氧方式和吸入氧分数进行给氧治疗，以提高肺泡氧分压（PAO_2）。对于轻中度呼吸困难的患者可采用鼻导管或面罩给氧，对于严重呼吸困难的患者可能需要机械通气。

2）监测呼吸及重要脏器的功能状态：对高度怀疑或确诊 PTE 的患者，需住监护病房，对患者进行严密监测，包括：①呼吸状态：当出现呼吸浅促，动脉血氧饱和度降低，心率加快等表现，提示呼吸功能受损、机体缺氧。②意识状态：监测患者有无烦躁不安、嗜睡、意识模糊、定向力障碍等脑缺氧的表现。③循环状态：需监测患者有无颈静脉充盈、肝大、肝颈静脉回流征阳性、下肢水肿及静脉压升高等右心功能不全的表现。当较大的肺动脉栓塞后，可使左心室充盈压降低、心排血量减少，因此需严密监测血压和心率的改变。④心电活动：肺动脉栓塞时可导致心电图的改变，当监测到心电图的动态改变时，有利于肺栓塞的诊断。溶栓治疗后如出现胸前导联 T 波倒置加深可能是溶栓成功、右室负荷减轻、急性右心扩张好转的表现。另外，严重缺氧的患者可导致心动过速和心律失常，需严密监测患者的心电改变。

3）溶栓与抗凝治疗的护理：按医嘱及时、正确给予溶栓及抗凝制剂，监测疗效及不良反应。

（1）溶栓剂应用护理：按医嘱给予溶栓剂，应注意对临床及相关实验室检查情况进行动态观察，评价溶栓疗效。溶栓治疗的主要并发症是出血，最常见的出血部位为血管穿刺处，严重的出血包括腹膜后出血和颅内出血，后者发生率为 1% ~2%，一旦发生，预后差，约半数患者死亡。因此对溶栓治疗患者应：①密切观察出血征象：如皮肤青紫、血管穿刺处出血过多、血尿、腹部或背部疼痛、严重头疼、神志改变等。②严密监测血压，当血压过高时及时报告医生进行适当处理。③给药前宜留置外周静脉套管针，以方便溶栓过程中取血监测，避免反复穿刺血管。静脉穿刺部位压迫止血需加大力量并延长压迫时间。④用尿激酶或链激酶溶栓治疗后，应每 2 ~4h 测定一次 PT 或 APTT，当其水平降至正常值的 2 倍时按医嘱开始应用肝素抗凝。

（2）抗凝剂应用护理：①肝素：在开始治疗后的最初 24h 内每 4 ~6h 监测 APTT，达稳定治疗水平后，改为每天监测 APTT。肝素治疗的不良反应包括出血和肝素诱导的血小板减少症（heparin - induced thrombocytopenia，HIT），出血的监测见"溶栓剂应用护理"。HIT 的发生率较低，但一旦发生，常比较严重，因此在治疗的第 1 周应每 1 ~2d、第 2 周起每 3 ~4d 监测血小板计数，若出现血小板迅速或持续降低达 30% 以上，或血小板计数 $<100 \times 10^9/L$，应报告医生停用 UFH。②华法林：华法林的疗效主要通过监测 INR 是否达到并保持在治疗范围进行评价，因此，在治疗期间需定期监测 INR。在 INR 未达到治疗水平时需每天监测，达到治疗水平时每周监测 2 ~3 次，共监测 2 周，以后延长到每周监测 1 次或更长。华法林的主要不良反应是出血，观察见"溶栓剂应用护理"。发生出血时用维生素 K 拮抗。在用华法林治疗的前几周还可能引起血管性紫癜，导致皮肤坏死，需注意观察。

4）消除再栓塞的危险因素：①急性期：患者除绝对卧床外，还需避免下肢过度屈曲，一般在充分抗凝的前提下卧床时间为 2 ~3 周。保持大便通畅，避免用力，以防下肢血管内压力突然升高，使血栓再次脱落形成新的危及生命的栓塞。②恢复期：需预防下肢血栓形成，如患者仍需卧床，下肢须进行适当的活动或被动关节活动，穿抗栓袜或气压袜，不在腿下放置垫子或枕头，以免加重下肢循环障碍。③观察下肢深静脉血栓形成的征象：由于下肢深静脉血栓形成以单侧下肢肿胀最为常见，因此需测量和比较双侧下肢周径，并观察有无局部皮肤颜色的改变，如发绀。下肢周径的测量方法：大、小腿周径的测量点分别为髌骨上缘以上15cm处和髌骨下缘以下10cm处，双侧下肢周径差 >1cm 有临床意义。检查是否存在 Homan 征阳性（轻轻按压膝关节并取屈膝、踝关节急速背曲时出现腘窝部、腓肠肌疼痛）。

5）右心功能不全的护理：如患者出现右心功能不全的症状，需按医嘱给予强心剂，限制水钠摄入，并按肺源性心脏病进行护理。

6）低排血量和低血压的护理：当患者心排血量减少出现低血压甚至休克时应按医嘱给予静脉输液和升压药物，记录液体出入量，当患者同时伴有右心功能不全时尤应注意液体出入量的调整，平衡低血压需输液和心功能不全需限制液体之间的矛盾。

2. 恐惧

（1）增加患者的安全感：当患者突然出现严重的呼吸困难和胸痛时，医务人员需保持冷静，避免引起紧张慌乱的气氛而加重患者的恐惧心理。护士应尽量陪伴患者，告诉患者目前的病情变化，用患者能够理解的词句和方式解释各种设备、治疗措施和护理操作，并采用非言语性沟通技巧，如抚摸、握住患者的手等增加患者的安全感，减轻其恐惧。当病情剧变时，亲人的陪伴可有效地降低患者的焦虑和恐惧心理，因此，在不影响抢救的前提下，可允许家属陪伴患者。

（2）鼓励患者充分表达自己的情感：应用适当的沟通技巧促使患者表达自己的担忧和疑虑。

（3）用药护理：按医嘱适当使用镇静、止痛、镇咳等相应的对症治疗措施，注意观察疗效和不良反应。

十二、健康指导

1. 疾病预防指导　①对存在 DVT 危险因素的人群，应指导其避免可能增加静脉血流淤滞的行为，如长时间保持坐位，特别是坐时跷二郎腿；穿束膝长筒袜；长时间站立不活动等。②对于卧床患者应鼓励其进行床上肢体活动，不能自主活动的患者需进行被动关节活动，病情允许时需协助早期下地活动和走路。不能活动的患者，将腿抬高至心脏以上水平，可促进下肢静脉血液回流。③卧床患者可利用机械作用如穿加压弹力抗栓袜、应用下肢间歇序贯加压充气泵等促进下肢静脉血液回流。④指导患者适当增加液体摄入，防止血液浓缩。由于高脂血症、糖尿病等疾病可导致血液高凝状态，应指导患者积极治疗原发病。⑤对于易出现血栓形成的高危患者，应指导其按医嘱使用抗凝制剂防止血栓形成。

2. 病情监测指导　向患者介绍 DVT 和 PTE 的表现。对于长时间卧床的患者，若出现一侧肢体疼痛、肿胀，应注意 DVT 发生的可能；在存在相关发病因素的情况下，突然出现胸痛、呼吸困难、咳血痰、晕厥等表现时应注意 PTE 的可能性，需及时告诉医护人员或及时就诊。

3. 用药指导　对肺栓塞患者，应告知患者及家属按医嘱服用抗凝药物的重要性，教会其观察皮肤黏膜是否有出血征象。

（陈艳丽）

第八节　睡眠呼吸暂停综合征护理

睡眠呼吸暂停低通气综合征（sleep apnea hypopnea syndrome, SAHS）是指各种原因导致睡眠状态下反复出现呼吸暂停和/或低通气，引起低氧血症、高碳酸血症、睡眠中断，从而使机体发生一系列病理生理改变的临床综合征。病情逐渐发展可出现肺动脉高压、肺心病、呼吸衰竭、高血压、心律失常、脑血管意外等严重并发症。

在 40 岁以上人群中，男性多于女性，老年人患病率更高。阻塞型睡眠呼吸暂停低通气综合征在美国的患病率为 2% ~4%，西班牙 1.2% ~3.9%，澳大利亚高达 6.5%，日本 1.3% ~4.2%，我国香港地区 4.1%，上海市 3.62%，长春市为 4.81%。

睡眠呼吸暂停低通气综合征是指每晚睡眠过程中呼吸暂停反复发作 30 次以上或睡眠呼吸暂停低通气指数（apnea hypopnea index，AHI）≥5 次/h 并伴有嗜睡等临床症状。呼吸暂停是指在睡眠过程中口鼻呼吸气流完全停止 10s 以上。低通气是指睡眠过程中呼吸气流强度（幅度）比基础水平降低 50% 以上，并伴有血氧饱和度比基础水平下降 ≥4% 或微醒觉，（它包括三个特点：气流明显减少 >50%；气流中度减少 <50% 并伴有氧去饱和度 >4%；或气流中度减少 <50%，伴有脑电图出现微觉醒）睡眠呼吸暂停低通气指数是指每小时睡眠时间内呼吸暂停加低通气的次数。

一、病因及发病机制

1. 中枢型睡眠呼吸暂停综合征（central sleep apnea syndrome，CSAS）　单纯 CSAS 较少见，一般少于呼吸暂停患者的 10%，也有报道只有 4%。通常可进一步分为高碳酸血症和正常碳酸血症两大类。可与阻塞型睡眠呼吸暂停低通气综合征并存，多数有运动系统或神经系统的病变。神经系统的病变，如血管栓塞或变性疾病引起的脊髓病变、脑炎、枕骨大孔发育畸形、脊髓灰质炎、家族性自主神经异常等；或有肌肉疾患，肌强直性营养不良、膈肌的病变、肌病。部分充血性心力衰竭经常出现称为 Cheyne - Stokes 呼吸的中枢性呼吸暂停，其发病机制可能与以下因素有关：①睡眠时呼吸中枢对各种不同刺激的反应性减低。②中枢神经系统对低氧血症特别是 CO，浓度改变引起的呼吸反馈调节的不稳定性。③呼气与吸气转换机制异常等。

2. 阻塞型睡眠呼吸暂停低通气综合征（obstructive sleep apnea hypopnea syndrome，OSAHS）

（1）解剖学因素：多数有上呼吸道特别是鼻、咽部位狭窄的病理基础，如肥胖、变应性鼻炎、鼻息肉、扁桃体肥大、咽壁肥厚、软腭松弛、悬雍垂过长、肢端肥大症、巨舌、舌根后坠、先天性小颌畸形等。

（2）体液、内分泌因素：OSAHS 多见于男性以及绝经后的妇女，肥胖、肢端肥大症、甲状腺功能减低症或注射睾酮的患者也有一定的发病率。其发病机制可能与睡眠状态下上气道软组织、肌肉的塌陷性增加。睡眠期间上气道肌肉对低氧和二氧化碳的刺激反应性降低有关，此外还与神经因素有关。

二、临床表现

1. 白天临床表现

（1）嗜睡是最常见的症状，轻者可表现为日间工作或学习时间困倦、瞌睡，严重时吃饭、与人谈话时即可入睡，甚至发生更为严重的后果，如驾车时打瞌睡导致交通事故等。

（2）头晕乏力由于夜间反复呼吸暂停、低氧血症，使睡眠连续性中断，醒觉次数增多，睡眠质量下降，常有轻重不同的疲倦、头晕、乏力。

（3）精神行为异常、注意力不集中、记忆力和判断力下降、精细操作能力下降，症状严重时不能胜任工作，老年人可表现为痴呆。夜间低氧血症对大脑的损害以及睡眠结构的改变，尤其是深睡眠时相减少是主要的原因。

（4）头痛常在清晨或夜间出现，隐痛多见，不剧烈，可持续 1~2h，有时需服止痛药才能缓解。与血压升高、颅内压及脑血流的变化有关。

（5）个性变化烦躁、焦虑、易激动等，家庭和社会生活均会受一定影响，由于与家庭成员和朋友情感逐渐疏远，可出现抑郁症。

（6）有 10% 的患者可出现性欲减退，甚至阳痿。

2. 夜间临床表现

（1）打鼾是主要症状，鼾声不规则，高低不等，往往是鼾声气流停止 - 喘气鼾声交替出现，一般气流中断时间为 20~30s，个别长达 2min 以上，此时患者可出现明显的发绀症状。

（2）呼吸暂停 75% 的同室或同床睡眠者发现患者有呼吸暂停，常常担心呼吸不能恢复而推醒患者，呼吸暂停多随着喘气、憋醒或响亮的鼾声而终止。OSAHS 患者有明显的胸腹矛盾呼吸。

（3）憋醒呼吸暂停后突然憋醒，常伴有翻身，四肢不自主运动甚至抽搐，或突然坐起，感觉心慌、胸闷或心前区不适。

（4）多动不安因低氧血症，患者夜间翻身、转动较频繁。

（5）多汗出汗较多，以颈部、上胸部明显，与气道阻塞后呼吸用力和呼吸暂停导致的高碳酸血症有关。

（6）夜尿部分患者诉夜间小便次数增多，个别出现遗尿。

（7）睡眠行为异常表现为恐惧、惊叫、呓语、夜游、幻听等。

3. 全身器官损害的表现　OSAHS 患者常以心血管系统异常表现为首发症状和体征，可以是高血压、冠心病的独立危险因素。

（1）高血压病 OSAHS 患者高血压的发生率为 45%，且降压药物的治疗效果不佳。

（2）冠心病表现为各种类型心律失常、夜间心绞痛和心肌梗死。这是由于缺氧引起冠状动脉内皮损伤，脂质在血管内膜沉积，以及红细胞增多血粘度增加所致。

（3）各种类型的心律失常。

（4）肺心病和呼吸衰竭。

（5）缺血性或出血性脑血管病。

（6）精神异常如躁狂性精神病或抑郁症。

（7）糖尿病。

三、辅助检查

1. 血液检查　病情时间长，低氧血症严重者，血红细胞计数和血红蛋白可有不同程的度增加。

2. 动脉血气分析　病情严重或已并发肺心病、呼吸衰竭者，可有低氧血症、高碳酸血症和呼吸性酸中毒。

3. 胸部 X 线检查　并发肺动脉高压、高血压、冠心病时，可有心影增大，肺动脉段突出等相应表现。

4. 肺功能检查　病情严重有肺心病、呼吸衰竭时，有不同程度的通气功能障碍。

5. 心电图　有高血压、冠心病时，出现心室肥厚、心肌缺血或心律失常等变化。

四、诊断要点

根据患者睡眠时打鼾伴呼吸暂停、白天嗜睡、身体肥胖、颈围粗及其他临床症状可作出初步诊断。确诊有赖于多导睡眠图监测。

五、治疗要点

1. 一般治疗　对引起上呼吸道阻塞的原发病进行治疗。

2. 减肥治疗　减肥能明显降低呼吸暂停和低通气的发生。

3. 药物治疗　鼻塞的患者睡前用血管收缩剂滴鼻，有呼吸道感染着给予抗感染治疗。

4. 气道正压通气（positive airway pressure，PAP）　适应证：①AHI≥15 次/小时的患者。②AHI<15 次/h，但白天嗜睡等症状明显的患者。③手术治疗失败或复发者。④不能耐受其他方法治疗者，禁忌证为昏迷、咯血、肺大疱、血压不稳定等。

（1）经鼻持续气道正压通气：是治疗中重度 OSAHS 患者的首选方法，可以有效地消除夜间打鼾、呼吸暂停和通气等，也可显著改善白天嗜睡、头痛及记忆力减退等症状。可用于不适合手术和经手术、减肥等治疗效果不佳者。

（2）双水平气道内正压通气（bilevel positive airway pressure，BiPAP），在 CPAP 机的基础上发展起来的小型、可携型、使用简便的无创人工呼吸机，吸气、呼气正压可分别调节，同步性能好，较 CPAP 易于被患者接受。

（3）自动调压智能（auto - CPAP）呼吸机治疗：根据患者睡眠时气道阻塞所致血氧饱和度降低程

度不同，呼吸机送气压力自行随时调节，患者耐受性好，但价格昂贵。

5. 外科手术治疗

（1）腭垂软腭咽成型术（uvulopalatopharyngoplasty，UPPP）：为目前最常用的手术方法，适用于咽腔狭窄的患者。手术复发较常见（50%～70%）。术后鼾声消失并不意味着呼吸暂停和低氧血症的改善，术后仍应随访和监测患者。

（2）正颌手术：少数 OSAHS 患者有不同程度的下颌畸形。

（3）气管切开造口术：用于严重的 OSAHS 伴严重的低氧血症，导致昏迷、心力衰竭、肺心病或心律失常者，是防止气道阻塞、解除窒息最有效的急救措施。

6. 口腔内矫治器　可使睡眠时的呼吸暂停或低通气有一定程度的减少，改善血氧饱和度并提高睡眠质量。

六、护理诊断、护理措施及依据

1. 气体交换受损　与睡眠时呼吸暂停和低通气有关。

1）体位：协助患者采取有效措施维持侧卧位睡眠，可使用安眠枕或睡衣后缝制小球的方法，有利于保证患者头向一侧或保持侧卧位。

2）戒烟酒：吸烟可引起咽喉炎，增加上呼吸道狭窄。饮酒可加重打鼾及睡眠呼吸暂停，患者睡前3～5h 应避免饮酒。

3）减少危险因素：避免服用安眠药，适当减肥，防治上呼吸道感染等。

4）PAP 治疗的护理

（1）保证夜间治疗时间：指导患者 PAP 治疗的关键在于长期佩戴 PAP 呼吸机，经常（≥70%）夜晚使用 PAP 机，每晚使用≥4h。当患者体型肥胖、病情重，需要的 PAP 压力较高时，有些患者在睡梦中将鼻罩扯掉中断治疗，应调整合适的 PAP 压力，或使用 BiPAP 呼吸机增加舒适度。

（2）选择合适的面罩：鼻罩比口鼻全罩更为舒适，可选择鼻枕来进行 PAP 治疗，其不良反应小、漏气少、对睡眠干扰小，经口漏气者可采用全面罩治疗。

（3）气道湿化：PAP 治疗时使用湿化器可减轻口咽鼻部的不适症状（鼻塞、鼻内干燥、通气不畅），从而提高患者对 PAP 治疗的依从性。

（4）防止皮肤破损：在每次用鼻罩之前，应先洗脸，清洗鼻罩，可防止皮肤过敏。使用气泡型鼻罩、额部垫海绵等防止鼻背溃疡。

（5）心理护理：PAP 呼吸机只是一种呼吸辅助装置，呼吸的节律完全由患者自己控制，尽力加深加快呼吸与其配合，反而会加重不适感觉，患者应努力调整自己的心态，心情平静、按平时的节律呼吸。

（6）减少噪音：采取带耳塞、隔音玻璃罩或将 PAP 呼吸机置于壁橱内等方法可减少噪音的影响。

（7）病情观察：注意观察患者是否因通气障碍出现憋醒、精神行为异常、惊恐，以及 PAP 治疗过程的适应于配合情况。

2. 睡眠型态紊乱　与睡眠中出现打鼾、呼吸暂停和憋醒有关。

七、健康指导

1. 疾病知识指导　使患者了解 OSAHS 的相关知识，识别病情的因素，指导戒烟戒酒。通过讲座、宣传手册和个别指导，帮助患者学会正确使用 PAP 呼吸机，并定期随访评价和提高 PAP 治疗的依从性，保证治疗效果。

2. 运动指导　肥胖是引起睡眠呼吸暂停的原因之一，鼓励患者进行有效的体育锻炼，减轻体重，增加有效通气。

（陈艳丽）

第九节 呼吸衰竭护理

呼吸衰竭（respiratory failure）是指各种原因引起的肺通气和/或换气功能严重障碍，以致在静息状态下亦不能维持足够的气体交换，导致低氧血症伴（或不伴）高碳酸血症，进而引起一系列病理生理改变和相应临床表现的综合征。其临床表现缺乏特异性，明确诊断有赖于动脉血气分析，在海平面、静息状态、呼吸空气条件下，动脉血氧分压（PaO_2）< 60mmHg，伴或不伴二氧化碳分压（$PaCO_2$）50mmHg，并排除心内解剖分流和原发于心排出量降低等因素，可诊为呼吸衰竭。

一、病因及发病机制

1. 病因　完整的呼吸过程由相互衔接并同时进行的外呼吸、气体运输和内呼吸三个环节来完成。参与外呼吸即肺通气和肺换气的任何一个环节的严重病变，都可导致呼吸衰竭。①气道阻塞性病变气管 - 支气管的炎症、痉挛、肿瘤、异物、纤维化瘢痕，如慢性阻塞性肺疾病（COPD）、重症哮喘等引起气道阻塞和肺通气不足，或伴有通气/血流比例失调，导致缺氧和 CO_2 潴留，发生呼吸衰竭。②肺组织病变各种累及肺泡和/或肺间质的病变，如肺炎、肺气肿、严重肺结核、弥漫性肺纤维化、肺水肿、矽肺等，均致肺泡减少、有效弥散面积减少、肺顺应性减低、通气/血流比例失调，导致缺氧或并发 CO_2 潴留。③肺血管疾病肺栓塞、肺血管炎等可引起通气/血流比例失调，或部分静脉血未经过氧合直接流入肺静脉，导致呼吸衰竭。④胸廓与胸膜病变胸部外伤造成连枷胸、严重的自发性或外伤性气胸、脊柱畸形、大量胸腔积液或伴有胸膜肥厚与粘连、强直性脊柱炎、类风湿性脊柱炎等，均可影响胸廓活动和肺扩张，造成通气减少及吸入气体分布不均，导致呼吸衰竭。⑤神经肌肉疾病脑血管疾病、颅脑外伤、脑炎以及镇静催眠剂中毒，可直接或间接抑制呼吸中枢。脊髓颈段或高位胸段损伤（肿瘤或外伤）、脊髓灰质炎、多发性神经炎、重症肌无力、有机磷中毒、破伤风以及严重的钾代谢紊乱，均可累及呼吸肌，造成呼吸肌无力、疲劳、麻痹，导致呼吸动力下降而引起肺通气不足。

2. 发病机制

1）低氧血症和高碳酸血症的发生机制：各种病因通过引起肺泡通气不足、弥散障碍、肺泡通气/血流比例失调、肺内动 - 静脉解剖分流增加和氧耗量增加五个主要机制，使通气和（或）换气过程发生障碍，导致呼吸衰竭。临床上单一机制引起的呼吸衰竭很少见，往往是多种机制并存或随着病情的发展先后参与发挥作用。

（1）肺通气不足（hypoventilation）：健康成人在静息状态下有效肺泡通气量约为 4L/min 才能维持正常的肺泡氧分压（PaO_2）和二氧化碳分压（$PaCO_2$）。肺泡通气量减少会引起 PaO_2 下降和 $PaCO_2$ 上升，从而引起缺氧 $PaCO_2$ 和 CO_2 潴留。

（2）弥散障碍（diffusion abnormality）：肺内气体通过肺泡膜进行交换的物理弥散过程发生障碍。气体弥散的速度取决于肺泡膜两侧气体分压差、气体弥散系数、肺泡膜的弥散面积、厚度和通透性，同时气体弥散量还受血液与肺泡接触时间以及心排出量、血红蛋白含量、通气/血流比例的影响。静息状态时，流经肺泡壁毛细血管的血液与肺泡接触的时间约为 0.27s，而 O_2 完成气体交换的时间为 0.25 ~ 0.3s，CO_2 则只需 0.13s，并且 O_2 的弥散能力仅为 CO_2 的 1/20，故在弥散障碍时，通常以低氧血症为主。

（3）通气/血流比例失调（ventilation - perfusion mismatch）：血液流经肺泡时，能否保证得到充足的 O_2 和充分地排出 CO_2，使血液动脉化，除需有正常的肺通气功能和良好的肺泡膜弥散功能外，还取决于肺泡通气量与血流量之间的正常比例。正常成人静息状态下，通气/血流比值约为 0.8。肺泡通气/血流比值失调有下述两种主要形式：①部分肺泡通气不足：肺部病变如肺泡萎陷、肺炎、肺不张、肺水肿等引起病变部位的肺泡通气不足，通气/血流比值减小，部分未经氧合或未经充分氧合的静脉血（肺动脉血）通过肺泡的毛细血管或短路流入动脉血（肺静脉血）中，故又称肺动 - 静脉样分流或功能性分流（functional shunt）。②部分肺泡血流不足：肺血管病变如肺栓塞引起栓塞部位血流减少，通气/血流比值增大，肺泡通气不能被充分利用，又称为无效腔样通气（dead space – like ventilation）。通气/血流比例失调通常仅导致低氧血症，而无 CO_2 潴留。其原因主要是：①动脉与混合静脉血的氧分压差为 59mmHg，比 CO_2 分压差 5.9mmHg 大 10 倍。②氧离曲线呈 S 形，正常肺泡毛细血管血氧饱和度已处于曲线的平台段，无法携带更多的氧以代偿低 PaO_2 区的血氧含量下降。而 CO_2 解离曲线在生理范围内呈直线，有利于通气良好区对通气不足区的代偿，排出足够的 CO_2，不至出现 CO_2 潴留。然而，严重的通气/血流比例失调亦可导致 CO_2 潴留。

（4）肺内动 – 静脉解剖分流增加（increased intrapulmonary anatomic shunt）：这是通气/血流比例失调的特例。在生理情况下，肺内存在少量解剖分流。某些病理状态如支气管扩张可伴有支气管血管扩张和肺内动 – 静脉短路开发，导致肺内解剖分流增加。在肺实变和肺不张时，病变的肺泡完全失去通气功能，但仍有血流，这种情况类似于解剖分流。上述两种情况均可使静脉血未经氧合直接进入肺静脉，造成低氧血症。

（5）氧耗量增加：发热、寒战、呼吸困难和抽搐均增加氧耗量。寒战时耗氧量可达 500ml/min；严重哮喘时，随着呼吸功的增加，用于呼吸的氧耗量可达到正常的十几倍。氧耗量增加，肺泡氧分压下降，正常人借助增加通气量以防止缺氧。故氧耗量增加的患者，若同时伴有通气功能障碍，则会出现严重的低氧血症。

2）低氧血症和高碳酸血症对机体的影响：呼吸衰竭时发生的低氧血症和高碳酸血症，能够影响全身各系统器官的代谢、功能甚至使组织结构发生变化。通常先引起各系统器官的功能和代谢发生一系列代偿适应反应，改善组织的供氧，调节酸碱平衡和适应改变了的内环境。当呼吸衰竭进入严重阶段时，则出现代偿不全，表现为各系统器官严重的功能和代谢紊乱直至衰竭。

（1）对中枢神经系统的影响：脑组织耗氧量大，占全身耗氧量的 1/5 ~ 1/4。中枢皮质神经元细胞对缺氧最为敏感。通常完全停止供氧 4 ~ 5min 即可引起不可逆的脑损害。对中枢神经影响的程度与缺氧的程度和发生速度有关。当 PaO_2 降至 60mmHg 时，可以出现注意力不集中、智力和视力轻度减退；当 PaO_2 迅速降至 40 ~ 50mmHg 以下时，会引起一系列神经精神症状，如头痛、不安、定向与记忆力障碍、精神错乱、嗜睡；低于 30mmHg 时，神志丧失乃至昏迷；PaO_2 低于 20mmHg 时，只需数分钟即可造成神经细胞不可逆性损伤。CO_2 潴留使脑脊液 H^+ 浓度增加，影响脑细胞代谢，降低脑细胞兴奋性，抑制皮质活动。但轻度的 CO_2 增加，对皮质下层刺激加强，间接引起皮质兴奋。CO_2 潴留可引起头痛、头晕、烦躁不安、言语不清、精神错乱、扑翼样震颤、嗜睡、昏迷、抽搐和呼吸抑制，这种由缺氧和 CO_2 潴留导致的神经精神障碍症候群称为肺性脑病（pulmonary encephalopathy），又称 CO_2 麻醉（carbon dioxide narcosis）。肺性脑病早期，往往有失眠、兴奋、烦躁不安等症状。除上述神经精神症状外，患者还可表现出视力障碍、球结膜水肿及发绀等。肺性脑病的发病机制尚未完全阐明，但目前认为低氧血症、CO_2 潴留和酸中毒三个因素共同损伤脑血管和脑细胞是最根本的发病机制。缺氧和 CO_2 潴留均会使脑血管扩张，血流阻力降低，血流量增加以代偿脑缺氧缺氧和酸中毒还能损伤血管内皮细胞使其通透性增高，导致脑间质水肿；缺氧使红细胞 ATP 生成减少，造成 $Na^+ - K^+$ 泵功能障碍，引起细胞内 Na^+ 及水增多，形成脑细胞水肿。以上情况均可引起脑组织充血、水肿和颅内压增高，压迫脑血管，进一步加重脑缺血、缺氧，形成恶性循环，严重时出现脑疝。另外，神经细胞内的酸中毒可引起抑制性神经递质 γ – 氨基丁酸生成增多，加重中枢神经系统的功能和代谢障碍，也成为肺性脑病以及缺氧、休克等病理生理改变难以恢复的原因。

（2）对循环系统的影响：一定程度的 PaO_2 降低和 $PaCO_2$ 升高，可以引起反射性心率加快、心肌收缩力增强，使心排出量增加；缺氧和 CO_2 潴留时，交感神经兴奋引起皮肤和腹腔器官血管收缩，而冠状血管主要受局部代谢产物的影响而扩张，血流量增加。严重的缺氧和 CO_2 潴留可直接抑制心血管中枢，造成心脏活动受抑和血管扩张、血压下降和心律失常等严重后果。心肌对缺氧十分敏感，早期轻度缺氧即在心电图上显示出来。急性严重缺氧可导致心室颤动或心脏骤停。长期慢性缺氧可导致心肌纤维化、心肌硬化。在呼吸衰竭的发病过程中，缺氧、肺动脉高压以及心肌受损等多种病理变化导致肺源性心脏病（cor pulmoriale）。

（3）对呼吸系统的影响：缺氧和 CO_2 潴留对呼吸的影响都是双向的，既有兴奋作用义有抑制作用。当 PaO_2（<60mmHg）作用于颈动脉体和主动脉体化学感受器，可反射性兴奋呼吸中枢，增强呼吸运动，甚至出现呼吸窘迫。当缺氧程度缓慢加重时，这种反射性兴奋呼吸中枢的作用迟钝。缺氧对呼吸中枢的直接作用是抑制作用，当 $PaO_2 < 30mmHg$ 时，此作用可大于反射性兴奋作用而使呼吸抑制。CO_2 是强有力的呼吸中枢兴奋剂，$PaCO_2$ 急骤升高，呼吸加深加快。长时间严重的 CO_2 潴留，会造成中枢化学感受器对 CO_2 的刺激作用发生适应；当 $PaCO_2 > 80mmHg$ 时，会对呼吸中枢产生抑制和麻醉效应，通气量反而下降，此时呼吸运动主要靠缺氧低的反射性呼吸兴奋作用维持。

（4）对肾功能的影响：呼吸衰竭的患者常常并发肾功能不全，若及时治疗，随着外呼吸功能的好转，肾功能可以恢复。

（5）对消化系统的影响：呼吸衰竭的患者常并发消化道功能障碍，表现为消化不良、食欲不振，甚至出现胃肠黏膜糜烂、坏死、溃疡和出血。缺氧可直接或间接损害肝细胞使丙氨酸氨基转移升，若缺氧能够得到及时纠正，肝功能可逐渐恢复正常。

二、分类

在临床实践中，通常按动脉血气分析、发病急缓及病理生理的改变进行分类。

1. 按照动脉血气分析分类　①Ⅰ型呼吸衰竭即缺氧性呼吸衰竭，无 CO_2 潴留。血气分析特点是：$PaO_2 < 60mmHg$，$PaCO_2$ 降低或正常。主要见于肺换气障碍（通气/血流比例失调、弥散功能损害和肺动-静脉分流）疾病，如严重肺部感染性疾病、间质性肺疾病、急性肺栓塞等。②Ⅱ型呼吸衰竭即高碳酸性呼吸衰竭，既有缺氧又有 CO_2 潴留。血气分析特点是：$PaO_2 < 60mmHg$，同时伴有 $PaCO_2 > 50mmHg$。系肺泡通气不足所致。

2. 按照发病急缓分类　①急性呼吸衰竭由于某些突发的致病因素，如严重肺疾患、创伤、休克、电击、急性气道阻塞等，使肺通气和/或换气功能迅速出现严重障碍，在短时间内引起呼吸衰竭。因机体不能很快代偿，若不及时抢救，会危及患者生命。②慢性呼吸衰竭指一些慢性疾病，如 COPD、肺结核、间质性肺疾病、神经肌肉病变等，其中以 COPD 最常见，造成呼吸功能的损害逐渐加重，经过较长时间发展为呼吸衰竭。早期虽有低氧血症或伴高碳酸血症，但机体通过代偿适应，生理功能障碍和代谢紊乱较轻，仍保持一定的生活活动能力，动脉血气分析 pH 在正常范围（7.35～7.45）。另一种临床较常见的情况是在慢性呼吸衰竭的基础上，因并发呼吸系统感染、气道痉挛或并发气胸等情况，病情急性加重，在短时间内出现 PaO_2 显著下降和 $PaCO_2$ 显著升高，称为慢性呼吸衰竭急性加重，其病理生理学改变和临床情况兼有急性呼吸衰竭的特点。

3. 按照发病机制分类　可分为通气性呼吸衰竭和换气性呼吸衰竭，也可分为泵衰竭（pumpfailure）和肺衰竭（lung failure）。①泵衰竭：由呼吸泵（驱动或制约呼吸运动的神经、肌肉和胸廓）功能障碍引起。以Ⅱ型呼吸衰竭表现为主。②肺衰竭：由肺组织及肺血管病变或气道阻塞引起，可表现Ⅰ型或Ⅱ型呼吸衰竭。

三、临床表现

除呼吸衰竭的原发疾病的症状、体征外，主要为缺氧和 CO_2 潴留所致的呼吸困难和多脏器功能障碍。

1. 呼吸困难　多数患者有明显的呼吸困难，急性呼吸衰竭早期表现为呼吸频率增加，病情严重时出现呼吸困难，辅助呼吸肌活动增加，可出现三凹征。慢性呼吸衰竭表现为呼吸费力伴呼气延长，严重时呼吸浅快，并发 CO_2 麻醉时，出现浅慢呼吸或潮式呼吸。

2. 发绀　是缺氧的典型表现。当血氧饱和度低于90%时，出现口唇、指甲和舌发绀。发绀与缺氧程度不一定完全平行。贫血时，不出现发绀，而红细胞明显增多时轻度缺氧也可出现发绀。

3. 精神-神经症状　急性呼吸衰竭可迅速出现精神紊乱、躁狂、昏迷、抽搐等症状。慢性呼吸衰竭随着 PaO_2 升高，出现先兴奋后抑制症状。兴奋症状包括烦躁不安、昼夜颠倒甚至谵妄。CO_2 潴留加重时导致肺性脑病，出现抑制症状，表现为表情淡漠、肌肉震颤、间歇抽搐、嗜睡甚至昏迷等。

4. 循环系统表现　多数患者出现心动过速，严重缺氧和酸中毒时，可引起周围循环衰竭、血压下降、心肌损害、心律失常甚至心脏骤停。CO_2 潴留者出现体表静脉充盈、皮肤潮红、温暖多汗、血压升高；慢性呼吸衰竭并发肺心病时可出现体循环淤血等右心衰竭表现。因脑血管扩张，患者常有搏动性头痛。

5. 消化和泌尿系统表现　严重呼吸衰竭时可损害肝、肾功能，并发肺心病时出现尿量减少。部分患者可引起应激性溃疡而发生上消化道出血。

四、辅助检查

1. 动脉血气分析　$PaO_2 < 60mmHg$，伴有或不伴有 $PaCO_2 > 50mmHg$，pH 可正常或降低。

2. 影像学检查　包括普通 X 线胸片、胸部 CT 和放射性核素肺通气/灌注扫描等可协助分析呼吸衰竭的原因。

3. 肺功能检测　能判断通气功能障碍的性质（阻塞性、限制性或混合性）及是否并发有换气功能障碍，并对通气和换气功能障碍的严重程度进行判断。

4. 纤维支气管镜检查　对于明确大气道情况和取得病理学证据具有重要意义。

五、诊断要点

有导致呼吸衰竭的病因或诱因；有低氧血症或伴有高碳酸血症的临床表现；在海平面大气压下，静息状态呼吸空气时，$PaO_2 < 60mmHg$，伴有或不伴有 $PaCO_2 > 50mmHg$，在排除心内解剖分流或原发性心排出血量降低后，呼吸衰竭的诊断即可成立。

六、治疗要点

呼吸衰竭的治疗原则是保持呼吸道通畅，迅速纠正缺氧、改善通气、积极治疗原发病、消除诱因、加强一般支持治疗和对其他重要脏器功能的监测与支持、预防和治疗并发症。

1. 保持呼吸道通畅　气道不通畅使呼吸阻力增加，呼吸功消耗增多，会加重呼吸肌疲劳；气道阻塞致分泌物排出困难将加重感染，同时也可能发生肺不张，使气体交换面积减少；气道如发生急性完全阻塞，会发生窒息，在短时间内导致患者死亡。因此，保持呼吸道通畅是纠正缺氧和 CO_2 潴留的最重要措施。

（1）清除气道内分泌物及异物。

（2）昏迷患者用仰头提颏法打开气道并将口打开。

（3）若以上方法不能有效的保持气道通畅，可建立简易人工气道或气管内导管（气管插管及气管切开）建立人工气道，简易人工气道主要有口咽通气道、鼻咽通气道和喉罩，是气管内导管的临时替代方式，在病情危重不具备插管条件时应用，待病情允许后再行气管插管或切开。缓解支气管痉挛：使用支气管扩张药物，可选用 β_2 肾上腺素受体激动剂、抗胆碱药、糖皮质激素或茶碱类药物等。在急性呼吸衰竭时，主要经静脉给药。

2. 氧疗　通过增加吸入氧浓度来纠正患者缺氧状态的治疗方法即为氧疗。对于急性呼吸衰竭患者，应给予氧疗。吸氧浓度确定吸氧浓度的原则是保证 PaO_2 迅速提高到 60mmHg 或脉搏容积血氧饱和度（SpO_2）达 90% 以上的前提下，尽量减低吸氧浓度。I 型呼吸衰竭的主要问题为氧合功能障碍而通气功能基本正常，较高浓度（>35%）给氧可以迅速缓解低氧血症而不会引起 CO_2 潴留。对于伴有高碳酸血症的急性呼吸衰竭，往往需要低浓度给氧。

3. 增加通气量、改善 CO_2 潴留

（1）呼吸兴奋剂：呼吸兴奋剂通过刺激呼吸中枢或外周化学感受器，增加呼吸频率和潮气量，改善通气。使用原则：①必须保持气道通畅，否则会促发呼吸肌疲劳，并进而加重 CO_2 潴留。②脑缺氧、水肿未纠正而出现频繁抽搐者慎用。③患者的呼吸肌功能基本正常。④不可突然停药。主要适用于以中枢抑制为主、通气量不足引起的呼吸衰竭，对以肺换气功能障碍为主所导致的呼吸衰竭患者，不宜使

用。常用的药物有尼可刹米、洛贝林、多沙普仑等，常规 0.375 ~ 0.75g 静注。

（2）机械通气：对于呼吸衰竭严重经上述处理不能有效地改善缺氧和 CO_2 潴留时，需考虑机械通气。

4. 抗感染　感染时慢性呼吸衰竭急性加重的常见诱因，一些非感染性因素诱发的呼吸衰竭加重也常继发感染，因此需要积极的抗感染治疗。

5. 纠正酸碱平衡失调　急性呼吸衰竭患者常容易并发代谢性酸中毒，应及时纠正。慢性呼吸衰竭常伴有 CO_2 潴留，导致呼吸性酸中毒，宜采用改善通气的方法纠正，如呼吸性酸中毒的过程发展缓慢，机体常以增加碱储备来代偿，当呼吸性酸中毒纠正后，原已增加的储备碱会使 pH 升高，对机体危害严重，因此，在纠正酸中毒的同时应给予盐酸精氨酸和氯化钾，以防止代谢性碱中毒的发生。

6. 病因治疗　在解决呼吸衰竭本身造成危害的前提下，针对不同病因采取适当的治疗措施十分必要，也是治疗呼吸衰竭的根本所在。

7. 其他重要脏器功能的监测与支持　重症患者需转入 ICU，进行积极抢救与监测，预防和治疗肺动脉高压、肺源性心脏病、肺性脑病、肾功能不全、消化道功能障碍和弥散性血管内凝血（DIC）等。特别要注意防治多器官功能障碍综合征（MODS）。

（田作荣）

第十节　急性呼吸窘迫综合征护理

急性呼吸窘迫综合征（acute respiratory distress syndrome，ARDS）是急性肺损伤（acute lung injury，ALI）的严重阶段，两者为同一疾病过程的两个阶段。ALI 和/或 ARDS 是指由心源性以外的各种肺内、外致病因素导致的急性、进行性呼吸衰竭。其主要病理特征为由于肺微血管通透性增高，肺泡渗出富含蛋白质的液体，进而导致肺水肿及透明膜形成，可伴有肺间质纤维化。病理生理改变以肺容积减少、肺顺应性降低和严重通气/血流比例失调为主。临床表现为呼吸窘迫和顽固性低氧血症，肺部影像学表现为非均一性的渗出性病变。

一、病因及发病机制

1. 病因　ARDS 的病因尚不清楚。与 ARDS 发病相关的危险因素包括肺内因素（直接因素）和肺外因素（间接因素）。

（1）肺内因素：是指对肺的直接损伤，包括：①化学性因素，如吸入毒气、烟尘、胃内容物及氧中毒等。②物理性因素，如肺挫伤、咽放射性损伤等。③生物性因素，如重症肺炎。国外报道，误吸胃内容物是发生 ARDS 的最常见的危险因素，当吸入物的 pH < 2.5 时，尤其容易发生，而国内以重症肺炎为主要原因。

（2）肺外因素：包括严重休克、感染中毒症、严重非胸部创伤、大面积烧伤、大量输血、急性胰腺炎、药物或麻醉品中毒等。

2. 发病机制　ALI 和 ARDS 的发病机制尚未完全阐明。除有些致病因素对肺泡膜的直接损伤外，更重要的是多种炎症细胞（巨噬细胞、中性粒细胞、血小板）及其释放的炎性介质和细胞因子间接介导的肺炎症反应，激发机体产生系统性炎症反应综合征（systemic inflammatory response syndrome，SIRS），即机体失控的自我持续放大和自我破坏的炎症反应，导致一系列病理生理改变。

（1）细胞学机制：①中性粒细胞在 ALI 和/或 ARDS 的发生发展过程中起着十分重要的作用。损伤因素一方面可以使中性粒细胞在肺内聚集、激活，并通过"呼吸爆发"释放氧自由基、蛋白酶和炎性介质，导致炎症反应和肺组织损伤；另一方面可以延迟中性粒细胞的凋亡，引起过度和失控的炎症反应和肺组织损伤。②巨噬细胞、肺毛细血管内皮细胞：可分泌肿瘤坏死因子 α 和白细胞介素 -1 等炎性介质，对启动早期炎症反应和维持炎症反应起重要作用。

（2）肺内炎性介质和抗炎介质的平衡失调：新近研究表明，在发生系统性炎症反应综合征的同时，机体启动了一系列内源性抗炎介质和抗炎性内分泌激素,出现抗炎反应,称为代偿性抗炎症反应综合征(compensatory anti – inflammatory response syndrome,CARS),对机体产生保护作用。在 ALI 和/或 ARDS 时,除炎性介质增加外,还有 IL – 4、IL – 10、IL – 13 等抗炎介质释放不足,造成肺内炎症反应和抗炎反应的失衡。

(3)对机体的影响:在炎性细胞和炎症介质的作用下,导致肺毛细血管内皮细胞和肺泡上皮细胞损伤,肺泡膜通透性增加,使毛细血管内液体和蛋白质漏入肺间质和肺泡,引起肺间质和肺泡水肿。肺泡大量积水又可使肺泡肺表面活性物质减少,导致小气道陷闭和肺泡萎陷不张,使功能残气量和有效参与气体交换的肺泡数量减少,因而称 ALI/ARDS 肺为"婴儿肺(baby lung)"或"小肺(small lung)",导致弥散和通气功能障碍、通气/血流比例失调和肺顺应性下降。另外,由于病变不均,重力依赖区(dependent regions),仰卧位时靠近背部的肺区,出现严重肺水肿和肺不张,通气功能极差;而在非重力依赖区(non – dependent regions),仰卧位时靠近胸前壁的肺区的肺泡通气功能基本正常,从而进一步加重肺内分流,造成严重的低氧血症和呼吸窘迫。

3. 病理   ARDS 的主要病理改变是肺广泛性充血水肿和肺泡内透明膜形成。病理过程可分为三个阶段:渗出期、增生期和纤维化期,三个阶段常重叠存在。ARDS 肺组织的大体表现为肺呈暗红或暗紫红的肝样变,可见水肿、出血,重量明显增加,切面有液体渗出,故有"湿肺"之称。显微镜下早期可见肺微血管充血、出血、微血栓形成,肺间质和肺泡内有富含蛋白质的水肿液及炎症细胞浸润;72h 后,由凝结的血浆蛋白、细胞碎片、纤维素及残余的肺表面活性物质混合形成透明膜,伴灶性或大片肺泡萎陷。可见 I 型肺泡上皮受损坏死;1~3 周以后,逐渐过渡到增生期和纤维化期,可见 II 型肺泡上皮、成纤维细胞增生和胶原沉积。部分肺泡的透明膜经吸收消散而修复,亦可有部分形成纤维化。ARDS 患者容易并发肺部继发感染,可形成肺小脓肿等炎症改变。

二、临床表现

除原发病的表现外,常在受到发病因素攻击(严重创伤、休克、误吸胃内容物等)后 12~48h 内(偶有长达 5d)突然出现进行性加重的呼吸困难、发绀、常伴有烦躁、焦虑、出汗,患者常感到胸廓紧束、严重憋气,即呼吸窘迫,不能用通常的吸氧疗法改善,也不能用其他原发心肺疾病(气胸、肺气肿、肺不张、肺炎、心力衰竭)解释。咳嗽、咳痰,甚至出现咯血水样痰或小量咯血。早期体征可无异常,或仅在双肺闻及少量细湿啰音,后期多闻及水泡音,可有管状呼吸音。

三、辅助检查

1. X 线胸片   X 线胸片的表现以演变快速多变为特点。早期可无异常或呈轻度间质改变,表现为边缘模糊的肺纹理增多。继之出现斑片状以至融合成大片状的浸润阴影,大片阴影中可见支气管充气征。后期可出现肺间质纤维化的改变。

2. 动脉血气分析   典型的改变为 PaO_2 降低,$PaCO_2$ 降低,pH 升高。肺氧合功能指标包括肺泡 – 动脉氧分压差〔(A – a)O_2〕、肺内分流(Qs/QT)、呼吸指数〔P(A – a)/O_2 PaO_2〕、氧合指数(PaO_2/FiO_2,以 PaO_2 的 mmHg 值除以吸入氧分数 FiO_2 获得)等,其中 PaO_2/FiO_2 最为常用,是诊断 ALI 或 ARDS 的必要条件,正常值为 400~500,ALI 时≤300,ARDS 时≤200。

3. 床边肺功能监测   肺顺应性降低,无效腔通气量比例(VD/VT)增加,但无呼气流速受限。

4. 血流动力学监测   通常仅用于与左心衰竭鉴别有困难时,一般肺毛细血管楔压(PCWP)<12mmHg,若 >18mmHg 则支持左心衰竭的诊断。

四、诊断要点

中华医学会呼吸病学分会 1999 年制定的诊断标准如下:①有 ALI/ARDS 的高危因素。②急性起病、呼吸频数和/或呼吸窘迫。③低氧血症:ALI 时动脉血氧分压(PaO_2)/吸入氧分数值(FiO_2)≤300;ARDS 时 PaO_2/FiO_2≤200。④胸部 X 线检查显示两肺浸润阴影。⑤PCWP≤18mmHg 或临床上能除外心源性肺水肿。符合以上 5 项条件者，可以诊断 ALI 或 ARDS。

五、治疗要点

ARDS 的治疗原则与一般急性呼吸衰竭相同。主要治疗措施包括：积极治疗原发病，氧疗，机械通气以及调节液体平衡等。

1. 治疗原发病　是治疗 ALI/ARDS 首要原则和基础，应积极寻找原发病灶并予以彻底治疗。原因不明确时，都应怀疑感染的可能，治疗上应选择广谱抗生素。

2. 纠正缺氧　采取有效措施，尽快提高 PaO_2。一般需高浓度给氧使 $PaO_2 \geq 60mmHg$ 或 $SaO_2 \geq 90\%$。轻症者可使用面罩给氧，但多数患者需使用机械通气。

3. 机械通气　ALI 阶段的患者可试用无创正压通气，无效或病情加重时尽快气管插管或切开行有创机械通气。机械通气的目的是提供充分的通气和氧合，以支持器官功能。但由于 ARDS 肺病变的不均匀性，传统的机械通气潮气量可以使顺应性较好、位于非重力依赖区的肺泡过度充气而造成肺泡破坏，加重肺损伤；而萎陷的肺泡在通气过程中仍维持于萎陷状态，造成局部扩张肺泡和萎陷肺泡之间产生剪切力，进一步加重肺损伤。目前 ARDS 机械通气的关键在于：①复张萎陷的肺泡并使其维持在开放状态，以增加肺容积和改善氧合。②避免肺泡随呼吸周期反复开闭所造成的损伤。因此，ARDS 的机械通气采用肺保护性通气（lung – protective ventilation），主要措施如下。

（1）呼吸末正压（positive end – expiratory pressure，PEEP）：适当的 PEEP 可使萎陷的小气道和肺泡再开放，防止肺泡随呼吸周期反复开闭，使呼气末肺容量增加，并可减轻肺损伤和肺泡水肿，从而改善肺泡弥散功能和通气/血流比例，减少肺内分流，达到改善氧合和肺顺应性的目的。但 PEEP 可增加胸内正压，减少回心血量，从而降低心排出量，并有加重肺损伤的潜在危险。因此在应用 PEEP 时应注意：①对血容量不足的患者，应补充足够的血容量以代偿回心血量的不足；同时不能过量，以免加重肺水肿。②从低水平开始，先用 $5cmH_2O$，逐渐增加至合适的水平，争取维持 $PaO_2 > 60mmHg$ 而 $FiO_2 < 0.6$。一般 PEEP 水平为 $8 \sim 18cmH_2O$。

（2）小潮气量（low tidal volume）：由于 ARDS 导致肺泡萎陷和功能性残气量减少，有效参与气体交换的肺泡数减少，因此，要求机械通气采用小潮气量，防止肺泡过度扩张。通气量为 $6 \sim 8ml/kg$，使吸气平台压控制在 $30 \sim 35cmH_2O$ 以下，可允许一定程度的 CO_2 潴留和呼吸性酸中毒（pH7.25 ～ 7.30）。并发代谢性酸中毒时需适当补碱。

（3）通气模式的选择：目前尚无统一的标准，压力控制通气可以保证气道吸气压不超过预设水平，避免呼吸机相关肺损伤，因而较容量控制通气更常用。反比通气的吸气相长于呼气相，与正常吸呼比相反，可以改善氧合，当与压力控制通气联合使用时，延长的吸气时间可以产生一延长的低压气流，从而改善气体的弥散功能。联合使用肺复张法（recruitment maneuver）、俯卧位通气等以进一步改善氧合。

4. 液体管理　为减轻肺水肿，应合理限制液体入量，以可允许的较低循环容量来维持有效循环，保持肺脏于相对"干"的状态。在血压稳定和保证组织器官灌注前提下，液体出入量宜轻度负平衡，可使用利尿药促进水肿的消退。必要时需放置肺动脉导管监测 PAWP，指导液体管理。由于毛细血管通透性增加，胶体物质可渗至肺间质，所以在 ARDS 早期，不宜输注胶体液。对于创伤出血多者，最好输新鲜血。用库存 1 周以上的血时，应加用微过滤器，以免发生微栓塞而加重 ARDS。

5. 营养支持与监护　ARDS 时机体处于高代谢状态，应补充足够的营养。全静脉营养可引起感染和血栓形成等并发症，应提倡早期给予胃肠营养，不仅可避免静脉营养的不足，而且能够保护胃肠黏膜，防止肠道菌群异位。ARDS 患者应安置在 ICU，动态监测呼吸、循环、水电解质、酸碱平衡及其他重要脏器的功能，以便及时调整治疗方案。

6. 其他治疗　糖皮质激素、表面活性物质替代治疗、吸入一氧化二氮等可能有一定的价值。

六、预后

尽管现代复苏技术和危重疾病早期抢救水平提高，并在 ARDS 的发病机制、病理生理和呼吸支持等方面有显著进展，但其病死率仍高达30%～70%，仍有49%的患者死于多器官功能障碍综合征，单纯由于呼吸衰竭导致的死亡仅占所有死亡患者的16%。存活者大部分在1年内能完全恢复接近正常，部分遗留肺纤维化，但多不影响生活质量。

七、护理诊断/合作性问题

1. 潜在并发症　重要器官缺氧性损伤。

1）体位、休息与活动：帮助患者取舒适且有利于改善呼吸状态的体位，一般呼吸衰竭的患者取半卧位或坐位，趴伏在床桌上，借此增加辅助呼吸肌的效能、促进肺膨胀。为减少体力消耗、降低耗氧量，患者需卧床休息，并尽量减少自理活动和不必要的操作。ALI/ARDS在必要时可采用俯卧位辅助通气，以改善氧合。

2）给氧：氧疗能提高肺内氧分压，使PaO_2和SaO_2升高，从而减轻组织损伤，恢复脏器功能；减轻呼吸做功，减少耗氧量；降低缺氧性肺动脉高压，减轻右心负荷。因此，氧疗是低氧血症患者的重要处理措施，应根据其基础疾病、呼吸衰竭的类型和缺氧的严重程度选择适当的给氧方法和吸入氧分数。Ⅰ型呼吸衰竭和ARDS患者需吸入较高浓度（$FiO_2 > 50\%$）氧气，使PaO_2迅速提高到60mmHg或$SaO_2 > 90\%$。Ⅱ型呼吸衰竭的患者通常在$PaO_2 < 60$mmHg时才开始氧疗，应予低浓度（$< 35\%$）持续给氧，使PaO_2控制在60mmHg或SaO_2在90%或略高，以防因缺氧完全纠正，使外周化学感受器失去低氧血症的刺激而导致呼吸抑制，反而会导致呼吸频率和幅度降低，加重缺氧和CO_2潴留。

（1）给氧方法：常用的给氧法有鼻导管、鼻塞和面罩给氧。鼻导管和鼻塞法使用简单方便，不影响进食和咳痰；但吸入氧分数不稳定，高流量吸氧时对局部黏膜有刺激，故氧流量不能超过7L/min，用于轻度呼吸衰竭和Ⅱ型呼吸衰竭的患者。面罩包括普通面罩（simple face mask）、无重吸面罩（non-rebreather mask）和文丘里面罩（Venturi mask）。使用普通面罩以5～8L/min的氧流量给氧时，FiO_2约为40%（5L/min）、45%～50%（6L/min）和55%～60%（8L/min），用于低氧血症比较严重的Ⅰ型呼吸衰竭和ARDS患者。无重吸面罩带有储氧袋，在面罩和储氧袋之间有一单向阀，患者吸气时允许氧气进入面罩内，而呼气时避免呼出的废气进入储氧袋。面罩上还有数个呼气孔，并有单向皮瓣，允许患者在呼气时将呼出的废气出至空气中，并在吸气时阻止空气进入面罩内，因此，这种面罩的吸入氧分数最高，可达90%以上，常用于有严重低氧血症、呼吸状态极不稳定的Ⅰ型呼吸衰竭和ARDS患者。文丘里面罩能够提供准确的吸入氧分数，在面罩的底部与供养源之间有一调节器，可以准确控制进入面罩的空气量，并通过调节氧流量精确地控制空气与氧气混合的比例，因此能够按需要调节吸入氧分数，对于慢性阻塞性肺疾病引起的呼吸衰竭尤其使用。

（2）效果观察：氧疗过程中，应注意观察氧疗效果，如吸氧后呼吸困难缓解、心率减慢、发绀减轻，表示氧疗有效；如果意识障碍加深或呼吸过度表浅、缓慢，可能CO_2潴留加重。应根据动脉血气分析结果和患者的临床表现，及时调整氧流量和浓度，保证氧疗效果，防止氧中毒和CO_2麻醉。如通过普通面罩或无重复呼吸面罩进行高浓度氧疗后，不能有效地改善患者的低氧血症，应配合医生进行气管插管和机械通气。

（3）注意事项：氧疗时应注意保持吸入氧气的湿化，以免氧气干燥对呼吸道产生刺激作用，并促进气道黏液栓形成。输送氧气的导管、面罩、气管导管应妥善固定，使患者舒适；保持其清洁与通畅，定时更换消毒，防止交叉感染。向患者及家属说明氧疗的重要性，嘱其勿擅自停止吸氧或变动氧流量。

3）促进有效通气：指导Ⅱ型呼吸衰竭的患者进行缩唇呼吸，通过腹式呼吸时膈肌的运动和缩唇呼吸促使气体均匀而缓慢的呼出，以减少肺内残气量，增加有效通气量，改善通气功能。

4）用药护理：按医嘱及时准确给药，并观察疗效及不良反应。患者使用呼吸兴奋剂时应保持呼吸道通畅，适当提高氧浓度，静滴时速度不宜过快，注意观察呼吸频率、节律、神志变化以及动脉血气的变化，以便调整剂量。

5）心理支持：呼吸衰竭及ARDS患者因呼吸困难、预感病情危重、可能危及生命，常会产生紧张焦虑的情绪，应根据患者的心理需求，通过语言、表情、手势等与患者交流，解释疾病的发展过程和积极配合治疗的重要性，鼓励患者树立战胜疾病的信心。

6）病情监测：呼吸衰竭及 ARDS 患者需安置 ICU 进行严密监护，监测的内容包括：①呼吸状况：呼吸频率、节律及深度，使用呼吸机辅助呼吸情况，呼吸困难的程度。②缺氧及 CO_2 潴留情况：观察有无发绀、球结膜水肿、肺部有无异常呼吸音及啰音。③循环状态：监测心率、心律及血压，必要时进行血流动力学监测。④意识状态及神经精神症状：观察有无肺性脑病的表现，如有异常及时通知医生。昏迷者应评估肌张力、腱反射、瞳孔及病理反射。⑤液体平衡状态：观察和记录每小时的液体出入量和尿量，有肺水肿的患者需适当保持负平衡。⑥实验室检查结果：监测生化检查和血气分析检查结果，了解电解质和酸碱平衡情况。

7）配合抢救：备齐抢救物品及药品，发现病情严重时需及时配合抢救，赢得最佳抢救时机，提高成功率。同时做好家属的心理支持。

2. 清理呼吸道无效　与呼吸道感染、分泌物过多或黏稠、咳嗽无力及大量液体和蛋白质漏入肺泡有关。

（1）保持呼吸道通畅，促进痰液引流：呼吸衰竭及 ARDS 患者的呼吸道净化作用减弱、炎性分泌物增加、痰液黏稠，引起肺泡通气不足。在实施氧疗和改善通气之前，应采取各种措施，使呼吸道保持通畅。具体措施包括：①指导并协助患者进行有效的咳嗽、咳痰。②每 1~2h 翻身一次，并给予扣背，促进痰液排出。③病情严重、意识不清的患者因其口、咽、舌部肌肉松弛，咳嗽无力，分泌物黏稠不易咳出，导致呼吸道分泌物及舌后坠阻塞气道，应协助患者取仰卧位，头后仰，托起下颌，并用多孔导管经口进行机械吸引，清除口咽部分泌物，并能刺激咳嗽，有利于气道内的痰液咳出。如有气管插管或气管切开，则给予气管内吸痰，吸痰时应注意无菌操作，动作轻柔。严重 ARDS 患者使用 PEEP 后常会出现 "PEEP 依赖"，如中断 PEEP，即使是吸痰时的短时间中断也会出现严重的低氧血症和肺泡内重新充满液体，此时需要更大的 PEEP 和较长的时间（常大于 30min）才能使患者恢复到吸痰前的血氧水平。因此，应使用密闭系统进行吸痰和呼吸治疗，保持呼吸管道的连接状态，避免中断 PEEP。④饮水、口服祛痰药和雾化吸入可湿化和稀释痰液，使痰液易于咳出或吸出。

（2）痰的观察及记录：注意观察痰液的性质、量、色、味及痰液的实验室检查结果，并及时记录。按医嘱及实验室检查要求正确留取痰标本。发现痰液量、色及黏稠度等发生变化或出现特殊气味，应及时与医生联系，以便调整治疗方案。

（3）应用抗生素的护理：按医嘱正确给予抗生素治疗，以控制肺部感染。密切观察药物的疗效与不良反应。

八、其他护理诊断

1. 低效型呼吸型态　与不能进行有效呼吸有关。
2. 焦虑　与呼吸窘迫、疾病危重及对环境和事态失去自主控制有关。
3. 自理缺陷　与严重缺氧、呼吸困难、机械通气有关。
4. 营养失调　低于机体需要量与气管插管和代谢增高有关。
5. 潜在并发症　误吸、呼吸机相关性肺炎、呼吸机相关肺损伤等。

九、健康教育

（1）疾病知识指导：向患者及家属讲解疾病的发生、发展和转归。

（2）呼吸锻炼的指导：教会患者有效咳嗽、咳痰技术，如缩唇呼吸、腹式呼吸、体位引流、拍背等方法，提高患者的自我护理能力，加速康复，延缓肺功能恶化。

（3）用药指导：出院时应将患者使用的药物、剂量、用法和注意事项告诉患者，并写在纸上交给患者以便需要时使用。指导并教会低氧血症的患者及家属学会合理的家庭氧疗方法及其注意事项。

（4）活动与休息：根据患者的具体情况指导患者制定合理的活动与休息计划，教会患者避免氧耗量较大的活动，并在活动过程中增加休息。

（5）合理安排膳食，加强营养。

（6）戒烟：避免吸入有害烟雾和刺激性气体。

（7）向家属讲解呼吸衰竭的征象及简单处理：若有气急、发绀加重等变化，应尽早就医。

（田作荣）

第四章

循环系统疾病护理

第一节　心肌炎护理

一、概述

心肌炎是指心肌实质或间质局限性或弥漫性病变，由多种病因所致。小儿时期心肌炎主要由病毒及细菌感染或急性风湿热引起。病情轻重不一，轻者可无症状，重者出现疲乏无力、恶心、呕吐、胸闷、呼吸困难等症状。可因心源性休克或严重心律失常而猝死。按发病原因可分为3种类型。

（1）感染性心肌炎：由细菌、病毒、真菌、螺旋体和原虫等感染所致。

（2）反应性心肌炎：为变态反应及某些全身性疾病在心肌的反应。

（3）中毒性心肌炎：由药物、毒物反应或中毒而引起的心肌炎性病变。

其中病毒性心肌炎最常见。病毒性心肌炎是指人体感染嗜心性病毒（肠道病毒、黏病毒、腺病毒、巨细胞病毒及麻疹、腮腺炎、乙型脑炎、肝炎病毒等），引起心肌非特异间质性炎症。该炎症可呈局限性或弥漫性，病程可以是急性、亚急性或慢性。急性病毒性心肌炎患者多数可完全恢复正常，很少发生猝死，一些慢性发展的病毒性心肌炎可以演变为心肌病。

目前，全球对病毒性心肌炎发病机制尚未完全明了，但是随着病毒性心肌炎实验动物模型和培养搏动心肌细胞感染柯萨奇B组病毒致心肌病变模型的建立，对病毒性心肌炎发生机制的阐明已有了很大的发展。以往认为该病过程有两个阶段：①病毒复制期。②免疫变态反应期。但是近来研究结果表明，第一阶段除有病毒复制直接损伤心肌外，也存在有细胞免疫损伤过程。

第一阶段：病毒复制期，该阶段是病毒经血液直接侵犯心肌，病毒直接作用，产生心肌细胞溶解作用。第二阶段：免疫变态反应期，对于大多数病毒性心肌炎（尤其是慢性期者），病毒在该时期内可能已不存在，但心肌仍持续受损。目前认为该期发病机制是通过免疫变态反应，主要是T细胞免疫损伤致病。

二、临床表现

病毒性心肌炎的临床症状具有轻重程度差异大，症状表现常缺少特异典型性的特点。约有半数患者在发病前（1~3周）有上呼吸道感染和消化道感染史。但他们的原发病症状常轻重不同，有时症状轻，易被患者忽视，须仔细询问才能被注意到。

（一）症状

1）心脏受累的症状：可表现为胸闷、心前区隐痛、心悸、气促等。

2）有一些病毒性心肌炎是以一种与心脏有关或无关的症状为主要或首发症状就诊的

（1）以心律失常为主诉和首发症状就诊者。

（2）少数以突然剧烈的胸痛为主诉者，而全身症状很轻。此类情况多见于病毒性心肌炎累及心包或胸膜者。

（3）少数以急性或严重心功能不全症状为主就诊。

（4）少数以身痛、发热、少尿、昏厥等严重全身症状为主，心脏症状不明显而就诊。

（二）体征

1. 心率改变　或心率增快，但与体温升高不相称；或为心率减缓。

2. 心律失常　节律常呈不整齐，期前收缩最为常见，表现为房性或为室性期前收缩。其他缓慢性心律失常如房室传导阻滞、病态窦房结综合征也可出现。

3. 心界扩大　病情轻者心脏无扩大，一般可有暂时性扩大，可以恢复。

4. 心音及心脏杂音　心尖区第一心音可有减低或分裂或呈胎心音样。发生心包炎时有心包摩擦音出现。心尖区可闻及收缩期吹风样杂音，系发热、心腔扩大所致；也可闻及心尖部舒张期杂音，也为心室腔扩大、相对二尖瓣狭窄所产生。

5. 心力衰竭体征　较重病例可出现左侧心力衰竭或右侧心力衰竭的体征，甚至极少数出现心源性休克的一系列体征。

（三）分期

病毒性心肌炎根据病情变化和病程长短可分为四期。

1. 急性期　新发病者临床症状和体征明显而多变，病程多在 6 个月以内。

2. 恢复期　临床症状和客观检查好转，但尚未痊愈，病程一般在 6 个月以上。

3. 慢性期　部分患者临床症状、客观检查呈反复变化或迁延不愈，病程多在 1 年以上。

4. 后遗症期　患心肌炎时间已久，临床已无明显症状，但遗留较稳定的心电图异常，如室性期前收缩、房室或束支传导阻滞、交界区性心律等。

三、诊断标准

1）在上呼吸道感染、腹泻等病毒感染后 1~3 周或急性期中出现心脏表现（如舒张期奔马律、心包摩擦音、心脏扩大等）和/或充血性心力衰竭或阿 – 斯综合征者。

2）上述感染后 1~3 周或发病同时新出现的各种心律失常而在未服抗心律失常药物前出现下列心电图改变者

（1）房室传导阻滞或窦房阻滞、束支传导阻滞。

（2）2 个以上导联 ST 段呈不平型或下斜型下移≥0.05mV，或多个导联 ST 段异常抬高或有异常 Q 波者。

（3）频发多形、多源成对或并行性期前收缩；短阵室速、阵发性室上速或室速，扑动或颤动等。

（4）2 个以上以 R 波为主波的导联 T 波倒置、平坦或降低 < R 波的 1/10。

（5）频发房性期前收缩或室性期前收缩。

注：具有（1）至（3）任何一项即可诊断。具有（4）或（5）或无明显病毒感染史者要补充下列指标以助诊断：①左室收缩功能（减弱经无创或有创检查证实）。②病程早期有 CPK、CPK – MB、GOT、LDH 增高。

3）如有条件应进行以下病原学检查

（1）粪便、咽拭子分离出柯萨奇病毒或其他病毒和/或恢复期血清中同型病毒抗体滴度较第一份血清升高 4 倍（双份血清应相隔 2 周以上），或首次滴度 >1∶640 者为阳性，1∶320 者为可疑。

（2）心包穿刺液分离出柯萨奇病毒或其他病毒等。

（3）心内膜、心肌或心包分离出病毒或特异性荧光素标记抗体检查阳性。

（4）对尚难明确诊断者可长期随访。在有条件时可做心肌活检以帮助诊断。

（5）在考虑病毒性心肌炎诊断时，应除外甲状腺功能亢进症、β 受体功能亢进症及影响心肌的其他疾患，如风湿性心肌炎、中毒性心肌炎、冠心病、结缔组织病及代谢性疾病等。

四、治疗原则

目前病毒性心肌炎尚无特效治疗方法。一般治疗原则以休息、对症处理为主。本病多数患者经休息和治疗后可以痊愈。

（一）休息

休息对本病的治疗意义是减轻心脏负担，防止心脏扩大、发生心力衰竭和心律失常。即使是已有心脏扩大者，经严格休息一个相当长的时间后，大多数也可使心脏恢复正常。具体做法是：卧床休息，一般卧床休息需 3 个月左右，直至症状消失、心电图正常。如果心脏已扩大或有心功能不全者，卧床时间还应延长到半年，直至心脏不能继续缩小、心力衰竭症状消失。其后在严密观察下，逐渐增加活动量。在病毒性心肌炎的恢复期中，应适当限制活动 3～6 个月。

（二）对症处理

1. 改善心肌营养和代谢 具有改善心肌营养和代谢作用的药物有维生素 C、维生素 B_6、维生素 B_{12}、辅酶 A、肌苷、细胞色素 C、三磷腺苷（ATP）、三磷腺苷（CTP）、辅酶 Q_{10} 等。

2. 调节细胞免疫功能 目前常用的有人白细胞干扰素、胸腺素、免疫核糖核酸等。目前由于各地在这类药物生产中质量、含量的不一致，在使用时需对一些不良反应、变态反应注意。中药黄芪已在调节细胞免疫功能方面显示出良好作用。

3. 治疗心律失常和心力衰竭 详见心律失常和心力衰竭有关内容。需注意的是：心肌炎患者对洋地黄类药物耐受性低，敏感性高，用药量需减至常规用药量的 $1/2～2/3$，以防止发生洋地黄类药物中毒。

4. 治疗重症病毒性心肌炎 重症病毒性心肌炎表现为短期内心脏急剧增大、高热不退、急性心力衰竭、休克，高度房室传导阻滞等。

（1）肾上腺皮质激素：肾上腺皮质激素可以抑制抗原抗体，减少变态反应，有利于保护心肌细胞、消除局部的炎症和水肿，有利于挽救生命，安度危险期。但是地塞米松等肾上腺皮质激素对于一般急性病毒感染性疾病属于禁用药。病毒性心肌炎是否可以应用此类激素治疗，现也意见不一。因为肾上腺皮质激素有抑制干扰素的合成，促进病毒繁殖和炎症扩散的作用，有加重病毒性心肌炎心肌损害的可能，所以现在一般认为病毒性心肌炎在急性期，尤其是前 2 周内，除重症病毒性心肌炎患者外，一般是禁用肾上腺皮质激素的。

（2）治疗重症病毒性心肌炎高度房室传导阻滞或窦房结损害应首先及时应用人工心脏起搏器度过急性期。

（3）对于重症病毒性心肌炎患者，特别是并发心力衰竭或心源性休克者，近期有人提出应用 1，6－二磷酸果糖（FDP）5g 静脉滴注。1，6－二磷酸果糖是糖代谢过程的底物，具有增加能量的作用，有利于心肌细胞能量的代谢。

五、常见护理问题

（一）活动无耐力

1. 相关因素 ①头痛、不适。②虚弱、疲劳。③缺乏动机、沮丧。

2. 预期目标 ①患者活动耐力增加了。②患者进行活动时，虚弱、疲劳感减轻或消失。③患者能说出影响其活动耐力的因素。④患者能参与所要求的身体活动。

3. 措施

（1）心肌炎急性期，有并发症者，需卧床休息，待体温、心电图及 X 线检查恢复正常后逐渐增加活动量。

（2）进行必要的解释和鼓励，解除心理紧张和顾虑，使能积极配合治疗和得到充分休息。不要过度限制活动及延长患者卧床休息时间，鼓励患者白天坐在椅子上休息。下床活动前患者要做充分的活动准备，并为患者自理活动提供方便，如抬高床头，使患者便于起身下床。

（3）鼓励采取缓慢的重复性的活动，保持肌肉的张力，如上下肢的循环运动等。为患者提供安全的活动场所，把障碍物移开。

（4）合理安排每日的活动计划，在2次活动之间给予休息时间，不要急于求成。若患者在活动后出现心悸、气促、呼吸困难、胸闷、胸痛、心律失常、血压升高、脉搏加快等反应，则应停止活动，并以此作为限制最大活动量的指征。

（二）舒适的改变：心悸、气促

1. 相关因素　①心肌损伤。②心律失常。③心功能不全。

2. 预期目标　①患者主诉不适感减轻。②患者能够运用有效的方法缓解不适。

3. 措施

（1）心肌炎并发心律失常或心功能不全时应增加卧床时间，协助生活护理，避免劳累。保持室内空气新鲜，呼吸困难者给予吸氧，半卧位。

（2）遵医嘱给药控制原发疾病，补充心肌营养。

（3）给予高蛋白、高维生素、易消化的低盐饮食；少量多餐。避免刺激性食物。高热者给予营养丰富的流质或半流质饮食。

（4）安慰患者，消除其紧张情绪，鼓励患者保持最佳的心理状态。指导患者使用放松技术，如：缓慢地深呼吸，全身肌肉放松等。

（5）戒烟、酒。

（三）心排血量减少

1. 相关因素　心肌收缩力减弱。

2. 预期目标　患者保持充足的心排血量，表现为生命体征正常。

3. 措施

（1）尽可能减少或排除增加心脏负荷的原因及诱发因素，如有计划地护理患者，减少不必要的干扰，以保证充足的休息及睡眠时间；嘱患者卧床休息，协助患者满足生活需要；减少用餐时的疲劳，给予易消化、易咀嚼的食物，嘱患者晚餐要少吃一点。

（2）为患者提供一个安静、舒适的环境，限制探视，保证患者充分休息。根据病情给予适当的体位。保持室内空气新鲜，定时翻身拍背，预防呼吸道感染。

（3）持续吸氧，流量根据病情调节。输液速度不超过20～30滴/min。准备好抢救用物品和药物。

（四）潜在并发症：心律失常

1. 评估

（1）加强床旁巡视，观察并询问患者有无不适。

（2）严密心电监护，记录心律失常的性质、每分钟次数等。

2. 措施

（1）心肌炎并发轻度心律失常者应适当增加休息，避免劳累及感染，心律失常如影响心肌排血功能或有可能导致心功能不全者，应卧床休息。

（2）给予易消化饮食，少量多餐，禁烟、酒，禁饮浓茶、咖啡。

（3）准备好抢救药品及物品。

（五）潜在并发症：充血性心力衰竭

1. 评估

（1）观察神志及末梢循环情况：意识状态、面色、唇色、甲床颜色等。

（2）测量生命体征变化。

（3）了解心力衰竭的体征变化，如水肿轻重、颈静脉怒张程度等。

（4）准确记录液体出入量，注意日夜尿量情况，夜尿量增多考虑有无早期心力衰竭和隐性水肿的可能。病情允许可每周测量体重，如体重增加，一般情况较差，要警惕早期心力衰竭所致水钠潴留。

（5）应用洋地黄类药物时，严密观察洋地黄的中毒表现。

2. 措施

（1）心肌炎并发心力衰竭者需绝对卧床休息，抬高床头使患者半卧位。待心力衰竭症状消除后可逐步增加活动量。

（2）合理使用利尿药，严格控制输液量及每分钟滴速。间断或持续给氧，氧流量 2～3L/min，严重缺氧时 4～6L/min 为宜。

（3）给患者高蛋白、高维生素、易消化的低盐饮食，少量多餐。避免刺激性食物。补充钾盐及含钾丰富的食物，如香蕉、橘子。

（4）做好基础护理：注意保暖，多汗者及时更衣，防止受凉，预防呼吸道感染；长期卧床，尤其是水肿患者，要定时协助翻身，预防压疮；做好口腔及皮肤护理。保持大便通畅，便秘时使用开塞露。习惯性便秘者，每日给通便药物。

（5）预防细菌、病毒感染；防止再次发生药物中毒及物理性作用对心肌的损害。

（六）潜在并发症：猝死

1. 评估

（1）密切观察病情变化，了解猝死征兆：心前区痛、胸闷、气急、心悸、乏力、室性期前收缩及心肌梗死症状。

（2）对心电图出现缺血性改变及双束支传导阻滞的患者应加强巡视，准备好抢救药品及物品。

2. 措施

（1）病情平稳时做好健康指导，使患者自觉避免危险因素，包括情绪激动、劳累、饱餐、寒冷、吸烟等。

（2）掌握猝死的临床表现：神志不清、抽搐、呼吸减慢或变浅甚至停滞、发绀、脉搏触不到、血压测不到、瞳孔散大、对光反射消失。

（3）一旦发生猝死立即进行心肺复苏、建立静脉通道，遵医嘱给药、必要时予以电除颤或心脏起搏。

（4）心跳恢复后，严密观察病情变化，包括神志、呼吸、心电图、血压、瞳孔等，并做详细记录。

六、健康教育

（一）预防感染

病毒性心肌炎是感染病毒引起的。防止病毒的侵入是十分重要的。尤其应预防呼吸道感染和肠道感染。对易感冒者平时应注意营养，避免过劳，选择适当的体育活动以增强体质。避免不必要的外出，必须外出时应注意防寒保暖，饮食卫生。感冒流行期间应戴口罩，避免去人口拥挤的公共场所活动。

1. 预防呼吸道和消化道感染　多数病毒性心肌炎患者在发病前 1～3 周内或发病同时有呼吸道或消化道感染的前驱表现，因此积极采取措施加以预防，可以减少病毒性心肌炎的发生。

2. 预防病毒性传染病　麻疹、脊髓灰质炎、肠道病毒感染、风疹、水痘、流行性腮腺炎等病毒性传染病均可累及心肌而形成病毒性心肌炎，因此积极有效地预防这些传染病，可以降低心肌炎的发病率。

3. 及时治疗各种病毒性疾病　及时治疗呼吸道感染、消化道感染及其他病毒性疾病。在病毒血症阶段即采用抗病毒药物治疗，便可直接杀灭病毒，减少病毒侵入心肌的机会或数量，降低心肌炎的发病率或减轻病情。

4. 避免条件致病因数的影响　在感染病毒之后机体是否发生心肌炎，除了与受感染者的性别、年龄、易感性以及所感染的病毒是否具有嗜心性、感染的数量等有关之外，还与受到细菌感染、发热、精神创伤、剧烈运动、过劳、缺氧、接受放射线或辐射、受冷、过热、使用激素、营养不良、接受外科手术、外伤、妊娠、心肌梗死等条件因子影响有关。这些条件因子不仅容易引起心肌炎发病，而且在病后易使病情反复、迁延或加重，因此必须积极防治。

（二）适当休息

急性发作期，一般应卧床休息2~4周，急性期后仍应休息2~3个月。严重心肌炎伴心界扩大者，应休息6~12个月，直到症状消失，心界恢复正常。如出现胸闷、胸痛、烦躁不安时，应在医生指导下用镇静、止痛药。心肌炎后遗症者，可尽量与正常人一样地生活工作，但不宜长时间看书、工作甚至熬夜。应避免情绪激动及过度体力活动而引起身体疲劳，使机体免疫抗病能力降低。

（三）饮食调摄

饮食宜高蛋白、高热量、高维生素，尤其是含维生素 C 多的食物，如山楂、苹果、橘子、西红柿等。多食葡萄糖、蔬菜、水果。忌暴饮暴食，忌食辛辣、熏烤、煎炸之品。吸烟时烟草中的尼古丁可促进冠状动脉痉挛收缩，影响心肌供血，饮酒会造成血管功能失调，故应戒烟、忌酒。食疗上可服用菊花粥、人参粥等，可遵医嘱服用生晒参、西洋参等，有利于心肌炎的恢复。

（四）体育锻炼

在恢复期时，根据自己的体力参加适当的锻炼，如散步、保健操、气功等，可早日康复及避免后遗症。心肌炎后遗症只要没有严重心律失常，可参加一般性的体育锻炼，如慢跑、跳舞、气功、太极拳等，持之以恒，以利于疾病的康复。

（五）监测生命体征

每日注意测量体温、脉搏、呼吸等生命体征。高热的患者给予降温、口腔护理及皮肤护理。由于心肌收缩无力、心排血量急剧下降易导致心源性休克，应及时测血压、脉搏。如患者出现脉搏微弱、血压下降、烦躁不安、面色灰白等症状，应立即送往医院进行救治。

（六）不良反应

心肌炎反复发作的患者，长期服用激素，要注意观察不良反应和毒性反应，如高血压、胃肠道消化性溃疡及穿孔、出血等。心肌炎的患者对洋地黄制剂极为敏感，易出现中毒现象，应严格掌握用药剂量。急性患者应用大剂量维生素 C 及能量合剂，静脉滴注或静脉推注时要注意保护血管，控制速度，以防肺水肿。

（七）居室应保持空气新鲜、流通

定期通风换气，但要避免患者直接吹风，防止感冒加重病情。冬季注意保暖。平素应加强身体锻炼，运动量不宜过大，可由小量到大量，以患者能承受不感劳累为度，可做些气功、太极拳、散步等活动。

（田作荣）

第二节　心绞痛护理

心绞痛（angina pectoris）是冠状动脉供血不足，心肌急剧的、暂时的缺血与缺氧引起的综合征。其特点为阵发性的前胸压榨性疼痛感觉，主要位于胸骨后部，可放射至左上肢，常发生于劳累或情绪激动时，持续数分钟，休息或服用硝酸酯制剂后消失。本病多见于男性，多数患者在40岁以上，劳累、情绪激动、饱食、受寒、阴雨天气、急性循环衰竭等为常见的诱因。

一、病因

1. 基本病因　对心脏予以机械性刺激并不引起疼痛，但心肌缺血、缺氧则引起疼痛。当冠状动脉的"供血"与心肌的"需氧"出现矛盾，冠状动脉血流量不能满足心肌代谢需要时，引起心肌急剧的、暂时的缺血、缺氧时，即产生心绞痛。

2. 其他病因　除冠状动脉粥样硬化外，主动脉瓣狭窄或关闭不全、梅毒性主动脉炎、肥厚性心肌病、先天性冠状动脉畸形、风湿性冠状动脉炎，都可引起冠状动脉在心室舒张期充盈障碍，引发心绞痛。

二、临床表现与诊断

（一）临床表现

1. 症状和体征

（1）部位：典型心绞痛主要在胸骨体上段或中段之后，可波及心前区，有手掌大小范围，可放射至左肩、左上肢前内侧，达无名指和小指；不典型心绞痛疼痛可位于胸骨下段、左心前区或上腹部，放射至颈、下颌、左肩胛部或右前胸。

（2）性质：胸痛为压迫、发闷，或紧缩性，也可有烧灼感。发作时，患者往往不自觉地停止原来的活动，直至症状缓解。

（3）诱因：典型的心绞痛常在相似的条件下发生。以体力劳累为主，其次为情绪激动。登楼、平地快步走、饱餐后步行、逆风行走，甚至用力大便或将臂举过头部的轻微动作，暴露于寒冷环境、进冷饮、身体其他部位的疼痛，以及恐怖、紧张、发怒、烦恼等情绪变化，都可诱发。晨间痛阈低，轻微劳力如刷牙、剃须、步行即可引起发作；上午及下午痛阈提高，则较重的劳力亦可不诱发。

（4）时间：疼痛出现后常逐步加重，然后在 3~5min 内逐渐消失，一般在停止原活动后缓解。一般为 1~15min，多数 3~5min，偶可达 30min 的，可数天或数星期发作 1 次，亦可 1d 内发作多次。

（5）硝酸甘油的效应：舌下含有硝酸甘油片如有效，心绞痛应于 1~2min 内缓解，对卧位型心绞痛，硝酸甘油可能无效。在评定硝酸甘油的效应时，还要注意患者所用的药物是否已经失效或接近失效。

2. 体征平时无异常体征　心绞痛发作时常见心律增快、血压升高、表情焦虑、皮肤冷或出汗，有时出现第四或第三奔马律。可有暂时性心尖部收缩期杂音，是乳头肌缺血以致功能失调引起二尖瓣关闭不全所致。

（二）诊断

1. 冠心病诊断

（1）据典型的发作特点和体征，含用硝酸甘油后缓解，结合年龄和存在冠心病易患因素，除外其他原因所致的心绞痛，一般即可确立诊断。

（2）心绞痛发作时心电图：绝大多数患者 ST 段压低 0.1mV（1mm）以上，T 波平坦或倒置（变异型心绞痛者则有关导联 ST 段抬高），发作过后数分钟内逐渐恢复。

（3）心电图无改变的患者可考虑做负荷试验。发作不典型者，诊断要依靠观察硝酸甘油的疗效和发作时心电图的改变；如仍不能确诊，可多次复查心电图、心电图负荷试验或 24h 动态心电图连续监测，如心电图出现阳性变化或负荷试验诱发心绞痛发作亦可确诊。

（4）诊断有困难者可考虑行选择性冠状动脉造影或做冠状动脉 CT。考虑施行外科手术治疗者则必须行选择性冠状动脉造影。冠状动脉内超声检查可显示管壁的病变，对诊断可能更有帮助。

2. 分型诊断　根据世界卫生组织"缺血性心脏病的命名及诊断标准"，现将心绞痛作如下归类。

（1）劳累性心绞痛：是由运动或其他增加心肌需氧量的情况所诱发的心绞痛。包括 3 种类型。①稳定型劳累性心绞痛，简称稳定型心绞痛，亦称普通型心绞痛。是最常见的心绞痛。指由心肌缺血缺氧引起的典型心绞痛发作，其性质在 1~3 个月内并无改变。即每日和每周疼痛发作次数大致相同，诱发疼痛的劳累和情绪激动程度相同，每次发作疼痛的性质和疼痛部位无改变，用硝酸甘油后也在相同时间内发生疗效。②初发型劳累性心绞痛，简称初发型心绞痛。指患者过去未发生过心绞痛或心肌梗死，而现在发生由心肌缺血缺氧引起的心绞痛，时间尚在 1~2 个月内。有过稳定型心绞痛但已数月不发生心绞痛，再发生心绞痛未到 1 个月者也归入本型。③恶化型劳累性心绞痛，进行型心绞痛指原有稳定型心绞痛的患者，在3个月内疼痛的频率、程度、诱发因素经常变动，进行性恶化。可发展为心肌梗死与猝死。

（2）自发性心绞痛：心绞痛发作与心肌需氧量无明显关系，与劳累性心绞痛相比，疼痛持续时间一般较长，程度较重，且不易为硝酸甘油所缓解。包括四种类型。①卧位型心绞痛：在休息时或熟睡时发生的心绞痛，其发作时间较长，症状也较重，发作与体力活动或情绪激动无明显关系，常发生在半夜，偶尔在午睡或休息时发作。疼痛常剧烈难忍，患者烦躁不安、起床走动。硝酸甘油的疗效不明显或仅能暂时缓解。可能与夜梦、夜间血压降低或发生未被察觉的左心室衰竭，以致狭窄的冠状动脉远端心肌灌注不足；或平卧时静脉回流增加，心脏工作量增加，需氧增加等有关。②变异型心绞痛：本型患者心绞痛的性质、与卧位型心绞痛相似，也常在夜间发作，但发作时心电图表现不同，显示有关导联的ST段抬高而与之相对应的导联中则ST段压低。本型心绞痛是由于在冠状动脉狭窄的基础上，该支血管发生痉挛，引起一片心肌缺血所致。③中间综合征：亦称冠状动脉功能不全。指心肌缺血引起的心绞痛发作历时较长，达30min或1h以上，发作常在休息时或睡眠中发生，但心电图、放射性核素和血清学检查无心肌坏死的表现。本型疼痛其性质是介于心绞痛与心肌梗死之间，常是心肌梗死的前奏。④梗死后心绞痛：在急性心肌梗死后不久或数周后发生的心绞痛。由于供血的冠状动脉阻塞，发生心肌梗死，但心肌尚未完全坏死，一部分未坏死的心肌处于严重缺血状态下又发生疼痛，随时有再发生梗死的可能。

（3）混合性心绞痛：劳累性和自发性心绞痛混合出现，因冠状动脉的病变使冠状动脉血流储备固定地减少，同时又发生短暂的再减损所致，兼有劳累性和自发性心绞痛的临床表现。

（4）不稳定型心绞痛：在临床上被广泛应用并被认为是稳定型劳累性心绞痛和心肌梗死和猝死之间的中间状态。它包括了除稳定型劳累性心绞痛外的上述所有类型。其病理基础是在原有病变上发生冠状动脉内膜下出血、粥样硬化斑块破裂、血小板或纤维蛋白凝集、冠状动脉痉挛等除了没有诊断心肌梗死的明确的心电图和心肌酶谱变化外，目前应用的不稳定心绞痛的定义根据以下3个病史特征做出。①在相对稳定的劳累相关性心绞痛基础上出现逐渐增强的疼痛。②新出现的心绞痛（通常1个月内），由很轻度的劳力活动即可引起心绞痛。③在静息和很轻劳力时出现心绞痛。

三、治疗原则

预防：主要预防动脉粥样硬化的发生和发展。

治疗原则：改善冠状动脉的血供；减低心肌的耗氧；同时治疗动脉粥样硬化。

（一）发作时的治疗

（1）休息：发作时立刻休息，经休息后症状可缓解。

（2）药物治疗：应用作用较快的硝酸酯制剂。

（3）在应用上述药物的同时，可考虑用镇静药。

（二）缓解期的治疗

系统治疗，清除诱因、注意休息、使用作用持久的抗动脉粥样硬化药物，以防心绞痛发作，可单独、交替或联合应用。调节饮食，特别是一次进食不应过饱；禁绝烟酒。调整日常生活与工作量；减轻精神负担；保持适当的体力活动，但以不致发生疼痛症状为度；一般不需卧床休息。

（三）其他治疗

低分子右旋糖酐或羟乙基淀粉注射液，作用为改善微循环的灌流，可用于心绞痛的频繁发作。抗凝药，如肝素；溶血栓药和抗血小板药可用于治疗不稳定型心绞痛。高压氧治疗增加全身的氧供应，可使顽固的心绞痛得到改善，但疗效不易巩固。体外反搏治疗可能增加冠状动脉的血供，也可考虑应用。兼有早期心力衰竭者，治疗心绞痛的同时宜用快速作用的洋地黄类制剂。

（四）外科手术治疗

主动脉－冠状动脉旁路移植手术（coronary artery bypass grafting，CABG）方法：取患者自身的大隐静脉或内乳动脉作为旁路移植材料。一端吻合在主动脉，另一端吻合在有病变的冠状动脉段的远端，引主动脉的血液以改善该冠状动脉所供血的心肌的血流量。

（五）经皮腔内冠状动脉成形术

经皮腔内冠状动脉成形术（percutaneous transluminal coronary angioplasty，PTCA）方法：冠状动脉造影后，针对相应病变，应用带球囊的心导管经周围动脉送到冠状动脉，在导引钢丝的指引下进入狭窄部位；向球囊内加压注入稀释的造影剂使之扩张，解除狭窄。

（六）其他冠状动脉介入性治疗

由于 PTCA 有较高的术后再狭窄发生率，近来采用一些其他成形方法如激光冠状动脉成形术（PTCLA）、冠状动脉斑块旋切术、冠状动脉斑块旋磨术、冠状动脉内支架安置等，期望降低再狭窄发生率。

（七）运动锻炼疗法

谨慎安排进度适宜的运动锻炼有助于促进侧支循环的发展，提高体力活动的耐受量，改善症状。

四、常见护理问题

（一）心绞痛

1. 相关因素　与心肌急剧、短暂地缺血、缺氧，冠状动脉痉挛有关。
2. 临床表现　阵发性胸骨后疼痛。
3. 护理措施

（1）心绞痛发作时立即停止步行或工作，休息片刻即可缓解。根据疼痛发生的特点，评估心绞痛严重程度（表4-1），制定相应活动计划。频发者或严重心绞痛者，严格限制体力活动，并绝对卧床休息。

表4-1　劳累性心绞痛分级

心绞痛分级	表现
Ⅰ级：日常活动时无症状	较日常活动重的体力活动，如平地小跑步、快速或持重物上三楼、上陡坡等时引起心绞痛
Ⅱ级：日常活动稍受限制	一般体力活动，如常速步行1.5~2km、上三楼、上坡等即引起心绞痛
Ⅲ级：日常活动明显受损	较日常活动轻的体力活动，如常速步行0.5~1km、上二楼、上小坡等即引起心绞痛
Ⅳ级：任何体力活动均引起心绞痛	轻微体力活动（如在室内缓行）即引起心绞痛，严重者休息时亦发生心绞痛

（2）遵医嘱给予患者舌下含服硝酸甘油、吸氧，记录心电图，并通知医生。心绞痛频发或严重者遵医嘱使用硝酸甘油静脉微泵推注。由于此类药物能扩张头面部血管，有些患者使用后会出现颜面潮红、头痛等症状，应向患者说明。

（3）用药后动态观察患者胸痛变化情况，同时监测 ECG，必要时进行心电监测。

（4）告知患者在心绞痛发作时的应对技巧：一是立即停止活动；另一是立即含服硝酸甘油。向患者讲解含服硝酸甘油是因为舌下有丰富的静脉丛，吸收见效比口服硝酸甘油快。若疼痛持续15min以上不缓解，则有可能发生心肌梗死，需立即急诊就医。

（二）焦虑

1. 相关因素　与心绞痛反复频繁发作、疗效不理想有关。
2. 临床表现　睡眠不佳，缺乏自信心、思维混乱。
3. 护理措施

（1）向患者讲解心绞痛的治疗是一个长期过程，需要有毅力，鼓励其说出内心想法，针对其具体心理情况给予指导与帮助。

（2）心绞痛发作时，尽量陪伴患者，多与患者沟通，指导患者掌握心绞痛发作的有效应对措施。

（3）及时向患者分析讲解疾病好转信息，增强患者治疗信心。

（4）告知患者不良心理状况对疾病的负面影响，鼓励患者进行舒展身心的活动（如听音乐、看报纸）等活动，转移患者注意力。

（三）知识缺乏

1. 相关因素　与缺乏知识来源，认识能力有限有关。

2. 临床表现　患者不能说出心绞痛相关知识，不知如何避免相关因素。

3. 护理措施

（1）避免诱发心绞痛的相关因素：如情绪激动、饱食、焦虑不安等不良心理状态。

（2）告知患者心绞痛的症状为胸骨后疼痛，可放射至左臂、颈、胸，常为压迫或紧缩感。

（3）指导患者硝酸甘油使用注意事项。

（4）提供简单易懂的书面或影像资料，使患者了解自身疾病的相关知识。

五、健康教育

（一）心理指导

告知患者需保持良好心态，因精神紧张、情绪激动、饱食、焦虑不安等不良心理状态，可诱发和加重病情。患者常因不适而烦躁不安，且伴恐惧，此时鼓励患者表达感觉，告知尽量做深呼吸，放松情绪才能使疾病尽快消除。

（二）饮食指导

（1）减少饮食热能，控制体重少量多餐（每天 4~5 餐），晚餐尤应控制进食量，提倡饭后散步，切忌暴饮暴食，避免过饱；减少脂肪总量，限制饱和脂肪酸和胆固醇的摄入量，增加不饱和脂肪酸；限制单糖和双糖摄入量，供给适量的矿物质及维生素，戒烟戒酒。

（2）在食物选择方面：应适当控制主食和含糖零食。多吃粗粮、杂粮，如玉米、小米、荞麦等；禽肉、鱼类，以及核桃仁、花生、葵花子等硬果类含不饱和脂肪酸较多，可多食用；多食蔬菜和水果，不限量，尤其是超体重者，更应多选用带色蔬菜，如菠菜、油菜、番茄、茄子和带酸味的新鲜水果，如苹果、橘子、山楂，提倡吃新鲜泡菜；多用豆油、花生油、菜油及香油等植物油；蛋白质按劳动强度供给，冠心病患者蛋白质按 2g/kg 供给。尽量多食用黄豆及其制品，如豆腐、豆干、百叶等，其他如绿豆、赤豆也很好。

（3）禁忌食物：忌烟、酒、咖啡以及辛辣的刺激性食品；少用猪油、黄油等动物油烹调；禁用动物脂肪高的食物，如猪肉、牛肉、羊肉及含胆固醇高的动物内脏、动物脂肪、脑髓、贝类、乌贼鱼、蛋黄等；食盐不宜多用，2~4g/d；含钠味精也应适量限用。

（三）作息指导

制定固定的日常活动计划，避免劳累。避免突发性的劳力动作，尤其在较长时间休息以后。如凌晨起来后活动动作宜慢。心绞痛发作时，应停止所有活动，卧床休息。频发或严重心绞痛患者，严格限制体力活动，应绝对卧床休息。

（四）用药指导

1. 硝酸酯类　硝酸甘油是缓解心绞痛的首选药。

（1）心绞痛发作时可用短效制剂 1 片舌下含化，1~2min 即开始起作用，持续半小时；勿吞服。如药物不易溶解，可轻轻嚼碎继续含化

（2）应用硝酸酯类药物时可能出现头晕、头胀痛、头部跳动感、面红、心悸，继续用药数日后可自行消失。

（3）硝酸甘油应储存在棕褐色的密闭小玻璃瓶中，防止受热、受潮，使用时应注意有效期，每用 6 个月须更换药物。如果含服药物时无舌尖麻辣、烧灼感，说明药物已失效，不宜再使用。

（4）为避免直立性低血压所引起的晕厥，用药后患者应平卧片刻，必要时吸氧。长期反复应用会

产生耐药性而效力降低，但停用 10d 以上，复用可恢复效力。

2. 长期服用 β 受体阻滞药者 如使用阿替洛尔（氨酰心安）、美托洛尔（倍他乐克）时，应指导患者用药。

（1）不能随意突然停药或漏服，否则会引起心绞痛加重或心肌梗死。

（2）应在饭前服用，因食物能延缓此类药物吸收。

（3）用药过程中注意监测心率、血压、心电图等。

3. 钙通道阻滞药 目前不主张使用短效制剂（如硝苯地平），以减少心肌耗氧量。

（五）特殊及行为指导

（1）寒冷刺激可诱发心绞痛发作，不宜用冷水洗脸，洗澡时注意水温及时间。外出应戴口罩或围巾。

（2）患者应随身携带心绞痛急救盒（内装硝酸甘油片）。心绞痛发作时，立即停止活动并休息，保持安静。及时使用硝酸甘油制剂，如片剂舌下含服，喷雾剂喷舌底 1～2 下，贴剂粘贴在心前区。如果自行用药后，心绞痛未缓解。应请求协助救护。

（3）有条件者可以氧气吸入，使用氧气时，避免明火。

（4）患者洗澡时应告诉家属，不宜在饱餐或饥饿时进行，水温勿过冷过热，时间不宜过长，门不要上锁，以防发生意外。

（5）与患者讨论引起心绞痛的发作诱因，确定需要的帮助，总结预防发作的方法。

（六）病情观察指导

注意观察胸痛的发作时间、部位、性质、有无放射性及伴随症状，定时监测心率、心律。若心绞痛发作次数增加，持续时间延长，疼痛程度加重，含服硝酸甘油无效者，有可能是心肌梗死先兆，应立即就诊。

（七）出院指导

（1）减轻体重，肥胖者需限制饮食热量及适当增加体力活动，避免采用剧烈运动防治各种可加重病情的疾病，如高血压、糖尿病、贫血、甲亢等。特别要控制血压，使血压维持在正常水平。

（2）慢性稳定型心绞痛患者大多数可继续正常性生活，为预防心绞痛发作，可在 1h 前含服硝酸甘油 1 片。

（3）患者应随身携带硝酸甘油片以备急用，患者及家属应熟知药物的放置地点，以备急需。

（田作荣）

第三节　心律失常护理

一、概述

心脏的传导系统由产生和传导冲动的特殊分化的传导组织构成。包括窦房结、结间束、房室结、希氏束、左右束支及普肯野纤维网。

冲动由窦房结产生，沿结间束和心房肌传递，到达房室结及左心房，冲动此时传递速度极慢，当冲动传递到希氏束后传递速度再度加速，左右束支及普肯野纤维网传递速度极快捷，使整个心室几乎同时被激动，最终冲动到达心外膜，完成一次完整的心动周期。

心脏传导系统也接受迷走神经和交感神经的支配，迷走神经兴奋性增加会使窦房结的自律性和传导性抑制，延长窦房结和周围组织的不应期，减慢房室结的传导，延长了房室结的不应期。交感神经作用与迷走神经相反。

各种原因引起心脏冲动频率、节律、起源部位、冲动传导速度和次序的异常均可引起心脏活动的规律发生紊乱，称为心律失常。

（一）分类

临床上根据心律失常发作时心率的快慢可分为快速性心律失常和缓慢性心律失常。心律失常按其发生原理可分为冲动形成异常和冲动传导异常两大类。

1. 冲动形成异常

（1）窦性心律失常：由窦房结发出的冲动频率过快、过慢或有明显不规则形成的心律失常，如窦性心动过速、窦性心动过缓、窦性心律不齐、窦性停搏。

（2）异位心律：起源于窦房结以外（异位）的冲动，则形成期前收缩、阵发性心动过速、扑动、颤动以及逸搏心律等心律失常。

2. 冲动传导异常

（1）生理性：干扰及房室分离。

（2）病理性：传导阻滞常见的有窦房传导阻滞、房室传导阻滞、房内传导阻滞、室内传导阻滞（左、右束支及左束支分支传导阻滞）。

（3）房室间传导途径异常：预激综合征。

（二）发病机制

心律失常有多种不同机制，如折返、异常自律性、后除极触发激动等，主要心律失常的电生理机制主要包括冲动形成异常、冲动传导异常以及二者并存。

1. 冲动形成异常

（1）正常自律性状态：窦房结、结间束、冠状窦口周围、房室结的远端和希氏束－普肯野系统的心肌细胞均有自律性。自主神经系统兴奋性改变或心脏传导系统的内在病变，均可导致原有正常自律性的心肌细胞发放不适当的冲动，如窦性心律失常、逸搏心律。

（2）异常自律性状态：正常情况下心房、心室肌细胞是无自律性的快反应细胞，由于病变使膜电位降低 $-50 \sim -60mV$ 时，使其出现异常自律性，而原本有自律性的快反应细胞（普肯野纤维）的自律性也增高，异常自律性从而引起心律失常，如房性或室性快速心律失常。

（3）后除极触发激动：当局部儿茶酚胺浓度增高、低血钾、高血钙、洋地黄中毒及心肌缺血再灌注时，心房、心室与希氏束－普肯野组织在动作电位后可产生除极活动，被称为后除极。若后除极的振幅增高并抵达阈值，便可引起反复激动，可导致持续性快速性心律失常。

2. 冲动传导异常　折返是所有快速性心律失常最常见的发病机制，传导异常是产生折返的基本条件。传导异常包括：①心脏两个或多个部位的传导性与应激性各不相同，相互连接形成一个有效的折返环路。②折返环的两支应激性不同，形成单向传导阻滞。③另一通道传导缓慢，使原先发生阻滞的通道有足够时间恢复兴奋性。④原先阻滞的通道再次激动，从而完成一次折返激动。冲动在环内反复循环，从而产生持续而快速的心律失常。

（三）实验室检查

1. 心电图检查　心电图检查是诊断心律失常最重要、最常用的无创性的检查技术。需记录十二导联，并记录显示 P 波清楚导联的心电图长条，以备分析，往往选择 Ⅱ 或 V_1 导联。

心电图分析主要包括：①心房、心室节律是否规则，频率如何。②P－R 间期是否恒定。③P 波、QRS 波群形态是否正常，P 波与 QRS 波的相互关系等。

2. 长时间心电图记录

1）动态心电图：动态心电图检查是在患者日常工作和活动情况下，连续记录患者 24h 的心电图。其作用是：①了解患者症状发生如心悸、晕厥等，是否与心律失常有关。②明确心律失常或心肌缺血的发作与活动关系、昼夜分布特征。③帮助评价抗心律失常药物的疗效、起搏器、埋藏式心脏复律除颤器的效果和功能状态。

2）事件记录器

（1）事件记录器：应用于间歇、不频繁发作的心律失常患者，通过直接回放、电话、互联网将实时记录的发生心律失常及其发生心律失常前后的心电图传输至医院。

（2）埋植皮下事件记录器：这种事件记录器可埋于患者皮下，记录器可自行启动、检测和记录心律失常，应用于发作不频繁，可能是心律失常所致的原因不明晕厥患者。

3. 运动试验　运动试验用于运动时出现心悸的患者以协助诊断。但运动试验的敏感性不如动态心电图，须注意正常人进行运动试验时亦可出现室性期前收缩。

4. 食管心电图　将食管电极导管插入食管并置于心房水平位置，能记录心房电位，并能进行心房快速起搏和程序电刺激。其作用为：①可以提供对常见室上性心动过速发生机制的判断的帮助，帮助鉴别室上性心动过速。②可以诱发和终止房室结折返性心动过速。③有助于不典型预激综合征的诊断。④评价窦房结功能。⑤评价抗心律失常药物的疗效。

5. 临床心电生理检查

（1）心电生理检查临床作用：①诊断性应用：确立心律失常诊断及类型，了解心律失常起源部位及发生机制。②治疗性应用：以电刺激终止心动过速发作，评价某些治疗措施（如起搏器、置入式心脏复律除颤器、导管消融、手术治疗、药物治疗等）能否防止电刺激诱发心动过速；通过电极导管进行消融如射频、冷冻，达到治愈心动过速的目的。③判断预后：通过电刺激确定患者是否易于诱发室性心动过速，有无发生猝死的危险。

（2）心电生理检查适应证：①窦房结功能测定。②房室与室内传导阻滞。③心动过速。④不明原因晕厥。

二、窦性心律失常

心脏的正常起搏点位于窦房结，其冲动产生的频率是 60~100/min，产生的心律称为窦性心律。心电图特征 P 波在 I、II、aVF 导联直立，aVR 导联倒置，P-R 间期 0.12~0.20s。窦性心律的频率因年龄、性别、体力活动等不同有显著的差异。

（一）窦性心动过速

成人窦性心率在 100~150/min，偶有高达 200/min，称窦性心动过速。窦性心动过速通常逐渐开始与终止。刺激迷走神经可以使其频率减慢，但刺激停止可恢复到原来的水平。

1. 病因　多数属生理现象，健康人常在吸烟，饮茶、咖啡、酒，剧烈运动或情绪激动等情况下发生。在某些病时也可发生，如发热、甲亢、贫血、心肌缺血、心力衰竭、休克等。应用肾上腺素、阿托品等药物亦常引起窦性心动过速。

2. 心电图特征　窦性 P 波规律出现，频率>100/min，P-P 间隔<0.6s（图 4-1）。

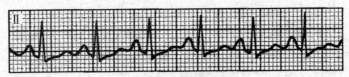

图 4-1　窦性心动过速

3. 治疗原则　一般不需特殊治疗。祛除诱发因素和针对原发病做相应处理。必要时可应用 β 受体阻滞药如美托洛尔，减慢心率。

（二）窦性心动过缓

成人窦性心律频率 < 60/min，称窦性心动过缓。常同时伴发窦性心律不齐（不同 P-P 间期的差异 >0.12s）。

1. 病因　多见于健康的青年人、运动员、睡眠状态，为迷走神经张力增高所致。亦可见于颅内压增高、器质性心脏病、严重缺氧、甲低、阻塞性黄疸等。服用抗心律失常药物如 β 受体阻滞药、胺碘酮、钙通道阻滞药和洋地黄过量等也可发生。

2. 心电图特征　窦性 P 波规律出现，频率 <60/min，P-P 间隔 >1s（图 4-2）。

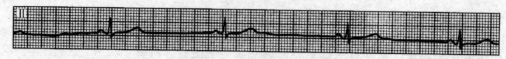

图 4 - 2 窦性心动过缓

3. 临床表现 一般无自觉症状，当心率过分缓慢，出现心排血量不足，可出现胸闷、头晕，甚至晕厥等症状。

4. 治疗原则 窦性心动过缓一般无症状也不需治疗；病理性心动过缓应针对病因采取相应治疗措施。如因心率过慢而出现症状者则可用阿托品、异丙肾上腺素等药物，但不宜长期使用。症状不能缓解者可考虑心脏起搏治疗。

（三）病态窦房结功能综合征

病态窦房结功能综合征，简称病窦综合征，是由于窦房结的病变导致功能减退，出现多种心律失常的表现。病窦综合征常并发心房自律性异常，部分患者可有房室传导功能障碍。

1. 病因 某些疾病如甲状腺功能亢进、伤寒、布氏杆菌病、淀粉样变、硬化与退行性变等，在病程中损害了窦房结，导致窦房结起搏和传导功能障碍；窦房结周围神经和心房肌的病变，减少窦房结的血液供应，影响其功能；迷走神经张力增高、某些抗心律失常药物抑制窦房结功能，亦可导致窦房结功能障碍。

2. 心电图特征 主要表现为：①非药物引起的持续的窦性心动过缓，心率 < 50/min。②窦性停搏与窦房传导阻滞。③窦房传导阻滞与房室传导阻滞同时并存。④心动过缓与房性快速心律失常交替发作。

其他表现：①心房颤动患者自行心室率减慢，或发作前后有心动过缓和/或一度房室传导阻滞。②房室交界区性逸搏心律。

3. 临床表现 发作性头晕、黑矇、乏力，严重者可出现晕厥等，与心动过缓有关的心、脑血管供血不足的症状。有心动过速的症状者，还可有心悸、心绞痛等症状。

4. 治疗原则 对于无症状的患者，不必治疗，定期随访，对于有症状的患者，应用起搏器治疗。心动过缓 - 心动过速综合征患者应用起搏器后，仍有心动过速症状，可应用抗心律失常药物，但避免单独使用抗心律失常药物，以免加重心动过缓症状。

三、期前收缩

根据异位起搏点部位的不同，期前收缩可分为房性、房室交界区性和室性期前收缩。期前收缩起源于一个异位起搏点，称为单源性，起源于多个异位起搏点，称为多源性。

临床上将偶尔出现期前收缩称偶发性期前收缩，但期前收缩 > 5 个/min 称频发性期前收缩。如每一个窦性搏动后出现一个期前收缩，称为二联律；每两个窦性搏动后出现一个期前收缩，称为三联律；每一个窦性搏动后出现两个期前收缩，称为成对期前收缩。

（一）病因

各种器质性心脏病如冠心病、心肌炎、心肌病、风湿性心脏病、二尖瓣脱垂等可引起期前收缩。电解质紊乱、应用某些药物亦可引起期前收缩。另外，健康人在过度劳累、情绪激动、大量吸烟饮酒、饮浓茶、进食咖啡因等可引起期前收缩。

（二）心电图特征

1. 房性期前收缩 P 波提早出现，其形态与窦性 P 波不同，P - R 间期大于 0.12s，QRS 波群形态与正常窦性心律的 QRS 波群相同，期前收缩后有不完全代偿间歇（图 4 - 3）。

2. 房室交界性期前收缩 提前出现的 QRS 波群，其形态与窦性心律相同；P 波为逆行型（在 Ⅱ、Ⅲ、aVF 导联中倒置）出现在 QRS 波群前，P - R 间期 < 0.12s。或出现在 QRS 波后，R - P 间期 < 0.20s。也可出现在 QRS 波之中。期前收缩后大多有完全代偿间歇。

3. 室性期前收缩　QRS 波群提前出现，形态宽大畸形，QRS 时限 >12s，与前一个 P 波无相关；T 波常与 QRS 波群的主波方向相反；期前收缩后有完全代偿间歇（图 4 - 4）。

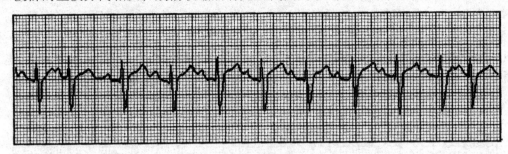

图 4 - 3　房性期前收缩

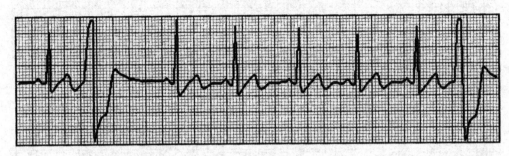

图 4 - 4　室性期前收缩

（三）临床表现

偶发期前收缩大多无症状，可有心悸或感到 1 次心跳加重或有心跳暂停感。频发期前收缩使心排血量降低，引起乏力、头晕、胸闷等。

脉搏检查可有脉搏不齐，有时期前收缩本身的脉搏减弱。听诊呈心律不齐，期前收缩的第一心音常增强，第二心音相对减弱甚至消失。

（四）治疗原则

1. 病因治疗　积极治疗病因，消除诱因。如改善心肌供血，控制炎症，纠正电解质紊乱，防止情绪紧张和过度疲劳。

2. 对症治疗　偶发期前收缩无重要临床意义，不需特殊治疗，亦可用小量镇静药或 β 受体阻滞药；对症状明显、呈联律的期前收缩需应用抗心律失常药物治疗，如频发房性、交界区性期前收缩常选用维拉帕米、β 受体阻滞药等；室性期前收缩常选用利多卡因、美西律、胺碘酮等；洋地黄中毒引起的室性期前收缩应立即停用洋地黄，并给予钾盐和苯妥英钠治疗。

四、阵发性心动过速

阵发性心动过速是指阵发性、快速而规则的异位心律，由 3 个以上包括 3 个连续发生的期前收缩形成。根据异位起搏点的部位不同，可分为房性、交界区性和室性三种，房性与交界区性心动过速有时难以区别，故统称为室上性心动过速。

（一）病因

1. 室上性心动过速病因　常见于无器质性心脏病的正常人，也可见于各种心脏病患者，如冠心病、高血压、风心病、甲状腺功能亢进、洋地黄中毒等患者。

2. 室速病因　多见于器质性心脏病患者，最常见于冠心病急性心肌梗死，其他如心肌病、心肌炎、风湿性心脏病、电解质紊乱、洋地黄中毒、Q - T 延长综合征、药物中毒等。

（二）心电图特征

1. 室上性心动过速心电图特征　连续 3 次或以上快而规则的房性或交界区性期前收缩（QRS 波群

形态正常），频率在 150 ~ 250/min，P 波为逆行性（Ⅱ、Ⅲ、aVF 导联倒置），常埋藏于 QRS 波群内或位于其终末部分，与 QRS 波群保持恒定关系，但不易分辨（图 4 – 5）。

2. 室性心动过速心电图特征　连续 3 次或 3 次以上室性期前收缩；QRS 波形态畸形，时限大于 0.12s，有继发性 ST – T 改变，T 波常与 QRS 波群主波方向相反；心室率 140 ~ 220/min，心律可以稍不规则；一般情况下 P 波与 QRS 波群无关，形成房室分离；常可见到心室夺获或室性融合波，是诊断室速的最重要依据（图 4 – 6）。

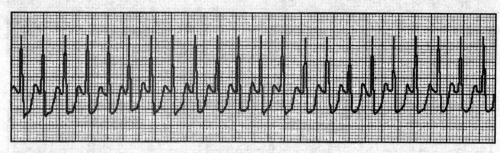

图 4 – 5　室上性心动过速

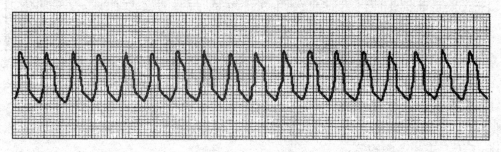

图 4 – 6　室性心动过速

（三）临床表现

1. 室上性心动过速临床表现特点　心率快而规则，常达 150 ~ 250/min。突发突止，持续数秒、数小时甚至数日不等。发作时患者可有心悸、胸闷、乏力、头晕、心绞痛，甚至发生心力衰竭、休克。症状轻重取决于发作时的心率及持续时间。

2. 室性心动过速临床表现特点　发作时临床症状轻重可因发作时心率、持续时间、原有心脏病变而各有不同。非持续性室性心动过速（发作持续时间少于 30s，能自行终止）患者，可无症状；持续性室性心动过速（发作持续时间长于 30s，不能自行终止）由于快速心率及心房、心室收缩不协调而致心排血量降低，血流动力学明显障碍，心肌缺血，可出现呼吸困难、心绞痛、血压下降、晕厥、少尿、休克甚至猝死。听诊心率增快 140 ~ 220/min，心律可有轻度不齐，第一心音强弱不一。

（四）治疗原则

1. 室上速治疗　发作时间短暂，可自行停止者，不需特殊治疗。

持续发作几分钟以上或原有心脏病患者应采取：①刺激迷走神经的方法：刺激咽部引起呕吐反射、Valsalva 动作（深吸气后屏气，再用力做呼气动作）、按压颈动脉窦、将面部浸没于冰水中等。②抗心律失常药物：首选维拉帕米，其他可选用艾司洛尔、普罗帕酮等药物。③对于并发心力衰竭的病患者，洋地黄可作首选药物，毛花苷 C 静脉注射。但其他患者洋地黄目前已少用。④应用升压药物：常用间羟胺、去甲肾上腺素等。

对于药物效果不好患者可采用食管心房起搏，效果不佳可采用同步直流电复律术。对于症状重、频繁发作、用药效果不好的患者，可应用经导管射频消融术进行治疗。

2. 室速治疗　无器质性心脏病患者非持续性室性心动过速，又无症状者，无需治疗。

持续性发作时治疗首选利多卡因静脉注射，首次剂量为 50 ~ 100mg，必要时 5 ~ 10min 后重复。发作控制后应继续用利多卡因静脉滴注维持 24～48h，维持量 1～4mg/min 防止复发。其他药物有普罗帕酮、索他洛尔、普鲁卡因胺、苯妥英钠、胺碘酮、溴苄铵等。

如应用药物无效，或患者已出现低血压、休克、心绞痛、充血性心力衰竭、脑血流灌注不足时，可用同步直流电复律。洋地黄中毒引起的室性心动过速，不宜应用电复律。

五、心房和心室扑动与颤动

当异位搏动的频率超过阵发性心动过速的范围时，形成的心律称为扑动或颤动。可分为心房扑动（简称房扑）、心房颤动（简称房颤）、心室扑动（简称室扑）、心室颤动（简称室颤）。房颤是仅次于期前收缩的常见心律失常，远比房扑多见，还是心力衰竭最常见的诱因之一。室扑、室颤是极危重的心律失常。

（一）房扑与房颤

心房内产生极快的冲动，心房内心肌纤维极不协调地乱颤，心房丧失有效的收缩，心排血量比窦性心律减少 25% 以上。

1. 病因　房扑、房颤病因基本相同，常发生于器质性心脏病患者，如风湿性心瓣膜病、冠心病、高血压性心脏病、甲状腺功能亢进、心力衰竭、心肌病等。也可发生于健康人情绪激动、手术后、急性酒精中毒、运动后。

2. 心电图特征

（1）房扑心电图特点：P 波消失，呈规律的锯齿状扑动波（F 波），心房率 250～350/min，F 波与 QRS 波群成某种固定的比例，最常见的比例为 2：1 房室传导，心室率规则或不规则，取决于房室传导比例，QRS 波群形态一般正常，伴有室内差异性传导或原有束支传导阻滞者 QRS 波群可宽大变形（图 4-7）。

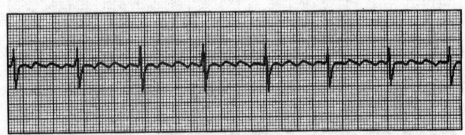

图 4-7　房扑

（2）房颤心电图特点：为窦性 P 波消失，代之以大小形态及规律不一的 f 波，频率 350～600/min，R-R 间隔完全不规则，心室率极不规则，通常在 100～160/min。QRS 波群形态一般正常，伴有室内差异性传导或原有束支传导阻滞者 QRS 波群可宽大变形（图 4-8）。

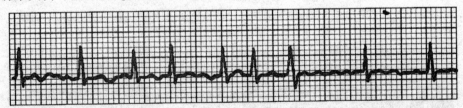

图 4-8　房颤

3. 临床表现　房扑与房颤的临床症状取决于心室率的快慢，如心室率不快者可无任何症状。房颤心室率 <150/min，患者可有心悸、气促、心前区不适等症状，心室率极快者 >150/min，可因心排血量降低而发生晕厥、急性肺水肿、心绞痛或休克。持久性房颤，易形成左心房附壁血栓，若脱落可引起动脉栓塞。

房颤心脏听诊第一心音强弱不一致，心律绝对不规则。脉搏表现为快慢不均、强弱不等，发生脉搏短绌现象。

房扑心室率如极快，可诱发心绞痛和心力衰竭。

4. 治疗原则

（1）房扑治疗：针对原发病进行治疗。应用同步直流电复律术转复房扑是最有效的方法。普罗帕酮、胺碘酮对转复、预防房扑复发有一定疗效。洋地黄类制剂是控制心室率首选药物，钙通道阻滞药对控制心室率亦有效。部分患者可行导管消融术治疗。

（2）房颤治疗：积极查出房颤的原发病及诱发原因，并给予相应的处理。急性期应首选电复律治疗。心室率不快，发作时间短暂者无需特殊治疗；如心率快，且发作时间长，可用洋地黄减慢心室率，维拉帕米、地尔硫草等药物终止房颤。对持续性房颤患者，如有恢复正常窦性心律指征时，可用同步直流电复律或药物复律。也可应用经导管射频消融进行治疗。

（二）室扑与室颤

心室内心肌纤维发生快而微弱的、不协调的乱颤，心室完全丧失射血能力，是最严重的心律失常，相当于心室停搏。

1. 病因　急性心肌梗死是最常见病因，洋地黄中毒、严重低血钾、心脏手术、电击伤以及胺碘酮、奎尼丁中毒等也可引起，是器质性心脏病和其他疾病危重患者临终前发生的心律失常。

2. 临床表现　室颤一旦发生，表现为迅速意识丧失、抽搐、发绀，继而呼吸停止，瞳孔散大甚至死亡。查体心音消失、脉搏触不到，血压测不到。

3. 心电图特征

（1）室扑心电图特征：QRS-T 波群消失，带之以相对规律均齐的快速大幅波动，频率为 150～300/min（图4-9）。

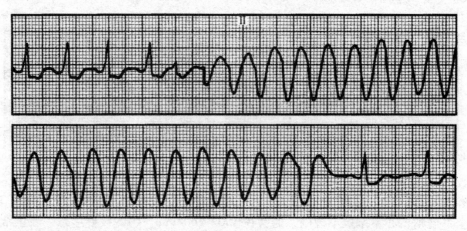

图4-9　室扑

（2）室颤心电图特征：QRS 波群与 T 波消失，呈完全无规则的波浪状曲线，形状、频率、振幅高低各异（图4-10）。

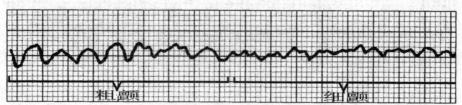

图4-10　心室颤动

4. 治疗原则　室颤可致心脏停搏，一旦发生立即做非同步直流电除颤，同时胸外心脏按压及人工呼吸，保持呼吸道通畅，迅速建立静脉通路，给予复苏和抗心律失常药物等抢救措施。

六、房室传导阻滞

冲动从心房传至心室的过程中发生障碍，冲动传导延迟或不能传导，称为房室传导阻滞，按其阻滞的程度，分为三度：一度房室传导阻滞、二度房室传导阻滞，三度房室传导阻滞。一度、二度又称为不完全性房室传导阻滞，三度则为完全性房室传导阻滞，此时全部冲动均不能被传导。

（一）病因

多见于器质性心脏病，如冠心病、心肌炎、心肌病、高血压病、心内膜炎、甲状腺功能低下等。另外，电解质紊乱、药物中毒、心脏手术等也是引发房室传导阻滞的病因。偶见正常人在迷走神经张力增高时可出现不完全性房室传导阻滞。

（二）临床表现

一度房室传导阻滞患者除有原发病的症状外，一般无其他症状。

二度房室传导阻滞又分为Ⅰ型和Ⅱ型，Ⅰ型又称文氏现象或莫氏Ⅰ型，二度Ⅰ型患者常有心悸和心搏脱落感，听诊第一心音强度逐渐减弱并有心搏；二度Ⅱ型又称莫氏Ⅱ型，患者心室率较慢时，可有心悸、头晕、气急、乏力等症状，脉律可不规则或慢而规则，但第一心音强度恒定。此型易发展为完全性房室传导阻滞。

三度房室传导阻滞的临床症状轻重取决于心室率的快慢，如患者心率30～50/min，则出现心跳缓慢，脉率慢而规则，有心悸、头晕、乏力的感觉，出现晕厥、心绞痛、心力衰竭和脑供血不全等表现。当心率＜20/min，可引起阿－斯综合征，甚至心跳暂停。

（三）心电图特征

一度房室传导阻滞P-R间隔＞0.20s，无QRS波群脱落（图4-11）。

二度房室传导阻滞莫氏Ⅰ型（文氏现象）的特征为：PR间期逐渐延长，直至QRS波群脱落；相令B的R-R间期逐渐缩短，直至P波后QRS波群脱落，之后P-R间期又恢复以前时限，如此周而复始；包含QRS波群脱落的R-R间期比两倍正常窦性P-P间期短；最常见的房室传导比例为3∶2或5∶4（图4-12）。

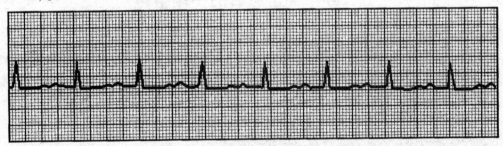

图4-11　一度房室传导阻滞

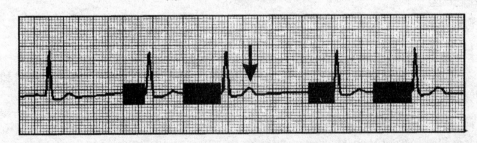

图4-12　二度房室传导阻滞莫氏Ⅰ型

莫氏Ⅱ型的特征为P-R间期固定（正常或延长），有间歇性P波与QRS波群脱落，常呈2∶1或3∶1传导；QRS波群形态多数正常（图4-13）。

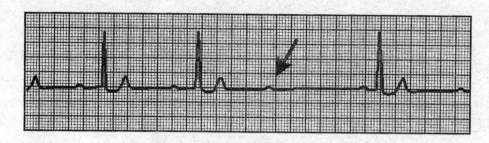

图 4 - 13　二度房室传导阻滞莫氏 Ⅱ 型

三度房室传导阻滞，心房和心室独立活动，P 波与 QRS 波群完全脱离关系；P - P 距离和 R - R 距离各自相等；心室率慢于心房率；QRS 波群形态取决于阻滞部位（图 4 - 14）。

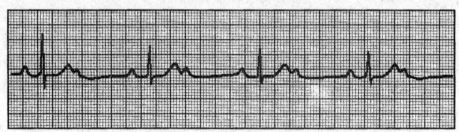

图 4 - 14　三度房室传导阻滞

（四）治疗原则

一度及二度 Ⅰ 型房室传导阻滞如心室率不慢且无症状者，一般不需治疗。心室率 <40/min 或症状明显者，可选用阿托品、异丙肾上腺素，提高心室率。但急性心肌梗死患者应慎用，因可导致严重室性心律失常。二度 Ⅱ 型和三度房室传导阻滞，心室率缓慢，伴有血流动力学障碍，出现阿 - 斯综合征时，应立即按心脏停搏处理。对反复发作、曾有阿 - 斯综合征发作的患者，应及时安装临时或埋藏式心脏起搏器。

七、心律失常患者的护理措施

（一）休息与活动

影响心功能的心律失常患者应绝对卧床休息，以减少心肌耗氧量和对交感神经的刺激。协助做好生活护理，保持大便通畅，减少和避免任何不良刺激，以利身心休息。对于伴有呼吸困难、发绀等症状时，给予氧气吸入。

功能性和轻度器质性心律失常血流动力学改变不大的患者，应注意劳逸结合，避免感染，可维持正常工作和生活，积极参加体育运动，改善自主神经功能。

（二）心理护理

给予必要的解释和安慰，加强巡视，给予必要的生活护理，增加患者的安全感。

（三）饮食护理

给予低脂、易消化、营养饮食，不宜饱食，少量多餐，避免吸烟、酗酒、刺激性饮料和食物。

（四）病情观察

1. 观察生命体征　密切观察脉搏、呼吸、血压、心率、心律，以及神志、面色等变化，同时应注意患者的电解质及酸碱平衡情况变化。

2. 心电监护　严重心律失常患者应实行心电监护，注意有无引起猝死的危险征兆，如心律失常频发性、多源性、成联律、RonT 室性早搏、阵发性室上性心动过速、房颤、二度 Ⅱ 型及三度房室传导阻滞等。如发现上述情况，立即报告医师进行处理，同时做好抢救，如吸氧、开放静脉通道、准备抗心律失常药物、除颤器、临时起搏器等。

（五）用药护理

1. 正确、准确使用抗心律失常药物 口服药应按时按量服用，静脉注射及静滴药物速度要严格按医嘱执行，用药过程及用药后要注意观察患者心律、心率、血压、脉搏、呼吸和意识，必要时行心电监测，判断疗效和有无不良反应。

2. 观察药物不良反应 利多卡因对心力衰竭、肝肾功能不全、酸中毒、老年患者，药物半衰期明显延长，应用时须注意减量。另外静脉注射利多卡因不可过快、过量，以免导致中枢神经系统毒性反应，如嗜睡、感觉异常、眩晕、视物模糊，甚至谵妄、昏迷等。还可以引起心血管系统不良反应，如传导阻滞、低血压、抽搐，甚至呼吸抑制和心脏停搏。

奎尼丁药物有较强的心脏毒性作用，使用前测血压、心率，用药期间应观察血压、心电图，如有明显血压下降、心率减慢或不规则，心电图示 Q - T 间期延长时，须暂停给药，并给予处理。

胺碘酮对心外毒性最严重的为肺纤维化，应严密观察患者的呼吸状态及早发现肺损伤的情况。

（六）健康指导

（1）向患者及家属讲明心律失常的病因、诱因和防治知识。

（2）注意休息，劳逸结合，防止增加心脏负担。无器质性心脏病的患者应积极参加体育运动，改善自主神经功能；器质性心脏病患者可根据心功能适当活动和休息。

（3）积极治疗原发病，避免诱因如发热、寒冷、睡眠不足等。

（4）按医嘱服用抗心律失常药物，不可自行增减和撤换药物，注意药物不良反应，如有不良反应及时就医。

（5）饮食应选择低脂、易消化、富营养，少量多餐。应避免吸烟、酗酒、饱食、刺激性饮食、含咖啡因饮料以免引起心律失常。

（6）教会患者及家属测量脉搏和心律的方法，每天至少 1 次，每次至少 1min。对于反复发生严重心律失常的患者家属，要教会其心肺复苏术以备急救。

（7）对于有晕厥史的患者要避免从事驾驶、高空作业等危险工作，当出现头晕、黑矇时，立即平卧，以免晕厥发作时摔倒。

（8）定期门诊随访，复查心电图。

（国 强）

第四节 心肌梗死护理

心肌梗死（myocardial infarction）是心肌缺血性坏死。为在冠状动脉病变基础上，发生冠状动脉供血急剧减少或中断，使相应的心肌严重而持久地急性缺血所致。

一、病因和发病机制

1. 病因 基本病因是冠状动脉粥样硬化（偶为冠状动脉痉挛、栓塞、炎症、先天性畸形、外伤、冠状动脉阻塞所致），造成管腔狭窄和心肌供血不足，而侧支循环尚未建立时，上述原因加重心肌缺血即可发生心肌梗死。在此基础上，一旦冠状动脉血供进一步急剧减少或中断 20~30min，使心肌严重而持久地急性缺血达 0.5h 以上，即可发生心肌梗死。

另心肌梗死发生严重心律失常、休克、心力衰竭，均可使冠状动脉血流量进一步下降，心肌坏死范围扩大。

2. 发病机制 冠状动脉病变：血管闭塞处于相应的心肌部位坏死。

二、临床表现

临床表现与梗死面积大小、梗死部位、侧支循环情况密切相关。

1. 先兆　多数患者于发病前数日可有前驱症状，如原有心绞痛近日发作频繁，程度加重，持续时间较久，休息或硝酸甘油不能缓解，甚至在休息中或睡眠中发作。表现为突发上腹部剧痛、恶心、呕吐、急性心力衰竭，或严重律失常。心电图检查可显示 ST 段一过性抬高或降低，T 波高大或明显倒置。

2. 症状

（1）疼痛：最早出现症状。少数患者可无疼痛，起病即表现休克或急性肺水肿。有些患者疼痛部位在上腹部，且伴有恶心、呕吐、易与胃穿孔、急性胰腺炎等急腹症相混淆。

（2）全身症状：发热、心动过速、白细胞增高、红细胞沉降率增快，由坏死物质吸收所引起。一般在疼痛 24～48h 出现，程度与梗死范围呈正相关，体温 38℃ 左右，很少超过 39℃，持续约 1 周。

（3）胃肠道症状：疼痛可伴恶心、呕吐、上腹胀痛，与迷走神经受坏死物质刺激和胃肠道组织灌注不足等有关。

（4）心律失常：75%～95% 的患者伴有心律失常，以 24h 内为最多见，以室性心律失常最多。

（5）休克：20% 患者，数小时至 1 周内发生，主要原因如下。①心肌遭受严重损害，左心室排血量急剧降低（心源性休克）。②剧烈胸痛引起神经反射性周围血管扩张。③因呕吐、大汗、摄入不足所致血容量不足。

（6）心力衰竭：主要是急性左侧心力衰竭。可在最初几天内发生，或在疼痛、休克好转阶段，为梗死后心脏舒缩力减弱或不协调所致。

急性心肌梗死引起的心力衰竭称为泵衰竭。按 Killip 分级法可分为：Ⅰ级：尚无明显心力衰竭；Ⅱ级：有左侧心力衰竭；Ⅲ级：有急性肺水肿；Ⅳ级：右心源性休克。

3. 体征

（1）心脏体征：心率多增快，第一心音减弱，出现第四心音。若心尖区出现收缩期杂音，多为乳头肌功能不全所致。反应性纤维心包炎者，有心包摩擦音。

（2）血压：均有不同程度的降低，起病前有高血压者，血压可降至正常。

（3）其他：可有心力衰竭、休克体征、心律失常有关的体征。

三、治疗原则

心肌梗死的救治原则为：①挽救濒死心肌，防止梗死扩大，缩小心肌缺血范围。②保护、维持心脏功能。③及时处理严重心律失常、泵衰竭及各种并发症。

（一）监护及一般治疗（momtoring and general care）

（1）休息：卧床休息 1 周，保持安静，必要时给予镇静药。

（2）吸氧：持续吸氧 2～3d，有并发症者须延长吸氧时间。

（3）监测：在 CCU 进行 ECG、血压、呼吸、监测 5～7d。

（4）限制活动：无并发症者，根据病情制定活动计划，详见护理部分。

（5）进食易消化食物，不宜过饱，可少量多餐；保持大便通畅，必要时给予缓泻药。

（二）解除疼痛（relief of pain）

尽快止痛，可应用强力止痛药。

（1）哌替啶（度冷丁）50～100mg 紧急肌内注射。

（2）吗啡 5～10mg 皮下注射，必要时 1～2h 后再注射一次以后每 4～6h 可重复应用，注意呼吸抑制作用。

（3）轻者：可待因 0.03～0.06g 口服或罂粟碱 0.03～0.06g 肌内注射或口服。

（4）试用硝酸甘油 0.3mg，异山梨酯 5～10mg 舌下含用或静脉滴注，注意心率增快，Bp 下降等不良反应。

（5）顽固者，人工冬眠疗法。

（三）再灌注心肌（myocardial reperfusion）

意义：再通疗法是目前治疗 AMI 的积极治疗措施，在起病 3～6h 内，使闭塞的冠状动脉再通，心肌得到再灌注，挽救濒死的心肌，以缩小梗死范围，改善预后。

适应证：再通疗法只适于透壁心肌梗死，所以心电图上必须要有 2 个或 2 个以上相邻导联 ST 段抬高 >0.1mV，方可进行再通治疗。心肌梗死发病后 6h 内再通疗法是最理想的；发病 6～12h ST 段抬高的 AMI。

方法：溶栓疗法，紧急施行 PTCA，随后再安置支架。

1. 溶栓疗法（thrombolysis）

（1）溶栓的药物：尿激酶、链激酶、重组组织型纤维蛋白溶酶原激活药（rt - PA）等。

（2）注意事项：①溶栓期间进行严密心电监护，及时发现并处理再灌注心律失常。溶栓 3h 内心律失常发生率最高，84% 心律失常发生在溶栓 4h 之内。前壁心肌梗死时，心律失常多为室性心律失常，如频发室性期前收缩、加速室性自主心律、室性心动过速、心室颤动等；下壁梗死时，心律失常多发生窦性心动过缓、房室传导阻滞。②血压监测，低血压是急性心梗的常见症状，可由于心肌大面积梗死、心肌收缩力明显降低、心排血量减少所至，但也可能与血容量不足、再灌注性损伤、血管扩张药及并发出血等有关。一般低血压在急性心肌梗死后 4h 最明显。对单纯的低血压状态，应加强对血压的监测。在溶栓进行的 30min 内，10min 测量 1 次血压；溶栓结束后 3h 内，30min 测量 1 次；之后 1h 测量 1 次；血压平稳后根据病情延长测量时间。③用药期间注意出血倾向，在溶栓期间应严密观察患者有无皮肤黏膜出血、尿血、便血及颅内出血（观察瞳孔意识），输液穿刺部位有无瘀斑、瘀斑、牙龈出血等。溶栓后 3d 内每天检查 1 次尿常规、大便隐血和出凝血时间，溶栓次日复查血小板，应尽早发现出血性并发症，早期采取有效的治疗措施。

（3）不宜溶栓的情况：①年龄大于 70 岁。②ST 段抬高，时间 >24h。③就诊时严重高血压（ >180/110mmHg）。④仅有 ST 段压低（如非 Q 心梗，心内膜下心梗）及不稳定性心绞痛。⑤有出血倾向、外伤、活动性溃疡病、糖尿病视网膜病变，脑出血史及 6 个月内缺血性脑卒中史，夹层动脉瘤，半个月内手术等。

（4）判断再通指标

第一：冠状动脉造影直接判断。

第二：临床间接判断血栓溶解（再通）指标：①ECG 抬高的 ST 段于 2h 内回降 >50%。②胸痛 2h 内基本消失。③2h 内出现再灌注性心律失常。④血清 CK - MB 酶峰值提前出现（14h 内）。

2. 经皮冠状动脉腔内成形术

（1）补救性 PTCA：经溶栓治疗，冠状动脉再通后又再堵塞，或再通后仍有重度狭窄者，如无出血禁忌，可紧急施行 PTCA，随后再安置支架。预防再梗和再发心绞痛。

（2）直接 PTCA：不进行溶栓治疗，直接进行 PTCA 作为冠状动脉再通的手段，其目的在于挽救心肌。

适应证：①对有溶栓禁忌或不适宜溶栓治疗的患者，以及对升压药无反应的心源性休克患者应首选直接 PTCA。②对有溶栓禁忌证的高危患者，如年龄 >70 岁、既往有 AMI 史、广泛前壁心肌梗死以及收缩压 <100mmHg、心率 >100/min 或 Killip 分级 > Ⅰ 级的患者若有条件最好选择直接 PTCA。

（四）控制休克

最好根据血流动力学监测结果用药。

1. 补充血容量　估计血容量不足，中心静脉压下降者，用低分子右旋糖酐、10% GS 500ml 或 0.9% NS 500ml 静脉滴入。输液后中心静脉压 >18cmH_2O，则停止补充血容量。

2. 应用升压药　补充血容量后血压仍不升，而心排血量正常时，提示周围血管张力不足，此时可用升压药物。多巴胺或间羟胺微泵静脉使用，两者亦可合用。亦可选用多巴酚丁胺。

3. 应用血管扩张药　经上述处理后血压仍不升，周围血管收缩致四肢厥冷时可使用硝酸甘油。

4. 其他措施　纠正酸中毒，保护肾功能，避免脑缺血，必要时应用糖皮质激素和洋地黄制剂。

5. 主动脉内球囊反搏术　上述治疗无效时可考虑应用 IABP，在 IABP 辅助循环下行冠脉造影，随即行 PTCA、CABG。

（五）治疗心力衰竭

主要治疗左侧心力衰竭，见心力衰竭急性左侧心力衰竭的急救。

（六）其他治疗

有助于挽救濒死心肌，防止梗死扩大，缩小缺血范围，根据患者具体情况选用。

1. β受体阻滞药、钙通道阻滞药，ACE抑制药的使用　改善心肌重构，防止梗死范围扩大改善预后。

2. 抗凝疗法　口服阿司匹林等药物。

3. 极化液疗法　有利于心脏收缩，减少心律失常，有利ST段恢复。极化液具体配置10% KCl 15ml＋胰岛素8U＋10% GS 500ml。

4. 促进心肌代谢药物　维生素C、维生素B_6、1，6－二磷酸果糖、辅酶Q_{10}等。

5. 右旋糖酐40或羟乙基淀粉　降低血黏度，改善微循环。

（七）并发症的处理

1. 栓塞　溶栓或抗凝治疗。

2. 心脏破裂　乳头肌断裂、VSD者手术治疗。

3. 室壁瘤　影响心功能或引起严重心律失常者手术治疗。

4. 心肌梗死后综合征　可用糖皮质激素、阿司匹林、吲哚美辛等。

（八）右室心肌梗死的处理

表现为右侧心力衰竭伴低血压者治疗以扩容为主，维持血压治疗，不宜用利尿药。

四、常见护理问题

（一）疼痛

1. 相关因素　与心肌急剧缺血、缺氧有关。

2. 主要表现　胸骨后剧烈疼痛，伴烦躁不安、出汗、恐惧或有濒死感。

3. 护理措施

（1）绝对卧床休息（包括精神和体力）：休息即为最好的疗法之一，病情稳定无特殊不适，且在急性期均应绝对卧床休息，严禁探视，避免精神紧张，一切活动包括翻身、进食、洗脸、大小便等均应在医护人员协助下进行，避免生扯硬拽现象。如果患者焦虑、抑郁情绪严重并有睡眠障碍等表现时，应根据病情选择没有禁忌的镇静药物，如哌替啶等。

（2）做好氧疗管理：心肌梗死时由于持续的心肌缺血缺氧，代谢物积聚或产生多肽类致痛物等，刺激神经末梢，经神经传导至大脑产生痛觉，而疼痛使患者烦躁不安、情绪恶化，加重心肌缺氧，影响治疗效果。若胸闷、疼痛剧烈或症状不缓解、持续时间长，氧流量可控制在5~6L/min，待症状消失后改为3~4L/min，一般不少于72h，5d后可根据情况间断给氧。

（3）患者的心理管理：疾病给患者带来胸闷、疼痛等压抑的感觉，再加上环境的生疏，可使患者恐惧、紧张不安，而这又导致交感神经兴奋引起血压升高，心肌耗氧量增加，诱发心律失常，加重心肌缺血坏死，因此，我们应了解患者的职业、文化、经济、家庭情况及发病的诱因，关心体贴患者，消除紧张恐惧心理，让患者树立战胜疾病的信心，使患者处于一个最佳心理状态。

（二）恐惧

1. 相关因素　可与下列因素有关。①胸闷不适、胸痛、濒死感。②因病房病友病重或死亡。③病室环境陌生/监护、抢救设备。

2. 主要表现　心情紧张、烦躁不安。

3. 护理措施

（1）消除患者紧张与恐惧心理：救治过程中要始终关心体贴，态度和蔼，鼓励患者表达自己的感受，安慰患者，使之尽快适应环境，进入患者角色。

（2）了解患者的思想状况，向患者讲清情绪与疾病的关系，使患者明白紧张的情绪会加重病情，使病情恶化。劝慰患者消除紧张情绪，使患者处于接受治疗的最佳心理状态。

（3）向患者介绍救治心梗的特效药及先进仪器设备，肯定效果与作用，使患者得到精神上的安慰和对医护人员的信任。在治疗护理过程中做到忙而不乱，紧张而有序，迅速而准确。

（4）给患者讲解抢救成功的例子，使其树立战胜疾病的信心。

（5）针对心理反应进行耐心解释，真诚坦率地为其排忧解难，做好生活护理，给他们创造一个安静、舒适、安全、整洁的休息环境。

（三）自理缺陷

1. 相关因素　与治疗性活动受限有关。

2. 主要表现　日常生活不能自理。

3. 护理措施

（1）心肌梗死急性期卧床期间协助患者洗漱进食、大小便及个人卫生等生活护理。

（2）将患者经常使用的物品放在易拿取的地方，以减少患者拿东西时的体力消耗。

（3）将呼叫器放在患者手边，听到铃响立即给予答复。

（4）提供患者有关疾病治疗及预后的确切消息，强调正面效果，以增加患者自我照顾的能力和信心，并向患者说明健康程序，不要允许患者延长卧床休息时间。

（5）在患者活动耐力范围内，鼓励患者从事部分生活自理活动和运动，以增加患者的自我价值感。

（6）让患者有足够的时间，缓慢地进行自理活动或者在活动过程中提供多次短暂的休息时间；或者给予较多的协助，以避免患者过度劳累。

（四）便秘

1. 相关因素　与长期卧床、不习惯床上排便、进食量减少有关。

2. 主要表现　大便干结，超过 2d 未排大便。

3. 护理措施

（1）合理饮食：提醒患者饮食要节制，要选择清淡易消化、产气少、无刺激的食物。进食速度不宜过快、少食多餐。

（2）遵医嘱给予大便软化药或缓泻药。

（3）鼓励患者定时排便，安置患者于舒适体位排便。

（4）不习惯于床上排便的患者，应向其讲明病情及需要在床上排便的理由并用屏风遮挡。

（5）告知病患者排便时不要太用力，可用手掌在腹部按乙状结肠走行方向做环形按摩。

（五）潜在并发症：心力衰竭

1. 相关因素　与梗死面积过大、心肌收缩力减弱有关。

2. 主要表现　咳嗽、气短、心悸、发绀，严重者出现肺水肿表现。

3. 护理措施

（1）避免诱发心力衰竭的因素：上感、劳累、情绪激动、感染，不适当的活动。

（2）若突然出现急性左侧心力衰竭，应立即采取急救。

（六）潜在并发症：心源性休克

1. 相关因素　心肌梗死、心排血量减少。

2. 主要表现　血压下降，面色苍白、皮肤湿冷、脉细速、尿少。

3. 护理措施

（1）严密观察神志、意识、血压、脉搏、呼吸、尿量等情况并做好记录。

（2）观察患者末梢循环情况，如皮肤温度、湿度、色泽。

（3）注意保暖。

（4）保持输液通畅，并根据心率、血压、呼吸及用药情况随时调整滴速。

（七）潜在并发症：心律失常

1. 相关因素　与心肌缺血、缺氧、电解质失衡有关。

2. 主要表现　室性期前收缩、快速型心律失常、缓慢型心律失常。

3. 护理措施

（1）给予心电监护，监测患者心律、心率、血压、脉搏、呼吸及心电图改变，并做好记录。

（2）嘱患者尽量避免诱发心律失常的因素，如情绪激动、烟酒、浓茶、咖啡等。

（3）向患者说明心律失常的临床表现及感受，若出现心悸、胸闷、胸痛、心前区不适等症状，应及时告诉医护人员。

（4）遵医嘱应用抗心律失常药物，并观察药物疗效及不良反应。

（5）备好各种抢救药物和仪器：如除颤器、起搏器，抗心律失常药及复苏药。

五、健康教育

（一）心理指导

本病起病急，症状明显，患者因剧烈疼痛而有濒死感，又因担心病情及疾病预后而产生焦虑、紧张等情绪，护士应陪伴在患者身旁，允许患者表达出对死亡的恐惧如呻吟、易怒等，用亲切的态度回答患者提出的问题。解释先进的治疗方法及监护设备的作用。

（二）饮食指导

急性心梗 2～3d 时以流质为主，每天总热能 500～800kcal；控制液体量，减轻心脏负担，口服液体量应控制在 1 000ml/d；用低脂、低胆固醇、低盐、适量蛋白质、高食物纤维饮食，脂肪限制在 40g/d 以内，胆固醇应 <300mg/d；选择容易消化吸收的食物，不宜过热过冷，保持大便通畅，排便时不可用力过猛；病情稳定 3d 后可逐渐改半流质、低脂饮食，总热能 1 000kcal/d 左右。避免食用辛辣或发酵食物，减少便秘和腹胀。康复期低糖、低胆固醇饮食，多吃富含维生素和钾的食物，伴有高血压病或心力衰竭者应限制钠盐摄入量。

在食物选择方面，心梗急性期主食可用藕粉、米汤、菜水、去油过筛肉汤、淡茶水、红枣泥汤；选低胆固醇及有降脂作用的食物，可食用的有鱼类、鸡蛋清；瘦肉末、嫩碎蔬菜及水果，降脂食物有山楂、香菇、大蒜、洋葱、海鱼、绿豆等。病情好转后改为半流质，可食用浓米汤、厚藕粉、枣泥汤、去油肉绒、鸡绒汤、薄面糊等。病情稳定后，可逐渐增加或进软食，如面条、面片、馄饨、面包、米粉、粥等。恢复期饮食治疗按冠心病饮食治疗。

禁忌食物：凡胀气、刺激性流质不宜吃，如豆浆、牛奶、浓茶、咖啡等；忌烟酒及刺激性食物和调味品，限制食盐和味精用量。

（三）作息指导

保证睡眠时间，2 次活动间要有充分的休息。急性期后 1～3d 应绝对卧床，第 4～6d 可在床上做上下肢被动运动。1 周后，无并发症的患者可床上坐起活动。每天 3～5 次，每次 20min，动作宜慢。有并发症者，卧床时间延长。第 2 周起开始床边站立→床旁活动→室内活动→完成个人卫生。根据患者对运动的反应，逐渐增加活动量。第 2 周后室外走廊行走，第 3～4 周试着上下 1 层楼梯。

（四）用药指导

常见治疗及用药观察如下。

1. 止痛　使用吗啡或哌替啶止痛，配合观察镇静止痛的效果及有无呼吸抑制，脉搏加快。

2. 溶栓治疗　溶栓过程中应配合监测心率、心律、呼吸、血压，注意胸痛情况和皮肤、牙龈、呕吐物及尿液有无出血现象，发现异常应及时报告医护人员，及时处理。

3. 硝酸酯类药　配合用药时间及用药剂量，使用过程中要注意观察疼痛有无缓解，有无头晕、头痛、血压下降等不良反应。

4. 抑制血小板聚集药物 药物宜餐后服。用药期间注意有无胃部不适，有无皮下、牙龈出血，定期检查血小板数量。

（五）行为指导

1）大便干结时忌用力排便，应用开塞露塞肛或服用缓泻药如口服酚酞等方法保持大便通畅。

2）接受氧气吸入时，要保证氧气吸入的有效浓度以达到改善缺氧状态的效果，同时注意用氧安全，避免明火。

3）病情未稳定时忌随意增加活动量，以免加重心脏负担，诱发或加重心肌梗死。

4）在输液过程中，应遵循医护人员控制的静脉滴注速度，切忌随意加快输液速度。

5）当患者严重气急，大汗，端坐呼吸，应取坐位或半坐卧位，两腿下垂，有条件者立即吸氧。并应注意用氧的安全。

6）当患者出现心脏骤停时，应积极处理。

7）指导患者3个月后性生活技巧

（1）选择一天中休息最充分的时刻行房事（早晨最好）。避免温度过高或过低时，避免饭后或酒后进行房事。

（2）如需要，可在性生活时吸氧。

（3）如果出现胸部不舒适或呼吸困难，应立即终止。

（六）病情观察指导

注意观察胸痛的性质、部位、程度、持续时间，有无向他处放射；配合监测体温、心率、心律、呼吸及血压及电解质情况，以便及时处理。

（七）出院指导

（1）养成良好的生活方式，生活规律，作息定时，保证充足的睡眠。病情稳定无并发症的急性心肌梗死，6周后可每天步行、打太极拳。8~12周可骑车、洗衣等。3~6个月后可部分或完全恢复工作。但不应继续从事重体力劳动、驾驶员、高空作业或工作量过大。

（2）注意保暖，适当添加衣服。

（3）饮食宜清淡，避免饱餐，忌烟酒及减肥，防止便秘。

（4）坚持按医嘱服药，随身备硝酸甘油，有多种剂型的药物，如片剂、喷雾剂，定期复诊。

（5）心肌梗死最初3个月内不适宜坐飞机及单独外出，原则上不过性生活。

（国 强）

第五节 心力衰竭护理

在致病因素作用下，心功能必将受到不同程度的影响，即为心功能不全（heart insufficiency）。在疾病的早期，机体能够通过心脏本身的代偿机制以及心外的代偿措施，可使机体的生命活动处于相对恒定状态，患者无明显的临床症状和体征，此为心功能不全的代偿阶段。心力衰竭（heart failure），简称心衰，又称充血性心力衰竭，一般是指心功能不全的晚期，属于失代偿阶段，是指在多种致病因素作用下，心脏泵功能发生异常变化，导致心排血量绝对减少或相对不足，以致不能满足机体组织细胞代谢需要，患者有明显的临床症状和体征的病理过程。常见心力衰竭分类见图4-15。

近年来，很多学者将心力衰竭按危险因素和终末等级进行了分类，并指出新的治疗方式可以改善患者的生活质量。

（1）A和B阶段：指患者缺乏心力衰竭早期征象或症状，但存在有风险因素或心脏的异常，这些可能包括心脏形态和结构上的改变。

（2）C阶段：指患者目前或既往有过心力衰竭的症状，如气短等。

（3）D 阶段：指患者目前有难治性心力衰竭，并适于进行特殊的进阶治疗，包括心脏移植。

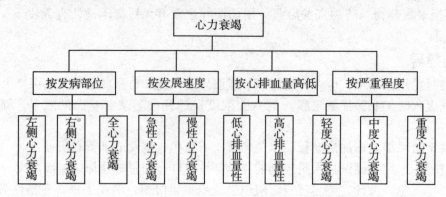

图 4-15　心力衰竭的分类

一、病因与发病机制

（一）病因

1. 基本病因　心力衰竭的关键环节是心排血量的绝对减少或相对不足，而心排血量的多少与心肌收缩性的强弱、前负荷和后负荷的高低以及心率的快慢密切相关。因此，凡是能够减弱心肌收缩性、使心脏负荷过度和引起心率显著加快的因素均可导致心力衰竭的发生。

2. 诱因

（1）感染：呼吸道感染为最多，其次是风湿热。女性患者中泌尿道感染亦常见。亚急性感染性心内膜炎也常诱发心力衰竭。

（2）过重的体力劳动或情绪激动。

（3）钠盐摄入过多。

（4）心律失常：尤其是快速性心律失常，如阵发性心动过速、心房颤动等。

（5）妊娠分娩。

（6）输液（特别是含钠盐的液体）或输血过快或过量。

（7）洋地黄过量或不足。

（8）药物作用：如利舍平类、胍乙啶、维拉帕米、奎尼丁、肾上腺皮质激素等。

（9）其他：出血和贫血、肺栓塞、室壁膨胀瘤、心肌收缩不协调，乳头肌功能不全等。

（二）发病机制

心脏有规律的协调的收缩与舒张是保障心排血量的重要前提，其中收缩性是决定心排血量的最关键因素，也是血液循环动力的来源。因此，心力衰竭发病的中心环节，主要是收缩性减弱，但也可见于舒张功能障碍，或二者兼而有之。心肌收缩性减弱的基本机制包括：①心肌结构破坏，导致收缩蛋白和调节蛋白减少。②心肌能量代谢障碍。③心肌兴奋-收缩耦联障碍。④肥大心肌的不平衡生长。

二、临床表现与诊断

（一）临床表现

1. 症状和体征　心力衰竭的临床表现与左右心室或心房受累有密切关系。左侧心力衰竭的临床特点主要是由于左心房和/或左心室衰竭引起肺淤血、肺水肿；右侧心力衰竭的临床特点是由于右心房和/或右心室衰竭引起体循环静脉淤血和钠水潴留。发生左侧心力衰竭后，右心也常相继发生功能损害，最终导致全心心力衰竭。出现右侧心力衰竭后，左心衰竭的症状可有所减轻。

2. 辅助检查

（1）X线：左侧心力衰竭可显示心影扩大，上叶肺野内血管纹理增粗，下叶血管纹理细，有肺静脉内血液重新分布的表现，肺门阴影增大，肺间质水肿引起肺野模糊，在两肺野外侧可见水平位的Kerley B线。

（2）心脏超声：利用心脏超声可以评价瓣膜、心腔结构、心室肥厚以及收缩和舒张功能等心脏完整功能参数。其对心室容积的测定、收缩功能和局部室壁运动异常的检出结果可靠。可检测射血分数，心脏舒张功能。

（3）血流动力学监测：除二尖瓣狭窄外，肺毛细血管楔嵌压的测定能间接反应左房压或左室充盈压，肺毛细血管楔嵌压的平均压，正常值为<1.6kPa（12mmHg）。

（4）心脏核素检查：心血池核素扫描为评价左和右室整体收缩功能以及心肌灌注提供了简单方法。利用核素技术可以评价左室舒张充盈早期相。

（5）吸氧运动试验：运动耐量有助于评价其病情的严重性并监测其进展。运动时最大氧摄入量和无氧代谢阈（AT）。

（二）诊断

1. 急性心力衰竭（AHF）　AHF的诊断主要依靠症状和体征，辅以适当的检查，如心电图、胸部X线、生化标志物和超声心动图。

2. 慢性心力衰竭

（1）收缩性心力衰竭（SHF）：多指左侧心力衰竭，主要判定标准为心力衰竭的症状、左心腔增大、左心室收缩末容量增加和左室射血分数（LVEF）≤40%。近年研究发现BNP在心力衰竭诊断中具有较高的临床价值，其诊断心力衰竭的敏感性为94%，特异性为95%，为心力衰竭的现代诊断提供重要的方法。

（2）舒张性心力衰竭（DHF）：是指以心肌松弛性、顺应性下降为特征的慢性充血性心力衰竭，往往发生于收缩性心力衰竭前，约占心力衰竭总数的1/3，欧洲心脏病协会于1998年制定了原发性DHF的诊断标准，即必须具有以下3点：①有充血性心力衰竭的症状和体征。②LVEF≥45%。③有左心室松弛、充盈、舒张期扩张度降低或僵硬度异常的证据。这个诊断原则在临床上往往难以做到，因此Zile等经过研究认为只要患者满足以下2项就可以诊断为DHF。①有心力衰竭的症状和体征。②LVEF>50%。

三、治疗原则

（一）急性心力衰竭

治疗即刻目标是改善症状和稳定血流动力学状态。

（二）慢性心力衰竭

慢性心力衰竭治疗原则：去除病因；减轻心脏负荷；增强心肌收缩力；改善心脏舒张功能；支持疗法与对症处理。治疗目的：纠正血流动力学异常，缓解症状；提高运动耐量，改善生活质量；防治心肌损害进一步加重；降低病死率。

1. 防治病因及诱因　如能应用药物和手术治疗基本病因，则心力衰竭可获改善。如高血压心脏病的降压治疗，心脏瓣膜病及先天性心脏病的外科手术矫治等。避免或控制心力衰竭的诱发因素，如感染，心律失常，操劳过度及甲状腺功能亢进纠正甲状腺功能。

2. 休息　限制其体力活动，以保证有充足的睡眠和休息。较严重的心力衰竭者应卧床休息。

3. 控制钠盐摄入　减少钠盐的摄入，可减少体内水潴留，减轻心脏的前负荷，是治疗心力衰竭的重要措施。在大量利尿的患者，可不必严格限制食盐。

4. 利尿药的应用　可作为基础用药。控制心力衰竭体液潴留的唯一可靠方法。应该用于所有伴有体液潴留的、有症状的心力衰竭患者。但对远期存活率、死亡率的影响尚无大宗试验验证；多与一种ACEI类或β受体阻滞药合用。旨在减轻症状和体液潴留的表现。

5. **血管扩张药的应用** 是通过减轻前负荷和/或后负荷来改善心脏功能。应用小动脉扩张药如肼屈嗪等，可以降低动脉压力，减少左心室射血阻力，增加心排血量。

6. **洋地黄类药物的应用** 洋地黄可致心肌收缩力加强，可直接或间接通过兴奋迷走神经减慢房室传导。能改善血流动力学，提高左室射血分数，提高运动耐量，缓解症状；降低交感神经及肾素 - 血管紧张素 - 醛固酮（R - A - A）活性，增加压力感受器敏感性。地高辛为迄今唯一被证明既能改善症状又不增加死亡危险的强心药，地高辛对病死率呈中性作用。

7. **非洋地黄类正性肌力药物** 虽有短期改善心力衰竭症状作用，但对远期病死率并无有益的作用。研究结果表明不但不能使长期病死率下降，其与安慰剂相比反而有较高的病死率。

8. **血管紧张素转换酶抑制药（ACEI 类）** 其作为神经内分泌拮抗药之一已广泛用于临床。可改善血流动力学，直接扩张血管；降低肾素、血管紧张素 II（AngII）及醛固酮水平，间接抑制交感神经活性；纠正低血钾、低血镁，降低室性心律失常危险，减少心脏猝死（SCD）。

9. **β 受体阻滞药** 其作为神经内分泌阻断药的治疗地位日显重要。21 世纪慢性心力衰竭的主要药物是 β 受体阻滞药。可拮抗交感神经及 R - A - A 活性，阻断神经内分泌激活；减缓心肌增生、肥厚及过度氧化，延缓心肌坏死与凋亡；上调 β_1 受体密度，介导信号传递至心肌细胞；通过减缓心率而提高心肌收缩力；改善心肌松弛，增强心室充盈；提高心电稳定性，降低室性心律失常及猝死率。

四、常见护理问题

（一）有急性左侧心力衰竭发作的可能

1. **相关因素** 左心房和/或左心室衰竭引起肺淤血、肺水肿。

2. **临床表现** 突发呼吸困难，尤其是夜间阵发性呼吸困难明显，患者不能平卧，只能端坐呼吸。呼吸急促、频繁，可达 30 ~ 40/min，同时患者有窒息感，面色灰白、口唇发绀、烦躁不安、大汗淋漓、皮肤湿冷、咳嗽，咳出浆液性泡沫痰，严重时咳出大量红色泡沫痰，甚至出现呼吸抑制、窒息、神志障碍、休克、猝死等。

3. **护理措施** 急性左侧心力衰竭发生后的急救口诀：坐位下垂降前荷，酒精高氧吗啡静，利尿扩管两并用，强心解痉激素添。

（二）心排血量下降

1. **相关因素** 与心肌收缩力降低、心脏前后负荷的改变、缺氧有关。

2. **临床表现** 左、右侧心力衰竭常见的症状和体征均可出现。

3. 护理措施

（1）遵医嘱给予强心、利尿、扩血管药物，注意药效和观察不良反应以及毒性反应。

（2）保持最佳体液平衡状态：遵医嘱补液，密切观察效果；限制液体和钠的摄入量；根据病情控制输液速度，一般 20 ~ 30 滴/min。

（3）根据病情选择适当的体位。

（4）根据患者缺氧程度予（适当）氧气吸入。

（5）保持患者身体和心理上得到良好的休息：限制活动减少氧耗量；为患者提供安静舒适的环境，限制探视。

（6）必要时每日测体重，记录 24h 尿量。

（三）气体交换受损

1. **相关因素** 与肺循环淤血，肺部感染，及不能有效排痰与咳嗽相关。

2. 临床表现

（1）劳力性呼吸困难、端坐呼吸、发绀（是指毛细血管血液内还原斑红蛋白浓度超过 50g/L，是指皮肤、黏膜出现青紫的颜色，以口唇、舌、口腔黏膜、鼻尖、颊部、耳垂和指、趾末端最为明显）。

（2）咳嗽、咳痰、咯血。

（3）呼吸频率、深度异常。

3. 护理措施

1）休息：为患者提供安静、舒适的环境，保持病房空气新鲜，定时通风换气。

2）体位：协助患者取有利于呼吸的卧位，如高枕卧位、半坐卧位、端坐卧位。

3）根据患者缺氧程度给予（适当）氧气吸入。

4）咳嗽与排痰方法：协助患者翻身、拍背，利于痰液排出，保持呼吸道通畅。

5）教会患者正确咳嗽、深呼吸与排痰方法：屏气 3~5s，用力地将痰咳出来，连续 2 次短而有力地咳嗽。

（1）深呼吸：首先，患者应舒服地斜靠在躺椅或床上，两个膝盖微微弯曲，垫几个枕头在头和肩部后作为支撑，这样的深呼吸练习，也可以让患者坐在椅子上，以患者的手臂做支撑。其次，护理者将双手展开抵住患者最下面的肋骨，轻轻挤压，挤压的同时，要求患者尽可能地用力呼吸，使肋骨突起，来对抗护理者手的挤压力。

（2）年龄较大的心力衰竭患者排痰姿势：年龄较大、排痰困难的心衰患者，俯卧向下的姿势可能不适合他们，因为这样可能会压迫横膈膜，使得呼吸发生困难。可采取把枕头垫得很高，患者身体侧过来倚靠在枕头上，呈半躺半卧的姿势，这样将有助于患者排痰。

6）病情允许时，鼓励患者下床活动，以增加肺活量。

7）呼吸状况监测：呼吸频率、深度改变，有无呼吸困难、发绀。血气分析、血氧饱和度改变。

8）使用血管扩张药的护理。

9）向患者或家属解释预防肺部感染方法：如避免受凉、避免潮湿、戒烟等。

（四）体液过多

1. 相关因素 与静脉系统淤血致毛细血管压增高，R-A-A 系统活性和血管加压素水平，升高使水、钠潴留，饮食不当相关。

2. 临床表现

（1）水肿：表现为下垂部位如双下肢水肿，为凹陷性，起床活动者以足、踝内侧和胫前部较明显。仰卧者则表现为骶部、腰背部、腿部水肿，严重者可发展为全身水肿，皮肤绷紧而光亮。

（2）胸腔积液：全心心力衰竭者多数存在，右侧多见，主要与体静脉压增高及胸膜毛细血管通透性增加有关。

（3）腹腔积液：多发生在心力衰竭晚期，常并发有心源性肝硬化，由于腹腔内体静脉压及门静脉压增高引起。

（4）尿量减少，体重增加。

（5）精神差，乏力，焦虑不安。

（6）呼吸短促，端坐呼吸。

3. 护理措施

（1）水肿程度的评估：每日称体重，一般在清晨起床后排空大小便而未进食前穿同样的衣服、用同样的磅秤测量。如 1~2d 内体重快速增加，应考虑是否有水潴留，可增加利尿药的用量，应用利尿药后尿量明显增加，水肿消退。体重下降至正常时，体重又称干体重。同时为患者记出入水量。在急性期出量大于入量，出入量的基本平衡，有利于防止或控制心力衰竭。出量为每日全部尿量、大便量、引流量，同时加入呼吸及皮肤蒸发量 600~800ml。入量为饮食、饮水量、水果、输液等，每日总入量为 1 500~2 000ml。

（2）体位：尽量抬高水肿的双下肢，以利于下肢静脉回流，减轻水肿的程度。

（3）饮食护理：予低盐、高蛋白饮食，少食多餐。按病情限制钠盐及水分摄入，重度水肿盐摄入量为 1g/d、中度水肿 3g/d、轻度水肿 5g/d；还要控制含钠高的食物摄入，如腊制品、发酵的点心、味精、酱油、皮蛋、方便面、啤酒、汽水等。每日的饮水量通常一半量在用餐时摄取，另一半量在两餐之间摄入，必要时可给患者行口腔护理，以减轻口渴感。

（4）用药护理：应用强心苷和利尿药期间，监测水、电解质平衡情况，及时补钾。控制输液量和速度。

（5）保持皮肤清洁干燥，保持衣着宽松舒适，床单、衣服干净平整。观察患者皮肤水肿消退情况，定时更换体位，避免水肿部位长时间受压，避免在水肿明显的下肢深静脉输液，防止皮肤破损和压疮形成。

（五）活动无耐力

1. 相关因素　与心排血量减少，组织缺血、缺氧及胃肠道淤血引起食欲缺乏、进食减少有关。

2. 临床表现

（1）生活不能自理。

（2）活动持续时间短。

（3）主诉疲乏、无力。

3. 护理措施

（1）评估心功能状态。

（2）设计活动目标与计划，以调节其心理状况，促进活动的动机和兴趣。让患者了解活动无耐力原因及限制活动的必要性，根据心功能决定活动量。

（3）循序渐进为原则，逐渐增加患者的活动量，避免使心脏负荷突然增加。①抬高床头 45° ~ 60°，使患者半卧位。②病室内行走。③病区走廊内进行短距离的行走，然后逐渐增加距离。

（4）注意监测活动时患者心率、呼吸、面色、发现异常立即停止活动。

（5）在患者活动量允许范围内，让患者尽可能自理，为患者自理活动提供方便条件。①将患者的常用物品放置在患者容易拿到的地方。②及时巡视病房，询问患者有无生活需要，及时满足其需求。③教会患者使用节力技巧。

（6）教会患者使用环境中的辅助设，如床栏，病区走廊内、厕所内的扶手等，以增加患者的活动耐力。

（7）根据病情和活动耐力限制探视人次和时间。

（8）间断或持续鼻导管吸氧，氧流量 2 ~ 3L/min，严重缺氧时 4 ~ 6L/min 为宜。

（六）潜在并发症：电解质紊乱

1. 相关因素

（1）全身血流动力学、肾功能及体内内分泌的改变。

（2）交感神经张力增高与 R – A – A 系统活性增高的代偿机制对电解质的影响。

（3）心力衰竭使 $Na^+ – K^+ – ATP$ 酶受抑制，使离子交换发生异常改变。

（4）药物治疗可影响电解质：①袢利尿药及噻嗪类利尿药可导致低钾血症、低钠血症和低镁血症。②保钾利尿药如螺内酯可导致高钾血症。③血管紧张素转换酶抑制药（ACEI）可引起高钾血症，尤其肾功能不全的患者。

2. 临床表现

（1）低钾血症：轻度乏力至严重的麻痹性肠梗阻、肌肉麻痹、心电图的改变（T 波低平、U 波）、心律失常，并增加地高辛的致心律失常作用。

（2）低钠血症：轻度缺钠的患者可有疲乏、无力、头晕等症状，严重者可出现休克、昏迷，甚至死亡。

（3）低镁血症：恶心，呕吐，乏力，头晕，震颤，痉挛，麻痹，严重低镁可导致房性或室性心律失常。

（4）高钾血症：乏力及心律失常。高钾血症会引起致死性心律失常，出现以下 ECG 改变：T 波高尖；P – R 间期延长；QRS 波增宽。

3. 护理措施

1) 密切监测患者的电解质，及时了解患者的电解质变化，尤其是血钾、血钠和血镁。

2) 在服用利尿药、ACEI 等药物期间，密切观察患者的尿量和生命体征变化，观察患者有无因电解质紊乱引起的胃肠道反应、神志变化、心电图改变。

3) 一旦出现电解质紊乱，应立即报告医生，给予相应的处理

(1) 低钾血症：停用排钾利尿药及洋地黄制剂；补充钾剂，通常应用 10% 枸橼酸钾口服与氯化钾静脉应用均可有效吸收。传统观念认为严重低钾者可静脉补钾，静滴浓度不宜超过 40mmol/L，速度最大为 20mmol/h（1.5g/h），严禁用氯化钾溶液直接静脉推注。但新的观点认为在做好患者生命体征监护的情况下，高浓度补钾也是安全的。

高浓度静脉补钾有如下优点：能快速、有效地提高血钾的水平，防止低钾引起的心肌应激性及血管张力的影响；高浓度静脉补钾避免了传统的需输注大量液体，从而减轻了心脏负荷，尤其适合于心力衰竭等低钾血症患者。

高浓度补钾时的护理：①高浓度静脉补钾必须在严密的监测血清钾水平的情况下和心电监护下进行，需每 1~2h 监测 1 次血气分析，了解血清钾水平并根据血钾提高的程度来调整补钾速度，一般心力衰竭患者血钾要求控制在 4.0mmol/L 以上，>45mmol/L 需停止补钾。②严格控制补钾速度，最好用微泵调节，速度控制在 20mmol/h 以内，补钾的通道严禁推注其他药物，避免因瞬间通过心脏的血钾浓度过高而致心律失常。③高浓度静脉补钾应在中心静脉管道内输注，严禁在外周血管注射，因易刺激血管的血管壁引起剧痛或静脉炎。④补钾期间应监测尿量 >30ml/h，若尿量不足可结合中心静脉压（CVP）判断血容量，如为血容量不足应及时扩容使尿量恢复。⑤严密观察心电图改变，了解血钾情况，如 T 波低平，ST 段压低，出现 U 波，提示低钾可能，反之 T 波高耸则表示有高钾血症的可能。⑥补钾的同时也应补镁，因为细胞内缺钾的同时多数也缺镁，且缺镁也易诱发心律失常，甚至有人认为即使血镁正常也应适当补镁，建议监测血钾的同时也监测血镁的情况。

(2) 低钠血症：稀释性低钠血症患者对利尿药的反应很差，血浆渗透压低，因此选用渗透性利尿药甘露醇利尿效果要优于其他利尿药，联合应用强心药和袢利尿药。甘露醇 100~250ml 需缓慢静滴，一般控制在 2~3h 内静滴，并在输注到一半时应用强心药（毛花苷 C），10~20min 后根据患者情况静脉注射呋塞米 100~200mg。

真性低钠血症利尿药的效果很差。应当采用联合应用大剂量袢利尿药和输注小剂量高渗盐水的治疗方法。补钠的量可以参照补钠公式计算。

补钠量（g）=（142mmol/L - 实测血清钠）×0.55×体重（kg）/17

根据临床情况，一般第 1d 输入补充钠盐量的 1/4~1/3，根据患者的耐受程度及血清钠的水平决定下次补盐量。具体方案 1.4%~3.0% 的高渗盐水 150ml，30min 内快速输入，如果尿量增多，应注意静脉给予 10% KCl 20~40ml/d，以预防低钾血症。入液量为 1 000ml，每天测定患者体重、24h 尿量、血电解质和尿的实验室指标。严密观察心肺功能等病情变化，以调节剂量和滴速，一般以分次补给为宜。

(3) 低镁血症：有症状的低镁血症：口服 2~4mmol/kg 体重，每 8~24h 服 1 次。补镁的过程中应注意不要太快，如过快会超过肾阈值，导致镁从尿液排出。无症状者亦应口服补充。不能口服时，也可用 50% 硫酸镁 20ml 溶于 50% 葡萄糖 1 000ml 静滴，缓慢滴注。通常需连续应用 3~5d 才能纠正低镁血症。

(4) 高钾血症：出现高钾血症时，应立即停用保钾利尿药，纠正酸中毒；静注葡萄糖酸钙剂对抗高钾对心肌传导的作用，这种作用是快速而短暂的，一般数分钟起作用，但只维持不足 1h。如 ECG 改变持续存在，5min 后再次应用。为了增加钾向细胞内的转移，应用胰岛素 10U 加入 50% 葡萄糖 50ml 静滴可在 10~20min 内降低血钾，此作用可持续 4~6h；应用袢利尿药以增加钾的肾排出；肾功能不全的严重高血钾（>7mmol/L）患者应当立即给予透析治疗。

（七）潜在的并发症：洋地黄中毒

1. 相关因素　与洋地黄类药物使用过量、低血钾等因素有关。

2. 临床表现

（1）胃肠道反应：一般较轻，常见食欲缺乏、恶心、呕吐、腹泻、腹痛。

（2）心律失常：服用洋地黄过程中，心律突然转变，是诊断洋地黄中毒的重要依据。如心率突然显著减慢或加速，由不规则转为规则，或由规则转为有特殊规律的不规则。洋地黄中毒的特征性心律失常有：多源性室性期前收缩呈二联律，特别是发生在心房颤动基础上；心房颤动伴完全性房室传导阻滞与房室结性心律；心房颤动伴加速的交接性自主心律呈干扰性房室分离；心房颤动频发交界性逸搏或短阵交界性心律；室上性心动过速伴房室传导阻滞；双向性交界性或室性心动过速和双重性心动过速。洋地黄引起的不同程度的窦房和房室传导阻滞也颇常见。应用洋地黄过程中出现室上性心动过速伴房室传导阻滞是洋地黄中毒的特征性表现。

（3）神经系统表现：可有头痛、失眠、忧郁、眩晕，甚至神志错乱。

（4）视觉改变：可出现黄视或绿视以及复视。

（5）血清地高辛浓度＞2.0ng/ml。

3. 护理措施

（1）遵医嘱正确给予洋地黄类药物。

（2）熟悉洋地黄药物使用的适应证、禁忌证和中毒反应，若用药前心率＜60/min，禁止给药。

用药适应证：心功能Ⅱ级以上各种心力衰竭，除非有禁忌证，心功能Ⅲ、Ⅳ级收缩性心力衰竭，窦性心律的心力衰竭。

用药禁忌证：预激综合征并心房颤动，二度或三度房室传导阻滞，病态窦房结综合征无起搏器保护者，低血钾。

洋地黄中毒敏感人群：老年人；急性心肌梗死（AMD）、心肌炎、肺心病、重度心力衰竭；肝、肾功能不全；低钾血症、贫血、甲状腺功能减退症。

使地高辛浓度升高的药物：奎尼丁、胺碘酮、维拉帕米。

（3）了解静脉使用毛花苷C的注意事项：需稀释后才能使用，成人静脉注射毛花苷C洋地黄化负荷剂量为0.8mg，首次给药0.2mg或0.4mg稀释后静脉推注，每隔2～4h可追加0.2mg，24h内总剂量不宜超过0.8～1.2mg。对于易于发生洋地黄中毒者及24h内用过洋地黄类药物者应根据情况酌情减量或减半量给药。推注时间一般15～20min，推注过程中密切观察患者心律和心率的变化，一旦心律出现房室传导阻滞、长间歇，心率＜60/min，均应立即停止给药，并通知医生。

（4）注意观察患者有无洋地黄中毒反应的发生。

（5）一旦发生洋地黄中毒，及时处理洋地黄制剂的毒性反应：①临床中毒患者立即停药，同时停用排钾性利尿药，重者内服不久时立即用温水、浓茶或1：2 000高锰酸钾溶液洗胃，用硫酸镁导泻。②内服通用解毒药或鞣酸蛋白3～5g。③发生少量期前收缩或短阵二联律时可口服10%氯化钾液10～20ml，3～4次/d，片剂有发生小肠炎、出血或肠梗阻的可能，故不宜用。如中毒较重，出现频发的异位搏动，伴心动过速、室性心律失常时，可静脉滴注氯化钾，注意用钾安全。④如有重度房室传导阻滞、窦性心动过缓、窦房阻滞、窦性停搏、心室率缓慢的心房颤动及交界性逸搏心律等，根据病情轻重酌情采用硫酸阿托品静脉滴注、静脉注射或皮下注射。⑤当出现洋地黄引起的各种快速心律失常时如伴有房室传导阻滞的房性心动过速和室性期前收缩等患者，苯妥英钠可称为安全有效的良好药物，可用250mg稀释于20ml的注射用水或生理盐水中（因为强碱性，不宜用葡萄糖液稀释），于5～15min内注射完，待转为窦性心律后，用口服法维持，每次0.1g，3～4次/d。⑥出现急性快速型室性心律失常，如频发室性期前收缩、室性心动过速、心室扑动及心室颤动等，可用利多卡因50～100mg溶于10%葡萄糖溶液20ml，在5min内缓慢静脉注入，若无效可取低限剂量重复数次，间隔20min，总量不超过300mg，心律失常控制后，继以1～3mg/min静脉滴注维持。

除上述方法外，电起搏对洋地黄中毒诱发的室上性心动过速和引起的完全性房室传导阻滞且伴有阿-斯综合征者是有效而适宜的方法。前者利用人工心脏起搏器发出的电脉冲频率，超过或接近心脏的异位频率，通过超速抑制而控制异位心律；后者是采用按需型人工心脏起搏器进行暂时性右室起搏。为避免起搏电极刺激诱发严重心律失常，应同时合用苯妥英钠或利多卡因。

（八）焦虑

1. 相关因素　与疾病的影响、对治疗及预后缺乏信心、对死亡的恐惧有关。
2. 临床表现　精神萎靡、消沉、失望；容易激动；夜间难以入睡；治疗、护理欠合作。
3. 护理措施
（1）患者出现呼吸困难、胸闷等不适时，守候患者身旁，给患者以安全感。
（2）耐心解答患者提出的问题，给予健康指导。
（3）与患者和家属建立融洽关系，避免精神应激，护理操作要细致、耐心。
（4）尽量减少外界压力刺激，创造轻松和谐的气氛。
（5）提供有关治疗信息，介绍治疗成功的病例，注意正面效果，使患者树立信心。
（6）必要时寻找合适的支持系统，如单位领导和家属对患者进行安慰和关心。

五、健康教育

（一）心理指导

急性心力衰竭发作时，患者因不适而烦躁。护士要以亲切语言安慰患者，告知患者尽量做缓慢深呼吸，采取放松疗法，稳定情绪，配合治疗及护理，才能很快缓解症状。长期反复发病患者，需保持情绪稳定，避免焦虑、抑郁、紧张及过度兴奋，以免诱发心力衰竭。

（二）饮食指导

（1）提供令人愉快、舒畅的进餐环境，避免进餐时间进行治疗：饮食宜少食多餐、不宜过饱，在食欲最佳的时间进食，宜进食易消化、营养丰富的食物。控制钠盐的摄入，每日摄入食盐5g以下。对使用利尿药患者，由于在使用利尿药的同时，常伴有体内电解质的排出，容易出现低血钾、低血钠等电解质紊乱，并容易诱发心律失常、洋地黄中毒等，可指导患者多食香蕉、菠菜、苹果、橙子等含钾高的食物。

（2）适当控制主食和含糖零食，多吃粗粮、杂粮，如玉米、小米、荞麦等；禽肉、鱼类，以及核桃仁、花生、葵花子等硬果类含不饱和脂肪酸较多，可多用；多食蔬菜和水果，不限量，尤其是超体重者，更应多选用带色蔬菜，如菠菜、油菜、番茄、茄子和带酸味的新鲜水果，如苹果、橘子、山楂，提倡吃新鲜蔬菜；多用豆油、花生油、菜油及香油等植物油；蛋白质按2g/kg供给，蛋白尽量多用黄豆及其制品，如豆腐、豆干、百叶等，其他如绿豆、赤豆。

（3）禁忌食物：限制精制糖，包括蔗糖、果糖、蜂蜜等单糖类；最好忌烟酒，忌刺激性食物及调味品，忌油煎、油炸等烹调方法；少用猪油、黄油等动物油烹调；禁用动物脂肪高的食物，如猪肉、牛肉、羊肉及含胆固醇高的动物内脏、动物脂肪、蛋黄等；食盐不宜多用，2~4g/d；含钠味精也应适量限用。

（三）作息指导

减少干扰，为患者提供休息的环境，保证睡眠时间。有呼吸困难者，协助患者采取适当的体位。教会患者放松疗法如局部按摩、缓慢有节奏的呼吸或深呼吸等。根据不同的心功能采取不同的活动量。在患者活动耐力许可范围内，鼓励患者尽可能生活自理。教会患者保存体力，减少氧耗的技巧，在较长时间活动中穿插休息，日常用品放在易取放位置。部分自理活动可坐着进行，如刷牙、洗脸等。心力衰竭症状改善后增加活动量时，首先是增加活动时间和频率，然后才考虑增加运动强度。运动方式可采取半坐卧、坐起、床边摆动肢体、床边站立、室内活动、短距离步行。

（四）出院指导

（1）避免诱发因素，气候转凉时及时添加衣服，预防感冒。

（2）合理休息，体力劳动不要过重，适当的体育锻炼以提高活动耐力。

（3）进食富含维生素、粗纤维食物，保持大便通畅。少量多餐，避免过饱。

（4）强调正确按医嘱服药，不随意减药或撤换药的重要性。

（5）定期门诊随访，防止病情发展。

（国　强）

第五章

消化系统疾病护理

第一节　胃炎护理

胃炎（gastritis）是胃黏膜对胃内各种刺激因素的炎症反应，生理性炎症是胃黏膜屏障的组成部分之一，但当炎症使胃黏膜屏障及胃腺结构受损，则可出现中上腹疼痛、消化不良、上消化道出血甚至癌变。根据其常见的病理生理和临床表现，胃炎可大致分为急性胃炎、慢性胃炎和特殊类型胃炎。

一、急性胃炎

急性胃炎（acute gastritis）也称糜烂性胃炎、出血性胃炎、急性胃黏膜病变，在胃镜下可见胃黏膜糜烂和出血。应激、药物、酒精、创伤和物理因素、十二指肠，胃反流、胃黏膜血液循环障碍等均可导致急性胃炎的发生。

（一）护理评估

1. 健康史　询问患者有无严重创伤、大手术、多器官功能衰竭、败血症、大面积烧伤、颅脑病变、休克及不良精神刺激等应激因素；是否服用非甾体抗炎药（NSAIDs），如阿司匹林、吲哚美辛等，是否服用某些抗肿瘤药、铁剂和氯化钾口服液等，其中 NSAIDs 是最常引起胃黏膜炎症的药物；有无大量饮酒；有无放置鼻胃管、胃镜下止血以及大剂量放射线照射等创伤和物理因素；有无十二指肠 - 胃反流疾病病史，如上消化道动力异常、幽门括约肌功能不全等；有无肝性、肝前性门静脉高压导致的胃底静脉曲张等病史。

2. 身体状况　主要表现为上腹痛、饱胀不适、恶心、呕吐和食欲减退等。重症可有呕血、黑粪、脱水、酸中毒或休克；轻症患者可无症状，仅在胃镜检查时发现。门静脉高压性胃病应有门静脉高压或慢性肝病的症状和体征。上腹部压痛是常见体征。

3. 心理 - 社会状况　因起病急，上腹部不适，或有呕血和/或黑粪，易使患者紧张不安，尤其是急性应激导致的，出血，患者及家属常出现焦虑、恐惧等心理。

4. 辅助检查

（1）粪便检查：粪便隐血试验阳性。

（2）胃镜检查：确诊依靠急诊胃镜检查。一般应在大出血后 24～48h 内进行。镜下可见胃黏膜多发性糜烂、出血灶和浅表溃疡，表面附有黏液和炎性渗出物。一般应激所致的胃黏膜病损以胃体、胃底为主，而 NSAIDs 或乙醇所致者则以胃窦为主。

5. 治疗要点　针对病因和原发疾病采取防治措施。药物引起者应立即停药。常用 H_2 受体拮抗剂、质子泵抑制剂抑制胃酸分泌，或硫糖铝和米索前列醇等保护胃黏膜。有急性应激者在积极治疗原发病的同时，可给予抑制胃酸分泌的药物。发生上消化道大出血时应采取综合性措施进行抢救。

6. 常见护理诊断/问题

（1）知识缺乏：缺乏胃病的病因及防治知识。

（2）潜在并发症：上消化道出血。

（二）护理措施

1. 一般护理

（1）休息与活动：患者应注意休息，减少活动，急性应激引起者应卧床休息。

（2）饮食护理：进食应定时、有规律、忌暴饮暴食。一般可给予少渣、温凉、半流质饮食。如有少量出血可给予牛奶、米汤等以中和胃酸，有利于胃黏膜的修复。急性大出血或呕吐频繁时应禁食，可静脉补充营养。

2. 病情观察 观察患者有无上腹痛、饱胀不适、恶心、呕吐和食欲减退等消化不良的表现。密切注意：上消化道出血的征象，如有无呕血和/或黑粪等，同时监测粪便隐血检查，以便及时发现病情变化。

3. 用药护理 指导患者正确使用阿司匹林、吲哚美辛等对胃黏膜有刺激的药物，必要时应用抑酸剂和胃黏膜保护剂预防疾病的发生。

4. 心理护理 紧张、焦虑可使血管收缩，胃黏膜缺血，诱发或加重病情，所以护理人员应向患者耐心说明有关急性胃炎的基本知识，说明及时治疗和护理能获得满意疗效，帮助患者寻找并及时去除发病因素，控制病情进展，从而安心配合治疗，减轻紧张、焦虑心理，利于疾病康复。

5. 健康指导 向患者及家属介绍急性胃炎的护理要点和预防方法。根据患者的具体情况进行指导，如避免使用对胃黏膜有刺激性的药物，必须使用时应同时服用制酸剂；嗜酒者应戒酒，因乙醇具有亲脂性和溶脂能力，高浓度乙醇可直接破坏黏膜屏障，引起上皮细胞损害、黏膜出血和糜烂；进食要有规律，避免过冷、过热、辛辣等刺激性食物及浓茶、咖啡等饮料；生活要有规律，保持轻松愉快的心情。

二、慢性胃炎

慢性胃炎（chronic gastritis）指各种病因引起的胃黏膜慢性炎症。胃黏膜呈非糜烂的炎性改变，如黏膜色泽不均、颗粒状增殖及黏膜皱襞异常等；组织学以显著炎症细胞浸润、上皮异常增殖、胃腺萎缩及瘢痕形成等为特点。本病是胃部最常见的疾病之一，发病率在胃疾病中为首位，而且随年龄的增长而增加。幽门螺杆菌（Hp）感染是最常见的病因。

在慢性胃炎的病程中，炎症细胞浸润仅在胃小凹和黏膜固有层的表层，腺体没有被损害，称为慢性非萎缩性胃炎（以往称浅表性）。如累及到腺体并发生萎缩、消失，胃黏膜变薄，称为慢性萎缩性胃炎。如腺细胞发生肠上皮化生或假性幽门腺化生、增生，增生的上皮和肠化的上皮发育异常，形成异型增生，又称不典型增生。异型增生是胃癌的癌前病变。

（一）护理评估

1. 健康史 详细询问患者有无桥本甲状腺炎、白癜风等自身免疫性疾病；有无恶性贫血，家庭成员中有无萎缩性胃炎、低酸或无酸、维生素 B_{12} 吸收不良的患者；有无十二指肠液反流；是否长期摄食粗糙或刺激性食物、酗酒、高盐饮食；有无长期服用 NSAIDs 等药物；有无慢性右心衰竭、肝硬化门静脉高压症等引起的胃黏膜淤血缺氧的疾病。

2. 身体状况 大多数患者无明显症状，有症状者主要表现为中上腹痛或不适，也可出现食欲减退、饱胀、嗳气、反酸、恶心等消化不良症状。恶性贫血者常有全身衰弱、乏力、厌食、体重减轻，一般消化道症状较少。体征多不明显，有时可有上腹轻压痛。

3. 心理 – 社会状况 慢性胃炎因病程迁延，症状有时不明显，有时又持续存在，易使患者产生烦躁、焦虑等不良情绪。少数患者因出现明显畏食、贫血、体重减轻及害怕癌变而存在恐惧心理。

4. 辅助检查

（1）胃镜及胃黏膜活组织检查：是诊断慢性胃炎最可靠的方法。慢性非萎缩性胃炎可见红斑（点、片状或条状）、黏膜粗糙不平、出血点/斑；慢性萎缩性胃炎可见黏膜呈颗粒状，黏膜血管显露，色泽灰暗，皱襞细小。

（2）幽门螺杆菌检测：可通过侵入性（快速尿素酶试验、胃黏膜组织切片染色镜检等）和非侵入性（^{13}C - 或 ^{14}C - 尿素呼气试验等）进行检测。

（3）血清学检查：自身免疫性胃炎时，抗壁细胞抗体和抗内因子抗体可呈阳性，血清促胃液素水平明显升高。多灶萎缩性胃炎时，血清促胃液素水平正常或偏低。

（4）胃液分析：自身免疫性胃炎时，胃酸缺乏；多灶萎缩性胃炎时，胃酸分泌正常或偏低。

5. 治疗要点　慢性非萎缩性胃炎为生理性黏膜免疫反应，不需要药物治疗。如慢性胃炎波及黏膜全层或呈活动性，出现癌前状态时可给予短期或长期间歇治疗。幽门螺杆菌感染引起者常采用以质子泵抑制剂或胶体铋剂为基础加上两种抗菌药物组成的三联治疗方案。胆汁反流者，可用氢氧化铝凝胶吸附，或予以硫糖铝及胃动力药。NSAIDs 引起者，应停药并给予抗酸药；自身免疫性胃炎伴有恶性贫血者，可注射维生素 B_{12} 纠正。对药物不能逆转的局灶中、重度不典型增生，若无淋巴结转移，可在胃镜下行黏膜下剥离术；对药物不能逆转的灶性重度不典型增生伴有局部淋巴结肿大者应手术治疗。

（二）常见护理诊断/问题

1. 疼痛：腹痛　与胃黏膜炎性病变有关。
2. 营养失调：低于机体需要量　与畏食、消化吸收不良等因素有关。

（三）护理措施

1. 一般护理

（1）休息与活动：急性发作或伴有消化道出血患者，应卧床休息。病情缓解后，可进行适当锻炼，避免过度劳累。

（2）饮食护理

1）饮食原则：急性发作期患者可给予无渣、半流质的温热饮食。呕吐剧烈、呕血的患者应禁食，进行静脉补充营养。恢复期给予高热量、高蛋白、高维生素及易消化的饮食，避免摄入过咸、过甜及过辣的刺激性食物。鼓励患者养成良好的饮食习惯，定时定量，少量多餐，细嚼慢咽。

2）食物选择：向患者及家属说明摄取足够营养素的重要性。指导患者及家属根据病情选择易于消化的食物种类，如胃酸低者可酌情食用浓肉汤、鸡汤、山楂及食醋等刺激胃酸分泌；高胃酸者应避免进浓肉汤及酸性食品，可用牛奶、面包及菜泥等。改善烹饪技巧，增强患者食欲。

2. 病情观察　观察患者腹痛的部位、性质，呕吐物和粪便的颜色、量及性状，用药前后患者症状是否改善，及时发现病情变化。

3. 对症护理　腹痛患者应卧床休息，并可用转移注意力，做深呼吸等方法缓解疼痛。也可用热水袋热敷胃部，以减轻胃痉挛，减轻疼痛。

4. 用药护理　遵医嘱应用根除幽门螺杆菌感染治疗时，应注意观察药物疗效及不良反应；硫糖铝在餐前 1 小时与睡前服用效果最好，如需同时需要抑酸药，抑酸药应在硫糖铝服前半小时或服后 1 小时给予。多潘立酮及西沙必利具有刺激胃窦蠕动，促进胃排空的作用，应在饭前服用，不宜与阿托品等解痉剂合用。

5. 心理护理　向患者说明忧虑、焦急的情绪会诱发和加重病情。告知患者本病经过正规治疗是可以逆转的，对于胃黏膜异型增生者，经严密随访，即使有恶变，及时手术也可获得满意的疗效，帮助患者树立信心，消除焦虑、恐惧心理，配合治疗。

6. 健康指导

（1）疾病知识指导：向患者及家属介绍本病的有关病因和预后，指导患者避免诱发因素，保持良好的心理状态，日常生活要有规律，注意劳逸结合，合理安排工作和休息时间。坚持定期门诊复查。

（2）饮食指导：向患者及家属说明饮食调理对预防慢性胃炎反复发作的意义，指导患者加强饮食卫生和饮食营养，切实遵循饮食治疗的计划和原则。

（3）用药指导：向患者及家属介绍药物应用知识，如常用药物的名称、作用、服用的剂量、用法、不良反应及注意事项。指导患者遵医嘱服药，如有异常及时复诊。

（米　田）

第二节　消化性溃疡护理

消化性溃疡（peptic ulcer，PU）指胃肠道黏膜被自身消化而形成的溃疡，可发生于食管、胃、十二指肠、胃–空肠吻合口附近以及含有胃黏膜的 Meckel 憩室。胃溃疡（GU）和十二指肠溃疡（DU）最为常见。临床特点为慢性过程、周期性发作、节律性上腹部疼痛。消化性溃疡是全球常见病，约10% 的人在其一生中患过本病。本病可发生于任何年龄，好发于男性，十二指肠溃疡多见于青壮年，胃溃疡多见于中老年，后者的发病年龄比前者约迟 10 年。临床上十二指肠溃疡多于胃溃疡。

消化性溃疡是一种多因素疾病，溃疡的发生是由于黏膜自身防御/修复因素与黏膜侵袭因素之间失去平衡的结果。黏膜自身防御/修复因素包括：黏液/碳酸氢盐屏障、黏膜屏障、丰富的黏膜血流、上皮细胞更新、前列腺素和表皮生长因子等。黏膜侵袭因素包括：幽门螺杆菌（Hp）感染、NSAIDs、胃酸和胃蛋白酶的消化作用、胆盐及乙醇等。其中 Hp 感染是消化性溃疡最主要的病因，胃酸在溃疡形成中起关键作用。其他尚有遗传、吸烟、应激和心理因素、胃十二指肠运动异常及不良的饮食行为习惯等因素。任何原因使黏膜自身防御/修复因素减弱及（或）侵袭因素增强，则会损害胃肠黏膜，导致溃疡发生。胃溃疡和十二指肠溃疡在发病机制上有不同之处，前者主要是防御–修复因素减弱，后者主要是侵袭因素增强。

一、护理评估

（一）健康史

询问患者是否长期服用阿司匹林、布洛芬、吲哚美辛等 NSAIDs；有无长期精神紧张、焦虑或过度劳累；是否遭受严重的创伤、烧伤、颅内疾病及不良精神刺激；既往有无慢性胃炎、肝硬化及慢性肾功能衰竭等病史；有无长期饮浓茶、咖啡、食用过冷、过热及过于粗糙的食物；有无高盐饮食、嗜烟酒习惯；有无家族患病史。

（二）身体状况

1. 症状　上腹痛是消化性溃疡的主要症状，但部分患者可无症状，或以出血、穿孔等并发症为首发症状。典型的消化性溃疡有如下临床特点：

（1）慢性过程：腹痛长期反复发作，病史可达数年至十数年。

（2）周期性发作：发作与缓解期相交替，发作期可为数天、数周或数月，继以较长时间的缓解，以后又复发。发作常有季节性，多在秋冬或冬春之交发病。

（3）节律性疼痛：多数患者上腹痛具有节律性，节律性的消失提示可能发生并发症。消化性溃疡疼痛特点（表 5–1）。

表 5–1　胃溃疡和十二指肠溃疡上腹痛特点的比较

鉴别项目	胃溃疡	十二指肠溃疡
疼痛的部位	中上腹或剑突下偏左	中上腹或中上腹偏右
疼痛的时间	常在餐后约 1 小时发生，经 1~2 小时后逐渐缓解，较少发生夜间痛	常在两餐之间，至下次进餐后缓解，故又称空腹痛、饥饿痛，部分患者于午夜发生，称夜间痛
疼痛的性质	多呈灼痛、胀痛或饥饿样不适感	多呈灼痛、胀痛或饥饿样不适感
疼痛的节律性	进食–疼痛–缓解	疼痛–进食–缓解

此外，患者常伴反酸、嗳气、上腹胀、食欲减退等消化不良症状；还可有失眠、缓脉、多汗等自主神经功能失调的表现。

2. 体征　溃疡活动期上腹部可有局限性轻压痛，缓解期无明显体征。

3. 并发症

（1）出血：是消化性溃疡最常见的并发症，也是上消化道出血最常见的病因。出血引起的临床表现取决于出血的速度和量，轻者仅表现为黑粪、呕血，重者可出现周围循环衰竭，甚至低血容量性休克。

（2）穿孔：溃疡病灶向深部发展穿透浆膜层则并发穿孔，临床上分为急性、亚急性和慢性三种类型，以急性最为常见。急性溃疡穿孔常位于十二指肠前壁或胃前壁，发生穿孔后胃肠道的内容物渗入腹腔而引起急性弥漫性腹膜炎，是消化性溃疡最严重的并发症。主要表现为突发的剧烈腹痛，多自上腹开始迅速蔓延至全腹，腹肌强直，有明显压痛和反跳痛，肝浊音界缩小或消失，肠鸣音减弱或消失，部分患者出现休克。

（3）幽门梗阻：主要由十二指肠溃疡或幽门管溃疡引起。急性梗阻多因炎症水肿和幽门部痉挛所致，梗阻为暂时性，随炎症好转而缓解；慢性梗阻主要由于溃疡愈合后瘢痕收缩而呈持久性。幽门梗阻使胃排空延缓，患者可感上腹饱胀不适，常在餐后加重，且有反复大量呕吐，呕吐物为含酸腐味的宿食，大量呕吐后症状可以缓解。严重频繁呕吐可致脱水和低钾低氯性碱中毒，常继发营养不良。清晨空腹时检查腹部有振水音、胃蠕动波以及空腹抽出胃液量 >200ml 是幽门梗阻的特征性表现。

（4）癌变：少数胃溃疡可癌变。对长期胃溃疡病史，年龄在 45 岁以上，经严格内科治疗 4～6 周症状无好转，粪便隐血试验持续阳性者，应警惕癌变，需进一步检查和定期随访。

（三）心理 – 社会状况

消化性溃疡有周期性发作和节律性疼痛的特点，易使患者产生焦虑、急躁情绪；当并发上消化道出血等并发症时，患者可表现为紧张、恐惧等心理；慢性经过，反复发作及担心溃疡癌变，易使患者产生焦虑、抑郁、恐惧等心理。

（四）辅助检查

1. 胃镜及胃黏膜活组织检查　是确诊消化性溃疡首选检查方法，胃镜检查可直接观察溃疡的部位、病变大小、性质，并可在直视下取活组织作组织病理学检查和幽门螺杆菌检测。

2. X 线钡餐检查　适用于对胃镜检查有禁忌或不愿接受胃镜检查者。溃疡的 X 线直接征象是龛影，对溃疡诊断有确诊价值。

3. 幽门螺杆菌检测　是消化性溃疡的常规检测项目。其结果可作为选择根除幽门螺杆菌治疗方案的依据。

4. 粪便隐血试验　隐血试验阳性提示溃疡有活动性，如胃溃疡患者持续阳性，提示有癌变可能。

（五）治疗要点

治疗原则是消除病因、缓解症状、促进溃疡愈合、防止复发和防治并发症。治疗药物包括降低胃酸的药物（包括抗酸药和抑制胃酸分泌的药物）、保护胃黏膜药物及根除幽门螺杆菌治疗的药物。抗酸药常用碱性抗酸药如氢氧化铝、铝碳酸镁及其复方制剂等；抑制胃酸分泌的药物有 H_2 受体拮抗剂和质子泵抑制剂；胃黏膜保护剂包括硫糖铝、枸橼酸铋钾和前列腺素类药物。根除幽门螺杆菌治疗目前推荐以质子泵抑制剂或胶体铋为基础加上克拉霉素、阿莫西林、甲硝唑和呋喃唑酮等抗生素中的两种，组成三联治疗方案。对于大量出血经内科治疗无效、急性穿孔、瘢痕性幽门梗阻、胃溃疡疑有癌变及正规内科治疗无效的顽固性溃疡可选择手术治疗。

二、常见护理诊断/问题

1. 疼痛：腹痛　与胃酸刺激溃疡面引起化学性炎症反应有关。
2. 营养失调：低于机体需要量　与疼痛致摄入量减少及消化吸收障碍有关。
3. 焦虑　与溃疡反复发作，病程迁延有关。
4. 知识缺乏　缺乏有关消化性溃疡病因及预防知识。
5. 潜在并发症　上消化道出血、穿孔、幽门梗阻、癌变。

三、护理目标

患者能运用缓解疼痛的方法和技巧，腹痛减轻或消失；能建立合理的饮食习惯和结构；焦虑情绪缓解；能说出可能导致疾病复发和加重的主要因素和应对措施；并发症得到有效防治。

四、护理措施

（一）一般护理

1. 休息与活动 溃疡活动期，症状较重或有并发症者，应卧床休息几天至 1~2 周，可使疼痛等症状缓解；溃疡缓解期，鼓励患者适当活动，劳逸结合，以不感到劳累和诱发疼痛为原则，避免餐后剧烈活动。

2. 饮食护理

（1）进餐方式：指导患者规律进食，在溃疡活动期，应做到少食多餐（每天进餐 4~5 次）、定时定量、细嚼慢咽、避免过饱，避免餐间零食和睡前进食。一旦症状得到控制，应尽快恢复正常的饮食规律。

（2）食物选择：①应选择营养丰富，易于消化的食物，如牛奶、鸡蛋及鱼等，在溃疡活动期，除并发出血或症状较重以外，一般无需规定特殊食谱。症状较重的患者以面食为主，不习惯面食者则以软饭、米粥替代。适量摄取脱脂牛奶，可中和胃酸，宜安排在两餐之间饮用，但牛奶中的钙质可刺激胃酸分泌，不宜多饮。脂肪摄取也应适量。②避免食用对胃黏膜有较强刺激的生、冷、硬食物及粗纤维多的蔬菜、水果，如洋葱、芹菜及韭菜等，忌用强刺激胃酸分泌的食品和调味品如浓肉汤、油炸食物、浓咖啡、浓茶、醋及辣椒等。

（二）病情观察

注意观察疼痛的规律和特点，监测生命体征及腹部体征的变化，以及时发现并纠正并发症。若上腹部疼痛节律发生变化或加剧，或者出现呕血、黑粪时，应立即就医。

（三）对症护理

患者出现腹痛，除按常规给予相应护理外，还应注意：①帮助患者认识和去除病因，对服用 NSAIDs 者，若病情允许，应立即停药；避免暴饮暴食和进食刺激性食物，以免加重对胃黏膜的损伤；对嗜烟酒者，应与患者共同制订切实可行的戒烟酒计划，并督促其执行。②指导患者缓解疼痛的方法，如十二指肠溃疡表现为空腹痛或夜间痛时，应指导患者进食碱性食物（如苏打饼干），或遵医嘱服用制酸剂；也可采用局部热敷或针灸止痛等方法。

（四）用药护理

遵医嘱用药，注意观察疗效及药物的不良反应。

（1）降低胃酸药物（表 5-2）。

表 5-2 降低胃酸药物的不良反应和注意事项

药物种类	常用药物	不良反应	注意事项
碱性抗酸剂	氢氧化铝 铝碳酸镁	骨质疏松、食欲不振、软弱无力、便秘	餐后 1 小时和睡前服用，服用片剂时应嚼服，乳剂给药前应充分摇匀，避免与奶制品同服；避免与酸性食物及饮料同服
H₂ 受体拮抗剂	西咪替丁 雷尼替丁 法莫替丁 尼扎替丁	偶有精神异常、性功能紊乱、一过性肝损害、头痛、腹泻、皮疹等	餐中或餐后即刻服用，或将一日剂量在睡前服用，与抗酸药联用时，两药间隔 1 小时以上。静脉给药应控制速度，避免低血压和心律失常
质子泵抑制剂	奥美拉唑 兰索拉唑 泮托拉唑	头晕 荨麻疹、皮疹、瘙痒及头痛等 偶有头痛和腹泻	避免从事高度集中注意力的工作 发生较为严重不良反应时应及时停药

（2）保护胃黏膜药物（表5-3）。

表5-3 保护胃黏膜药物的不良反应和注意事项

药物种类	常用药物	不良反应	注意事项
硫糖铝	硫糖铝	便秘、口干、皮疹、眩晕、嗜睡	宜在进餐前1小时服用、不能与多酶片同服，以免降低两者的效价
前列腺素类药物	米索前列醇	腹泻、子宫收缩	孕妇忌用
胶体铋	枸橼酸铋钾	舌苔发黑、便秘、粪便呈黑色、神经毒性	餐前半小时口服，吸管直接吸入，不宜长期使用

（3）根治幽门螺杆菌治疗：阿莫西林服用前应询问患者有无青霉素过敏史，服用过程中注意有无迟发性过敏反应的出现，如皮疹；甲硝唑可引起恶心、呕吐等胃肠道反应，应在餐后半小时服用，可遵医嘱用甲氧氯普胺等拮抗胃肠道反应；呋喃唑酮可引起周围神经炎和溶血性贫血等不良反应，用药过程中应密切观察。

（五）并发症的护理

当患者发生急性穿孔和瘢痕性幽门梗阻时，应立即遵医嘱做好各项术前准备。急性幽门梗阻时，注意观察患者呕吐量、性质、气味，准确记录出入液量，指导患者禁食水、行胃肠减压，保持口腔清洁，遵医嘱静脉输液，做好解痉药和抗生素的用药护理。

（六）心理护理

紧张、焦虑的心理可增加胃酸分泌，诱发和加重溃疡，所以要向患者和家属说明，经过正规治疗，溃疡是可以痊愈的，帮助患者树立治疗信心；指导患者采取转移注意力、听轻音乐等放松技术，使其保持良好心态，缓解焦虑、急躁情绪。

（七）健康指导

1. 疾病知识指导 向患者及家属讲解引起和加重溃疡病的相关因素。指导患者生活要有规律，工作宜劳逸结合，避免过度紧张和劳累，选择合适的锻炼方式，提高机体抵抗力。指导患者养成良好的饮食习惯及卫生习惯，戒除烟酒，避免摄入刺激性食物。

2. 用药指导 指导患者遵医嘱服药，学会观察药物疗效和不良反应，不随意停药或减量，避免复发。慎用或勿用阿司匹林、泼尼松、咖啡因等。

3. 病情监测 定期复诊，并指导患者了解消化性溃疡及其并发症的相关知识和识别方法，若上腹疼痛节律发生变化或加剧，或出现呕血、黑粪时，应立即就诊。

五、护理评价

患者腹痛是否缓解；能否建立合理的饮食方式和结构，营养指标是否在正常范围内；焦虑情绪是否缓解；能否说出可能导致疾病复发和加重的主要因素和应对措施；并发症是否得到有效防治。

（米 田）

第三节 溃疡性结肠炎护理

溃疡性结肠炎（ulcerative colitis，UC）是一种病因不明的直肠和结肠慢性非特异性炎症性疾病。病变主要限于大肠的黏膜与黏膜下层。临床表现为腹泻、黏液脓血便和腹痛，病情轻重不一，病程漫长，多反复发作。本病多见于20~40岁，男女发病率无明显差异。

溃疡性结肠炎的病因不明，目前认为可能与环境因素如饮食、吸烟、应激事件、重大精神创伤、劳累等以及遗传因素、感染、免疫机制异常等有关，上述因素相互作用导致本病发生。

一、护理评估

（一）健康史

询问患者有无饮食失调、吸烟、精神创伤、劳累等诱因；家族中有无类似患者；了解患者发病前有无感染病史。

（二）身体状况

1. 症状

（1）消化系统表现：主要表现为腹泻、黏液脓血便与腹痛。①腹泻和黏液脓血便：大多数患者有腹泻症状。黏液脓血便是本病活动期的重要表现。排便次数和便血程度可反映病情程度，轻者每日排便 2~4 次，粪便呈糊状，混有黏液、脓血，便血轻或无；重者腹泻次数每日可达 10 次以上，大量脓血，粪便甚至呈血水样。②腹痛：轻者或缓解期患者多无腹痛或仅有腹部不适，活动期有轻或中度腹痛，为左下腹或下腹的阵痛，亦可涉及全腹，有疼痛 - 便意 - 便后缓解的规律，常伴有里急后重。若并发中毒性巨结肠或腹膜炎，则腹痛持续且剧烈。③其他症状：可有恶心、呕吐、食欲缺乏、腹胀等。

（2）全身表现：中、重型患者活动期可有低热或中等度发热，高热多提示有并发症或急性暴发型。重症患者可出现衰弱、消瘦、贫血、低清蛋白血症、水与电解质平衡紊乱等表现。

2. 体征　患者呈慢性病容，精神差，消瘦、贫血貌。轻患者可有左下腹轻度压痛；重者常有明显腹部压痛和鼓肠。若出现反跳痛、腹肌紧张、肠鸣音减弱等应注意中毒性巨结肠和肠穿孔等并发症。

3. 并发症　可并发中毒性巨结肠、直肠结肠癌变、大出血、肠梗阻、肠穿孔等。

4. 临床分型　临床上按其病程、程度、范围及病期进行综合分型。其中按病情程度分为轻、中、重型。轻型者腹泻 <4 次/d，便血轻或无，无发热，贫血无或轻，血沉正常；重型者腹泻 >6 次/d，明显黏液脓血便，有发热、脉速等全身症状，血沉加快、血红蛋白下降；中型介于轻型和重型之间。

（三）心理 - 社会状况

由于病因不明，病情反复发作，迁延不愈，进行性加重，常给患者带来痛苦，尤其是排便次数的增加，给患者的精神和日常生活带来很多困扰，易产生自卑、忧虑，甚至恐惧心理。

（四）辅助检查

1. 血液检查　红细胞和血红蛋白减少。血清蛋白下降。活动期白细胞计数增高。红细胞沉降率增快和 C 反应蛋白增高是活动期的标志。

2. 粪便检查　粪便肉眼检查常有黏液、脓血，显微镜检查可见红细胞和脓细胞，急性发作期可见巨噬细胞。

3. 结肠镜检查　是本病诊断的最重要手段之一，可直接观察病变肠黏膜并进行活检。

4. X 线钡剂灌肠检查　可见黏膜粗乱或有细颗粒改变，也可呈多发性小龛影或小的充盈缺损，有时病变肠管缩短，结肠袋消失，肠壁变硬，可呈铅管状。重型和暴发型一般不宜做此检查，以免加重病情或诱发中毒性巨结肠。

（五）治疗要点

治疗目的在于控制急性发作，缓解病情，减少复发，防治并发症。具体治疗措施以药物治疗为主。治疗药物主要有氨基水杨酸制剂、糖皮质激素、免疫抑制剂。并发大出血、肠穿孔、中毒性巨结肠、结肠癌或经积极内科治疗无效且伴有严重毒血症状者可选择手术治疗。

二、常见护理诊断/问题

1. 腹泻　与炎症导致肠黏膜对水钠吸收障碍以及炎症导致结肠蠕动增加有关。

2. 疼痛：腹痛　与肠道炎症、溃疡有关。

3. 营养失调：低于机体需要量　与长期腹泻及吸收障碍有关。

4. 潜在并发症 中毒性巨结肠、大出血、肠梗阻、肠穿孔。

三、护理措施

（一）一般护理

1. 休息与活动 轻症者注意休息，减少活动量，防止劳累。重症者应卧床休息，以减少患者的胃肠蠕动及体力消耗。

2. 饮食护理 指导患者食用质软、易消化、少纤维素又富含营养、有足够热量的食物，以利于吸收、减轻对肠黏膜的刺激并供给足够的热量，以维持机体代谢的需要。避免食用生、冷食物及水果、多纤维素的蔬菜和其他刺激性食物，忌食牛乳和乳制品。急性发作期患者，应进流质或半流质饮食，病情重者应禁食，遵医嘱给予静脉高营养，以改善患者的营养状况。

（二）病情观察

观察患者腹泻的次数、性质，粪便的量、性状及患者皮肤的弹性、有无脱水表现等，监测粪便检查结果、血清电解质及血清蛋白的变化。观察腹痛的部位、性质以及生命体征的变化，以了解病情的进展情况。如腹痛性质突然改变，应注意是否发生中毒性巨结肠、大出血、肠梗阻、肠穿孔等并发症，应及时报告医生，采取积极抢救措施。

（三）对症护理

1. 腹泻的护理 由于患者腹泻次数较多，里急后重症状严重，应将患者安排至离卫生间较近的房间，或室内留置便器。协助患者做好肛门及周围皮肤的护理。

2. 腹痛的护理 除注意观察腹痛的部位、性质等有无变化外，应指导患者采取缓解腹痛的方法。

（四）用药护理

遵医嘱用药，注意观察疗效及药物不良反应。

1. 氨基水杨酸制剂 柳氮磺吡啶（SASP）是治疗本病的首选药物，适用于轻型、中型或重型经糖皮质激素治疗已有缓解者。主要不良反应为恶心、呕吐、皮疹、粒细胞减少及再生障碍性贫血等，应嘱患者餐后服药，服药期间定期复查血常规。

2. 糖皮质激素 对急性发作期有较好的疗效。适用于对氨基水杨酸制剂疗效不佳的轻、中型患者，特别是重型活动期患者及急性暴发型患者。用药期间应注意激素不良反应，病情好转后逐渐减量至停药，不可随意停药，防止反跳现象。

3. 免疫抑制剂 硫唑嘌呤或巯嘌呤可用于对糖皮质激素治疗效果不佳或对糖皮质激素依赖的慢性持续性患者。主要不良反应为骨髓抑制，用药期间应注意监测白细胞、血小板计数。

（五）心理护理

多与患者交流，了解其心理状态。鼓励患者树立信心，以平和的心态对待疾病，自觉地配合治疗。同时，告知患者和家属，精神因素可诱发或加重本病，不利于疾病的修复，从而树立起战胜疾病的信心和勇气。

（六）健康指导

1. 疾病知识指导 向患者介绍本病发生的相关因素，说明良好的心态和认真的自我护理对缓解症状、控制病情有极其重要的意义。指导患者合理安排休息与活动，合理饮食，以提高机体抗病能力。

2. 用药指导 嘱患者出院后仍坚持治疗，定期门诊复查，遵医嘱用药，不要随意更换药物或停药。教会患者识别药物不良反应，出现异常情况如疲乏、头痛、发热、手脚发麻、排尿不畅等应及时就诊。

（米 田）

第六章

泌尿系统疾病护理

第一节　急性肾小球肾炎护理

一、概述

急性肾小球肾炎，简称急性肾炎，是以急性肾炎综合征为主要临床表现的一组疾病。急性起病，以血尿、蛋白尿、水肿、高血压为特点，并可有一过性氮质血症。多见于链球菌感染后，少数患者由其他细菌、病毒及寄生虫感染引起。本节主要介绍链球菌感染后急性肾炎。

本病是一种常见的肾脏疾病。好发于儿童，男性多见，预后大多良好，常在数月内自愈。

二、病因及发病机制

根据流行病学、临床表现、动物实验的研究已知本病多由 β-溶血性链球菌"致肾炎菌株"感染所致。常在扁桃体炎、咽炎、猩红热、丹毒、化脓性皮肤病等链球菌感染后发病，患者血中抗溶血性链球菌溶血素"O"滴度增高。感染的严重程度与是否发生急性肾炎及其严重性之间不完全一致。

本病主要由感染所诱发的免疫反应引起。链球菌感染后导致机体免疫反应，可在肾小球内形成抗原-抗体免疫复合物。链球菌的细胞壁成分或某些分泌蛋白刺激机体产生抗体，形成循环免疫复合物沉积于肾小球，或原位免疫复合物种植于肾小球，最终发生免疫反应引起双侧肾脏弥漫性炎症。

三、病理

本病病理类型为毛细血管内增生性肾炎。

（一）大体标本

肾脏体积增大，色灰白而光滑，表面可有出血点。切面皮质和髓质境界分明，锥体充血、肾小球呈灰白色点状。

（二）光镜

病变通常为弥漫性肾小球病变，以内皮细胞和系膜细胞增生为主要表现。累及大多数肾小球。由于抗原抗体免疫复合物的形成，使得毛细血管内皮细胞及系膜细胞发生肿胀和增生，当增生时会促进微血管周围产生新月形的肥厚，肿大的新月形区产生纤维化，并形成瘢痕组织，阻塞肾小球的血液循环并压迫毛细血管，导致毛细血管腔狭窄，甚至闭塞。急性期可伴有中性粒细胞及单核细胞的浸润。电镜检查可见肾小球上皮细胞下有驼峰状大块电子致密物沉积。

（三）免疫荧光

可见 IgG 及 C3 呈粗颗粒状沿系膜区和/或毛细血管壁沉积。

四、护理评估

（一）病史

询问患者有无近期感染，特别是皮肤及上呼吸道感染（如皮肤脓疱疮、咽炎、扁桃体炎等）。有无近期外出或旅游接触病毒、细菌、真菌或寄生虫等情况。此外，近期的患病、手术或侵入性检查也会造成感染的发生。

（二）身体评估

1. 潜伏期　急性肾炎多发生于前驱感染后，常有一定的潜伏期，平均 10~14d。这段时间相当于机体接触抗原后产生初次免疫应答所需时间。潜伏期的时间通常与前驱感染部位有关：咽炎一般 6~12d，平均 10d；皮肤感染一般 14~28d，平均 20d，由此可以看出通常呼吸道感染潜伏期较皮肤感染短。

2. 尿液异常　如以下内容所述。

（1）血尿：几乎全部患者都有肾小球源性血尿，30%~40% 的患者出现肉眼血尿，且常为第一症状，尿液呈混浊红棕色，为洗肉水样或棕褐色酱油样。肉眼血尿持续 1~2 周后转为镜下血尿。镜下血尿持续时间较长，常 3~6 个月或更久。

（2）蛋白尿：绝大多数患者有蛋白尿。蛋白尿一般不重，常为轻、中度，仅不到 20% 的病例呈大量蛋白尿（>3.5g/d）。尿沉渣中尚可见白细胞，并常有管型（颗粒管型、红细胞管型及白细胞管型等）。

3. 水肿　常为首发症状。见于 70%~90% 左右的患者，多表现为早起眼睑水肿，面部肿胀，呈现所谓的"肾炎病容"，并与平卧位置及组织疏松程度有关。严重时出现全身水肿、胸腔积液、腹腔积液，指压可凹性不明显。

4. 高血压　70%~90% 的患者有不同程度的高血压，一般为轻度或中度的增高，成人多在（150~180）/（90~100）mmHg。少数出现严重高血压，甚至并发高血压脑病。患者可表现为头痛、头昏、失眠，甚至昏迷、抽搐。

5. 肾功能异常　部分患者在起病早期可因尿量减少而出现一过性氮质血症，常于 1~2 周后随尿量增加而恢复正常，仅极少数患者可出现急性肾衰竭。

6. 全身症状　除水肿、血尿之外，患者常伴有腰酸腰痛、食欲减退、恶心呕吐、疲乏、精神不振、心悸、气急，部分患者有发热，体温一般在 38℃ 左右。

7. 并发症　部分患者在急性期可发生较严重的并发症。

（1）急性充血性心力衰竭：多见于老年人。在小儿患者中急性左心衰竭可成为急性肾炎首发症状，如不及时治疗，可迅速致死。此症常发生于肾炎起病后第 1~2 周内，一般表现为少尿、水肿加重，渐有呼吸困难，不能平卧，肺底有水泡音或哮鸣音，心界扩大，心率加速，第一心音变钝，常有收缩期杂音，有时可出现奔马律，肝大，颈静脉怒张。患者病情危急，但经过积极抢救利尿后，症状常迅速好转。急性肾炎并发急性心力衰竭的原因主要是肾小球滤过率降低及一系列内分泌因素引起水钠潴留，循环血容量急骤增加。

（2）高血压脑病：常见症状是剧烈头痛及呕吐，继之出现视力障碍，意识改变，嗜睡，并可发生阵发性惊厥或癫痫样发作。本症是在全身高血压的基础上，脑内阻力小血管自身调节紊乱，血压急剧升高，脑血管痉挛引起脑缺血和脑水肿所致。

（3）急性肾衰竭：随着近年来对急性充血性心力衰竭和高血压脑病及时有效地防治，这两类并发症的死亡率已明显下降，因此急性肾炎的主要致死并发症为急性肾衰竭。链球菌感染后急性肾炎并发急性肾衰竭预后较其他病因所致者为佳，少尿或无尿一般持续 3~5d 后，肾小球滤过功能改善，尿量增加，肾功能逐渐恢复。

（三）实验室检查

1. 尿液检查　相差显微镜检查示尿中 80% 以上的红细胞是外形扭曲变形的多形性红细胞。尿沉渣中红细胞管型具有诊断价值，也可见到少量白细胞、上皮细胞、透明管型及颗粒管型。尿蛋白一般不重，定量通常为 1~2g/d，只有大约不到 20% 的病例可呈大量蛋白尿（>3.5g/d）。

2. 血常规检查　常见轻度贫血，呈轻度正色素、正红细胞性贫血，此与血容量增大血液稀释有关。白细胞计数大多正常，但当感染病灶未愈时，白细胞总数及中性粒细胞常增高。

3. 血生化检查　血清补体 C3 及总补体在起病时下降，8 周内逐渐恢复至正常，血清抗链球菌溶血素 O（ASO）抗体升高（大于 1∶400），循环免疫复合物及血清冷球蛋白可呈阳性。血沉常增快，一般在 30~60mm/h（魏氏法）。

（四）心理社会评估

（1）评估患者对疾病的反应：是否存在焦虑、恐惧等负性情绪，护士要耐心听取患者的倾诉以判断他（或她）对患病的态度。

（2）评估可能会帮助患者的家属、朋友、重要关系人的能力。

（3）评估患者及其家属对疾病治疗的态度：对于年龄较小的患者，家属往往因过分着急而过分约束或放纵患儿，护理人员应特别注意评估患儿及其家属对疾病病因、注意事项及预后的认识、目前的心理状态及对护理的要求。

五、护理诊断及医护合作性问题

1. 体液过多　与肾小球滤过率下降、尿量减少、水钠潴留有关。
2. 活动无耐力　与水肿及低盐饮食有关。
3. 营养不良：低于机体需要量　与食欲不振，摄入量减少有关。
4. 潜在并发症　急性充血性心力衰竭、高血压脑病、急性肾衰竭。
5. 有皮肤完整性受损的危险　与水肿、营养摄入差有关。

六、计划与实施

通过治疗与护理，患者的水、电解质保持平衡，水肿减轻，无体液潴留症状。患者体重维持在正常范围内，无营养不良的表现。护士能及时发现并发症并能及时给予处理。

（一）观察病情

注意观察水肿的部位、程度及消长情况，记录 24h 出入液量，监测尿量变化。密切观察血压及体重改变的情况。观察有无急性左心衰竭和高血压脑病的表现。监测实验室检查指标如尿常规、肾功能、血电解质等结果。

（二）活动与休息

急性期患者应绝对卧床休息，症状比较明显者卧床休息 4~6 周，直至肉眼血尿消失、水肿消退及血压恢复正常后，逐步增加活动，可从事轻体力活动，1~2 年内避免重体力活动和劳累。

（三）饮食护理

根据水肿、高血压及肾功能损害程度确定饮食原则。一般认为肾功能正常者蛋白质入量宜保持正常，按 1g/（kg·d）供给。出现氮质血症及明显少尿阶段时应限制蛋白质的摄入，按 0.5g/（kg·d）供给，且优质蛋白，即富含必需氨基酸的动物蛋白如牛奶、鸡蛋、瘦肉等所占的比例在 50% 以上。

热能的供给：25~30kcal/（kg·d），为每日 1 600~2 000kcal。热能的主要来源是碳水化合物及脂肪，其中脂肪以植物性脂肪为主。

在水肿及高血压时，每日食盐以 1~2g 为宜。如果患者出现少尿或高钾血症，应限制富含钾的食物，如海带、紫菜、菠菜、山药、香蕉、枣、坚果、浓肉汤、菜汤等。

根据患者的尿量适当控制液体摄入，一般计算方法是前一天患者尿量 +500ml。严重水肿、少尿或无尿者液体入量应低于 1 000ml/d。

（四）用药护理

急性肾炎主要的病理生理改变是水钠潴留，细胞外液容量增大，发生水肿、高血压，直至循环过度负荷，心功能不全，故利尿降压是对症治疗的重点。

1. 利尿剂　高度水肿者使用利尿剂，达到消肿、降压，预防心、脑并发症的目的。常用噻嗪类利尿剂，如使用氢氯噻嗪 25mg，2 ~ 3 次/d 口服。必要时给予袢利尿剂，如呋塞米 20 ~ 60mg/d，注射或分次口服。一般不用保钾利尿剂。长期使用利尿剂可以发生电解质紊乱（如低血钾等）、低氯性代谢性碱中毒、继发性高尿酸血症、高血糖及高脂蛋白血症等，护士应严密观察患者有无不良反应。

2. 降压药物　积极而稳步地控制血压可增加肾血流量，改善肾功能，预防心、脑并发症。常用的药物为普萘洛尔 20 ~ 30mg，3 次/d 口服。还可使用钙通道阻滞剂如硝苯地平 20 ~ 40mg/d，分次口服，或者使用血管扩张药如肼屈嗪 25mg，2 次/d。

3. 抗炎药物　有上呼吸道或皮肤感染者，应选用无肾毒性抗生素治疗，如青霉素、头孢霉素等，一般不主张长期预防性使用抗生素。反复发作的慢性扁桃体炎，待肾炎病情稳定后（尿蛋白少于 +，尿沉渣红细胞少于 10 个/高倍视野）可做扁桃体摘除。术前术后两周注射青霉素。

4. 中药治疗　本病多属实证，根据辨证可分为风寒、风热、湿热，因此可分别予以宣肺利尿、凉血解毒等疗法。但应注意目前有文献报道防己、厚朴和马兜铃等中药可引起肾间质炎症和纤维化，应避免应用上述中药。

（五）透析治疗的护理

少数发生急性肾衰竭而有透析指征时（参见"慢性肾衰竭护理"），应及时给予透析（血液透析或腹膜透析均可）。特别是下列两种情况：

（1）出现急性肾衰竭，特别是发生高血钾时。

（2）严重水钠潴留，引起急性左心衰竭者。由于本病具有自愈倾向，肾功能多可逐渐恢复，一般不需要长期维持透析。

（六）健康教育

（1）指导患者积极锻炼身体，增强体质，改善身体防御功能，减少感冒的发生，改善环境卫生，注意个人清洁卫生，避免或减少上呼吸道及皮肤感染，可降低急性肾炎的发病率。嘱患者及家属一旦发生感染应及时使用抗菌药物，重视慢性疾病治疗，如慢性扁桃体炎、咽炎、龋齿、鼻窦炎及中耳炎。在链球菌流行时可短期使用抗菌药物以减少发病。

（2）指导患者避免接触有害于肾的因素，如劳累、妊娠及应用肾毒性药物，如氨基糖苷类抗生素。

（3）教会患者及家属计算出入量、测量体重和血压的方法。

（4）指导患者及家属有关药物的药理作用、剂量、不良反应及服用时的注意事项。

（5）嘱患者病情变化时应及时就医，不可耽误。

（6）病情预后：患者可于 1 ~ 4 周内出现利尿、消肿、降压。仅 6% ~ 18% 的患者遗留尿异常和高血压而转成慢性肾炎，只有不到 1% 的患者可因急性肾衰竭救治不当而死亡。

七、预期结果与评价

（1）患者的水、电解质保持平衡，水肿减轻，无体液潴留。

（2）患者体重维持在正常范围内，无营养不良的表现。

（3）患者能充分休息。

（4）护士及时发现患者有无并发症出现。

（5）患者皮肤完整，无受损。

（米　田）

第二节　急进性肾小球肾炎护理

一、概述

急进性肾小球肾炎是以急性肾炎综合征、肾功能急剧恶化、多早期出现少尿型急性肾衰竭为临床特征，病理类型为新月体肾小球肾炎的一组疾病。根据免疫病理可分为三型：Ⅰ型（抗肾小球基膜型）、Ⅱ型（免疫复合物型）、Ⅲ型（无免疫复合物）。

二、病因及发病机制

引起急进性肾炎的有下列疾病：

（一）原发性肾小球疾病

（1）原发性弥漫性新月体肾炎。

（2）继发于其他原发性肾小球肾炎：如膜增殖性肾小球肾炎、IgA 肾炎等。

（二）继发于全身性疾病

急性链球菌感染后肾小球肾炎、急性感染性心内膜炎、系统性红斑狼疮，肺出血 – 肾炎综合征等。

三、病理

病理类型为新月体肾小球肾炎。光镜下以广泛的大新月体形成为主要特征，病变早期为细胞新月体，后期为纤维新月体。另外，Ⅱ型常伴有肾小球内皮细胞和系膜细胞增生，Ⅲ型常可见肾小球节段性纤维素样坏死。免疫病理学检查是分型的主要依据，Ⅰ型 IgG 和 C3 呈光滑线条状沿肾小球毛细血管壁分布；Ⅱ型 IgG 和 C3 呈颗粒状沉积于系膜区及毛细血管壁；Ⅲ型肾小球内无或仅有微量免疫沉积物。电镜下可见Ⅱ型电子致密物在系膜区和内皮下沉积，Ⅰ型和Ⅲ型无电子致密物。

四、护理评估

（一）健康史

护士要询问患者有无近期感染，特别是皮肤及上呼吸道感染（例如近期得过皮肤脓疱疮、咽炎、扁桃体炎等）。有无近期外出或旅游而暴露于病毒、细菌、真菌或寄生虫的情况。

（二）身体评估

患者可有前驱呼吸道感染，起病多突然，病情急骤进展。急性肾炎综合征（血尿、蛋白尿、水肿、高血压）、早期出现少尿或无尿、进行性肾功能恶化并发展成尿毒症，为其临床特征。患者常伴有中度贫血。此病可有三种转归：①在数周内迅速发展为尿毒症。②肾功能损害的进行速度较慢，在几个月或1年内发展为尿毒症。③少数患者治疗后病情稳定，甚至痊愈或残留不同程度肾功能损害。

（三）辅助检查

（1）血尿素氮及肌酐呈持续性增高，内生肌酐清除率明显降低，不同程度的代谢性酸中毒及高血钾，血钙一般正常，血磷也在正常范围，镜下血尿。

（2）血常规有贫血表现。

（3）免疫学检查异常主要有抗 GBM 抗体阳性（Ⅰ型）、ANCA 阳性（Ⅲ型）。此外，Ⅱ型患者的血循环免疫复合物及冷球蛋白可呈阳性，并可伴血清补体 C3 降低。

（四）心理社会评估

（1）评估患者对疾病的反应，护士要耐心听取患者的倾诉以判断他（或她）对患病的态度。

（2）评估可能会帮助患者的家属、朋友、重要关系人的能力。

（3）评估患者及其家属对疾病治疗的态度。

五、护理诊断及医护合作性问题

1. 营养不良：低于机体需要量　与食欲不振，摄入量减少有关。
2. 潜在并发症　急性充血性心力衰竭、高血压脑病、急性肾衰竭。
3. 有感染的危险　与机体免疫力低下有关。
4. 体液过多　与肾功能损害、水钠潴留有关。
5. 焦虑　与缺乏诊断及治疗的相关知识，或对治疗及预后不可知有关。

六、计划与实施

急进性肾小球肾炎的治疗包括针对急性免疫介导性炎症病变的强化治疗以及针对肾病变后果的对症治疗两方面。总体治疗目标是患者能够维持营养平衡、维持出入量平衡、维持水电解质和酸碱平衡、无感染发生、焦虑程度减轻。

（一）一般治疗及护理

患者应卧床休息，进低盐、低蛋白饮食，每日每公斤体重所给蛋白质量及水分可按急性肾炎原则处理，纠正代谢性酸中毒及防治高钾血症。注意个人卫生，保持皮肤清洁，要经常用温水擦洗，剪短指甲以免抓破皮肤。保持床铺被褥整洁、干燥、平整，预防皮肤感染。一旦发生感染后及早给予青霉素或敏感抗生素治疗。

（二）强化血浆置换疗法

应用血浆置换机分离患者的血浆和血细胞，弃去血浆，以等量正常人的血浆和患者血细胞重新输入体内，以降低血中抗体或免疫复合物浓度。通常每日或隔日 1 次，每次置换血浆 2~4L，直到血清抗体或免疫复合物转阴、病情好转，一般需置换 10 次左右。该疗法需配合糖皮质激素及细胞毒药物，以防止在机体大量丢失免疫球蛋白后大量合成而造成反跳。该疗法适用于各型急进性肾炎，但主要适用于Ⅰ型。

（三）甲泼尼龙冲击伴环磷酰胺治疗

以抑制炎症反应，减少抗体生成，为强化治疗之一。甲泼尼龙 500~1 000mg 溶于 5% 葡萄糖液中静脉点滴，每日或隔日 1 次，3 次为一疗程。甲泼尼龙冲击疗法也需伴以泼尼松及环磷酰胺口服治疗。甲泼尼龙冲击时护士应注意观察有无感染和水、钠潴留等不良反应。

（四）替代治疗

急性肾衰竭已达透析指征者，应及时透析。肾移植应在病情静止半年后进行。

（五）健康教育

护士应给患者相关指导，包括用药、饮食、活动的方法。教育患者增强自我保健意识，预防感染，防止受凉；呼吸道感染高发季节应避免或尽量减少到人群密集的场所，以避免发生感染，加重病情。一旦发生感染后应及早就医。

七、预期结果与评价

（1）患者能够维持营养平衡。
（2）患者无感染发生。
（3）患者维持出入量平衡。
（4）患者维持水电解质和酸碱平衡。
（5）患者主诉焦虑程度减轻。

（姚　卓）

第三节　慢性肾小球肾炎护理

一、概述

慢性肾小球肾炎简称慢性肾炎，是以蛋白尿、血尿、水肿、高血压为基本临床表现，起病方式各不相同，病程迁延，进展缓慢，可有不同程度的肾功能减退，最终将发展为慢性肾衰竭的一组肾小球病。慢性肾小球肾炎可发生于任何年龄，但多见于青壮年，男性多于女性。

二、病因及发病机制

多数患者病因不明，急性链球菌感染后肾炎迁延不愈，可转为慢性肾炎。大部分慢性肾炎与急性肾炎之间并无明确关系，可能是由于各种细菌、病毒、原虫、支原体、真菌、药物及毒物侵入体内后通过免疫机制、炎症介质因子及非免疫机制等引起本病。目前乙型肝炎病毒感染所致的肾炎，已引起人们的重视。

（1）免疫机制：一般认为是变态反应所致的肾小球免疫性炎症损伤，大部分是免疫复合物型。循环免疫复合物沉积于肾小球，或由于肾小球原位的抗原与抗体形成复合物而激活补体，引起肾组织损伤。

（2）非免疫机制：①肾内血管硬化：肾小球病变能引起肾内血管硬化，加重肾实质缺血性损害。肾脏病理检查显示，慢性肾炎患者的肾小动脉血管硬化的发生率明显高于正常肾脏，而硬化的小动脉可进一步引起肾缺血从而加重肾小球的损害。②高血压加速肾小球硬化：在肾炎后期，患者可因水、钠潴留等因素而出现高血压，持续的高血压会引起缺血性改变，导致肾小动脉狭窄、闭塞，加速肾小球的硬化。③高蛋白负荷的影响：高蛋白饮食使肾血流量及肾小球滤过率增加，持续的高灌注及高滤过最终将导致肾小球硬化。④肾小球系膜的超负荷状态：正常时肾小球系膜具有吞噬、清除免疫复合物及其他蛋白质颗粒的功能，是一种正常保护性作用。当超负荷时，为了吞噬这些物质，促使系膜细胞增生，系膜基质增多，系膜区明显扩张，终于使肾小球毛细血管阻塞、萎缩。

三、病理

常见的为系膜增生性肾小球肾炎、膜性肾病、系膜毛细血管性肾小球肾炎及局灶性节段性肾小球硬化等。早期可表现为肾小球内皮细胞及系膜细胞增生，基底膜增厚；晚期肾皮质变薄、肾小球毛细血管袢萎缩，发展为玻璃样变或纤维化，剩余肾单位呈代偿性增生与肥大，使肾表面呈颗粒状，肾体积缩小，最后呈"固缩肾"。除肾小球病变外，尚可伴有不同程度肾间质炎症及纤维化，肾小管萎缩，肾内小血管硬化等。

四、护理评估

（一）健康史

详细询问患者有无急性肾小球肾炎及其他肾病史，就诊情况和治疗经过，家族中有无类似疾病者等。

（二）身体评估

慢性肾炎多发生于青壮年，出现症状时的年龄多在 20～40 岁之间。起病多隐匿，进展较缓慢（2～3 年至数十年不等）。大多数慢性肾炎患者无明显的急性肾炎史，小部分则是由急性肾炎迁延不愈而进入慢性阶段。由于慢性肾炎是一组病因和病理改变不完全相同的疾病，故临床表现有很大差异，现将慢性肾炎的共同性表现，归纳如下。

1. 尿液异常改变　尿异常几乎是慢性肾炎患者必有的症状。蛋白尿和血尿出现较早，多数为轻度蛋白尿和镜下血尿，部分患者可出现大量蛋白尿或肉眼血尿。多数患者由于蛋白尿因而排尿时泡沫明显增多且不易消失，尿蛋白含量不等，一般常在 $1 \sim 3g/d$，亦可呈大量蛋白尿（ $>3.5g/d$ ）。在尿沉渣中常有颗粒管型和透明管型，伴有轻度至中度血尿，偶有肉眼血尿。

2. 水肿　大多数患者有不同程度的水肿，轻者仅面部、眼睑和组织疏松部位轻至中度可凹性水肿，一般无体腔积液。水肿重时则遍及全身，并可有胸腔或腹腔积液，少数患者始终无水肿。

3. 高血压　大多数慢性肾炎患者迟早会出现高血压，有些患者以高血压为首发症状，多为中等度血压增高，尤其以舒张压增高明显。血压可持续性升高，亦可呈间歇性升高。有的患者因血压显著增高而出现头胀、头晕、头痛、失眠、记忆力减退。持续高血压数年之后，可使心肌肥厚，心脏增大，心律失常，甚至发生心力衰竭。患者可伴有"慢性肾炎眼底改变"，即眼底视网膜动脉变细、迂曲反光增强和动静脉交叉压迫现象，少数可见絮状渗出物和出血。

4. 肾功能损害　慢性肾炎的肾功能损害呈慢性进行性损害，早期主要表现为肾小球滤过率下降，多数患者在就诊时未降到正常值的 50% 以下，因此血清肌酐及尿素氮可在正常范围内，临床上不出现氮质血症等肾功能不全的症状。后期随着被损害的肾单位增多，肾小球滤过率下降至正常值的 50% 以下，若这时在应激状态（如外伤、出血、手术或药物损害等）下，加重肾脏的负担，则可发生尿毒症症状。进展快慢主要与病理类型相关，如系膜毛细血管性肾炎进展较快，膜性肾病进展较慢，但也与是否配合治疗、护理和有无加速病情发展的因素，如感染、劳累、血压增高及使用肾毒性药物等有关。

5. 贫血　慢性肾炎在水肿明显时，可有轻度贫血，这可能与血液稀释有关。如有中度以上贫血，多数是与肾内促红细胞生成素减少有关，表明肾单位损伤严重。

（三）实验室检查及辅助检查

1. 尿液检查　尿蛋白为轻度至中度增加，定性为 + ~ + + ，定量常在 $1 \sim 3g/d$，尿沉渣可见红细胞增多和管型。

2. 血液检查　早期血常规检查多正常或轻度贫血。晚期红细胞计数和血红蛋白明显下降。晚期肾功能检查示血肌酐和尿毒氮增高，内生肌酐清除率下降。

3. B超　晚期可见肾脏缩小，皮质变薄，肾脏表面不平，肾内结构紊乱。

4. 肾活检病理检查　有助于确诊本病，判明临床病理类型、指导治疗及预后。

（四）心理社会评估

（1）患者对疾病的反应，如焦虑、否认、悲观情绪。

（2）家庭成员对疾病的认识及应对能力，是否能督促患者按时服药、定期复诊。

（3）患者及家属有无坚持长期用药的思想准备，如果患者最终发展为慢性肾衰竭，是否有足够的经济基础以保证患者的终生用药及透析治疗。

五、护理诊断与医护合作性问题

1. 营养失调：低于机体需要量　与食欲降低有关。

2. 活动无耐力　与低蛋白血症有关。

3. 体液过多　与肾小球滤过率下降有关。

4. 知识缺乏　缺乏慢性肾炎治疗、护理知识。

5. 预感性悲哀　与疾病的漫长病程及预后不良有关。

六、计划与实施

通过积极地治疗与护理，患者食欲增加，营养状况得到改善，患者水肿等症状得到缓解，能遵医嘱按时、准确地服用药物并坚持合理饮食。在进行健康教育之后，能够积极参与自我护理。患者焦虑感或恐惧感减轻，情绪稳定。

（一）饮食护理

视患者水肿、高血压和肾功能情况控制盐、蛋白质和水的摄入。给予优质蛋白、低磷饮食，以减轻肾小球毛细血管高压力、高滤过状态，延缓肾小球硬化和肾功能减退。有明显水肿和高血压者需低盐饮食。

（二）用药护理

药物治疗的目的主要是保护肾功能，延缓或阻止肾功能的下降。

1. 利尿降压药物　积极控制高血压是防止本病恶化的重要环节，但降压不宜过低，以避免肾血流量骤减。有钠水潴留容量依赖性高血压患者可选用噻嗪类利尿药，如氢氯噻嗪，一般剂量为 12.5 ~ 50mg，1 次或分次口服。对肾素依赖性高血压则首选血管紧张素转换酶抑制剂，如贝那普利 10 ~ 20mg，1 次/d。此外，常用钙拮抗剂，如氨氯地平 5 ~ 10mg，1 次/d。也可选用 β 受体阻断药，如阿替洛尔 12.5 ~ 25mg，2 次/d。高血压难控制时可选用不同类型降压药联合应用。近年研究证实，血管紧张素转换酶抑制剂延缓肾功能恶化的疗效，并不完全依赖于它的降全身高血压作用，已证实该类药对出球小动脉的扩张强于对入球小动脉的扩张，所以能直接降低肾小球内高压，减轻高滤过，抑制系膜细胞增生和细胞外基质的堆积，以减轻肾小球硬化，延缓肾衰竭，故此药可作为慢性肾炎患者控制高血压的首选药物。应用血管紧张素转换酶抑制剂时应注意防止高钾血症，血肌酐大于 $350\mu mol/L$ 的非透析治疗患者不宜使用。

2. 血小板解聚药　长期使用血小板解聚药可延缓肾功能减退，应用大剂量双嘧达莫或小剂量阿司匹林对系膜毛细血管性肾小球肾炎有一定疗效。

3. 糖皮质激素和细胞毒药物　一般不主张积极应用，但患者肾功能正常或仅轻度受损，肾体积正常，病理类型较轻，尿蛋白较多，如无禁忌者可试用。

（三）活动与休息

慢性肾炎患者若无明显水肿、高血压、血尿、尿蛋白及无肾功能不全表现者可以从事轻度的工作或学习，但不能从事重体力劳动、避免劳累、受寒、防止呼吸道感染等。有明显水肿、血尿、持续性高血压或有肾功能进行性减退者，均应卧床休息和积极治疗。若有发热或感染时，应尽快控制。

（四）健康教育

（1）护士应告诉患者常见的诱发因素：慢性肾炎病因尚未明确，但反复发作常有明显的诱因，如感染、劳累、妊娠等。应向患者及家属解释各种诱因均能导致慢性肾炎的急性发作，加重肾功能的恶化，必须尽量避免这些诱发因素。

（2）慎用或免用肾毒性及诱发肾损伤的药物：药物引起的肾损害有两种类型，一类是药物本身具有肾毒性，如氨基糖苷类抗生素（包括新霉素、庆大霉素、妥布霉素、阿米卡星和链霉素等）、先锋霉素、二性霉素、顺铂及造影剂也是具有肾毒性的药物。另一类是药物可引起过敏反应而导致肾损害，此类药物常见的有磺胺药、非类固醇类消炎药（如吲哚美辛、布洛芬、芬必得等）、利福平等。

（3）戒烟戒酒，不要盲目相信甚至服用"偏方秘方"药物。

（4）告诉患者一旦出现水肿或水肿加重、尿液泡沫增多、血压增高或有急性感染时，应及时到医院就诊。

七、预期结果与评价

（1）患者的营养状况能最大限度地促进康复，防止病情恶化。

（2）患者能充分地休息，有充足的睡眠。

（3）患者的水、电解质能保持平衡。

（4）患者能正视自己的疾病，积极参与自我护理。

（5）患者情绪状态稳定，焦虑、悲哀程度减轻。

（姚　卓）

第四节 急性肾衰竭护理

一、概述

急性肾衰竭，是由多种病因引起的一种临床综合征，表现为肾功能在短时间内（几小时至数几天）急剧地进行性下降，代谢废物排出急剧减少，血肌酐和尿素氮升高、水电解质和酸碱平衡紊乱及全身各系统并发症。

急性肾衰竭是临床较常遇到的一种危重疾病。如能迅速采取有效的治疗及护理措施，多数病例是可逆转的。

二、病因及发病机制

（一）病因

急性肾衰竭的病因很多，临床上分为肾前性、肾性和肾后性三种。

1. 肾前性　是指肾脏本身无器质性病变，由某些引起有效循环血容量不足、心输出量下降、肾血管收缩等因素导致肾脏血流灌注量减少，以致肾小球滤过率降低。常见的肾前性急性肾衰竭的病因有：

（1）血容量不足：各种原因引起的大出血，如胃肠道大出血、产后大出血、严重外伤、外科手术导致出血过多等；烧伤及创伤面大量渗液、严重脱水、过度出汗导致大量体液从皮肤丧失；剧烈呕吐、腹泻等造成胃肠道液体大量丢失；长期大量使用利尿剂等。

（2）心输出量减少：严重的心肌病和心肌梗死所导致的泵衰竭，严重心率失常引起的血循环不良等均可导致心排出量减少，致使肾血灌注量减少。

（3）有效动脉血流量减少和肾内血流动力学改变，包括肾前小动脉收缩和肾后小动脉扩张。

2. 肾性　由于肾实质损伤所致。最常见的是肾缺血或肾毒性物质损伤肾小管上皮细胞。常见的肾性因素有：急性肾小管坏死，占所有急性肾衰竭病例的 75% ~ 80%；急性肾间质病变；肾小球和肾血管病变。引起急性肾小管坏死的因素如下：

（1）缺血性病变：为急性肾小管坏死最常见的原因，各种肾前性因素如未能及时得到纠正，则可继续发展导致肾小管坏死。

（2）药物及中毒：①金属盐类：汞、铅、砷、金、银、铜等。②有机溶剂：甲醇、甲苯、四氯化碳、氯仿等。③抗生素：氨基苷类抗生素是药物所致急性肾小管坏死的主要原因，常见的有卡那霉素、庆大霉素、阿米卡星、多黏菌素 B、妥布霉素、新霉素、链霉素等。其他的抗生素有磺胺类药物、四环素、甲氧苯青霉素、先锋霉素、两性霉素及利福平等。④其他药物：抗癌药物（如顺铂）、血管紧张素转移酶抑制剂（ACEI）、雷公藤、非甾体类抗炎药，如对乙酰氨基酚、保泰松等。⑤造影剂。⑥生物毒素：蛇毒、蜂毒、鱼胆毒、毒蕈等。

（3）血管内溶血：当血型不合输血后，产生大量血红蛋白及红细胞破坏产物，血红蛋白在肾小管腔中形成管型，堵塞管腔，引起急性肾小管坏死。另外，使用奎宁、磺胺等药物，严重感染、毒素如蛇毒，蜂毒，烧伤等亦可诱发急性溶血，引起肾小管坏死。

3. 肾后性　多种原因的急性尿路梗阻所致。梗阻可发生在尿路从肾盂到尿道的任一水平。肾后性急性肾衰竭较少见，多数可逆。及时解除梗阻可使肾功能迅速恢复正常。引起尿路梗阻的病因有：①结石、肿瘤或坏死组织引起的输尿管内梗阻。②肿瘤压迫、粘连及纤维化病变引起的输尿管外梗阻。③前列腺肥大、前列腺癌、膀胱肿瘤、盆腔肿瘤等引起下尿路梗阻等。

（二）发病机制

急性肾衰竭的发病机制尚有争议，一般认为不同病因、不同的病理损害类型，有其不同的始动机制和持续发展因素。目前对于缺血所致的急性肾小管坏死的发病机制，主要有以下解释。

1. 肾血管血流动力学的改变　实验证明几乎所有的急性肾小管坏死均有肾血流量的减少，故不少学者认为它是病因。由于肾血流量重新分布，肾皮质血流量减少，肾髓质充血，导致肾小球的滤过率降低。

2. 肾小管上皮细胞代谢障碍　主要为缺氧所致。

3. 肾小管上皮细胞陀螺、管腔中管型形成　该学说认为，变性坏死的上皮细胞及脱落的微绒毛碎片或血红蛋白、肌红蛋白等可阻塞肾小管，导致阻塞部位以上的肾小管内压增高，继而使肾小囊内压升高，当囊内压力 + 肾小球毛细血管内胶体渗透压 = 毛细血管内静水压时，遂导致肾小球滤过停止。

三、病理

由于病因及病情严重程度不同，病理改变可有显著差异，轻者仅肾小管轻微病变，重者可有肾小管的广泛变性和坏死。一般肉眼检查可见肾脏增大而质软，剖面可见肾髓质呈暗红色，皮质肿胀，因缺血而呈苍白色。光镜检查可见肾小管上皮变薄、肿胀、坏死，管腔内有脱落的上皮、管型和炎症渗出物。肾间质可有不同程度的炎症细胞浸润和水肿。肾中毒所致者，病变多为近端小管上皮细胞融合样坏死，而基膜完整。肾缺血所致者，小管细胞多呈灶样坏死，分散于肾小管各段中，基底膜常遭破坏。有些病者的肾小管在普通光镜下没有改变，但用电子显微镜检查常可见到上皮细胞的线粒体变形，内浆网消失，微绒毛脱失等变化。

一般在一周左右，如基底膜仍完整存在，则肾小管上皮细胞可迅速再生，恢复病前的原状，但如基底膜已破坏，则上皮细胞不会再生而形成结缔组织瘢痕。

四、护理评估

（一）健康史

护士应详细询问可能会导致急性肾衰竭的原因，如失血、失液、败血症等所致的周围血管扩张而导致有效循环容量不足；心肌病变所致的心排出量减少；服用过肾毒性药物或接触过肾毒性物质。了解患者过去有无慢性肾脏疾病史及患者家族中有无肾脏疾病史等。

（二）身体评估

急性肾小管坏死是急性肾衰竭最常见的临床类型。通常按其病因分为缺血性和肾毒性。临床表现包括原发疾病、急性肾衰竭引起的代谢紊乱和并发症等三个方面。典型的急性肾衰竭可分为起始期、维持期和恢复期等三个阶段。

1. 起始期　指典型肾前性氮质血症至肾小管坏死之前这一阶段。此期有严重肾缺血，但尚未发生明显的肾实质损伤，若及时治疗可避免 ATN 的发生。此期以远发病的症状体征为主要临床表现，伴有尿渗透压下降。历时较短，仅数小时至 1~2d，肾损害可逆转。

2. 维持期　也称少尿期。一般为 7~14d，平均 10d，极少数可达 30~70d。肾小球滤过率保持在低水平，许多患者可出现少尿，也有些患者没有少尿，尿量在 400ml/d 以上，甚至 1 000~2 000ml，这称为"非少尿型"急性肾衰竭，预后往往较好。不论尿量是否减少，随着肾功能减退，临床上出现一系列尿毒症症状。

1）水、电解质紊乱

（1）水肿：患者可表现为全身水肿，体重增加，严重时出现肺水肿、脑水肿、急性心力衰竭等而危及生命。临床上脑水肿常较突出，表现为极度衰弱无力、头痛、视力迷糊、嗜睡、躁动、惊厥等一系列精神及神经的症状。

（2）高钾血症：高钾血症是少尿期常见的死亡原因之一，主要是因为肾脏排泄钾减少。另外，体内存在高分解状态所致蛋白分解，释放出大量钾离子，或静脉内滴注含钾药物，摄入含钾较多的食物或饮料以及大量输库存血等因素均可引起或加重高钾血症。患者表现为四肢乏力、感觉异常、肌腱反射消失、恶心、呕吐等神经肌肉系统症状，以及心率减慢、心律失常、传导阻滞，甚至心搏骤停等心脏方面的表现。

（3）低钠血症：主要是由于水分过多所致的稀释性低钠血症，另外由于肾小管受损，其保留钠的功能受到破坏，大量钠被排出，亦可造成低钠血症。低钠血症可使血渗透浓度下降，导致水分向细胞内渗透，从而出现细胞水肿，表现为急性水中毒、脑水肿症状，并可加重酸中毒。

（4）低钙血症、高磷血症：低钙血症是由于肾脏受损后，无法激活维生素 D，从而抑制了钙的吸收，造成低钙血症。高磷血症是由于肾脏不能将磷排出体外，以至于在体内蓄积。

2）代谢性酸中毒：主要是因为肾脏排泄酸性代谢产物能力降低以及高分解状态使酸性代谢产物增加导致，表现为疲倦、嗜睡、深而快的呼吸、食欲不振、腹痛、恶心呕吐甚至昏迷等。

3）氮质血症：由于氮质和其他代谢废物排出减少和高分解状态存在，血中尿素氮及肌酐升高。

4）各系统临床综合征：全身各系统均可受累，表现与慢性肾衰竭相似的症状：①首先出现消化道系统：表现为食欲不振、恶心呕吐、腹胀腹痛、腹泻便秘。②呼吸系统：可有肺水肿、尿毒症肺炎、肺泡及间质大量纤维素渗出、呼吸功能减退等表现。③循环系统：表现为高血压、心肌病变、心律失常及心功能衰竭等。④中枢神经系统：可出现精神失常、躁动、嗜睡、扑翼样震颤、惊厥、昏迷等症状。⑤造血系统：因红细胞生成功能受抑制，寿命缩短，因而出现贫血、血小板数量减少、功能障碍及有严重的出血倾向。

3. 恢复期　此期肾小管上皮细胞再生、修复，肾小管完整性恢复。肾小球滤过率逐渐恢复至正常或接近正常范围。少尿性患者开始出现利尿，可有多尿表现，每天尿量可达 3 000～5 000ml，甚至更多。持续时间多为 1～3 周或更长，继而恢复正常。与肾小球滤过功能恢复相比，肾小管浓缩功能的恢复相对延迟，常需数月至 1 年后才能恢复。若肾功能持久不恢复，可能提示肾脏遗留永久性损伤。一般认为，病者年龄越大，少尿期持续时间越长，并发症越多，肾功能的恢复越差。

（三）实验室及辅助检查

1. 血液检查　可有轻中度贫血，血肌酐每日平均增 >44. 2μmol/L，血清钾浓度常大于 5.5mmol/L，血气分析示代谢性酸中毒。血钠浓度可正常或偏低，血钙可降低，血磷升高。

2. 尿液检查　尿液外观多混浊。尿蛋白多为 +～+ +，以中小分子蛋白质为主。尿沉渣检查可见肾小管上皮细胞、颗粒管型、上皮细胞管型及少量红、白细胞等。尿比重降低且固定，多低于 1.015。尿渗透浓度低于 350mOsm/L，尿与血渗透浓度之比低于 1.1。

3. 影像学检查　B 超显示肾脏体积增大或呈正常大小。尿路超声显像对排除尿路梗阻和慢性肾功能不全很有帮助。

4. 肾活检　是重要的检查手段。在排除了肾前性和肾后性因素之外，凡诊断不明均应做肾活检以明确诊断，决定治疗方案及估计预后。

（四）心理社会评估

急性肾衰竭是危重病之一，尤其在少尿期，患者可有濒死感、恐惧感，护理人员应仔细评估患者对疾病的反应、采取的态度、接受的程度及应对能力。评估患者家庭和社会支持系统的情况、他们对疾病的了解程度、焦虑水平及应对机制。护士应在诊断和治疗阶段给予患者和家属支持。

五、护理诊断及医护合作性问题

1. 体液过多　与水钠潴留有关。

2. 潜在的并发症　猝死、高血压脑病、急性左心衰竭、心律失常、心包炎、多脏器功能衰竭、DIC 等。

3. 有感染的危险　与机体免疫力低下有关。

4. 营养失调：低于机体需要量　与恶心、呕吐、食欲下降及饮食受到限制有关。

5. 恐惧　与肾功能急剧恶化、病情重等因素有关。

六、计划与实施

由于急性肾衰竭多为可逆的，任何治疗手段都应注意不要加重肾脏损害。治疗及护理重点在少尿期。应尽量减少少尿期的各种紊乱，纠正水电解质和酸碱平衡紊乱，积极治疗心力衰竭、心律失常、脑病、应激性溃疡病大出血等严重的并发症，有条件者应尽量采取透析疗法。多尿期的治疗主要是防止电解质及水的负平衡，同时还应当防止感染。

急性肾衰竭患者的总体治疗目标是患者能够维持营养平衡、维持出入量平衡、维持水电解质和酸碱平衡、无感染发生、焦虑程度减轻。

（一）少尿期的护理

1. 一般护理　如以下内容所述。

（1）心理护理：急性肾衰竭是危重病之一，患者可有濒死感、恐惧感，护士应协助患者表达对疾病的感受，了解患者对疾病的态度。在护理过程中，护士应向患者及其家属详细解释疾病发展过程以降低其恐惧、焦虑及不安情绪。另外，当患者精神方面发生改变时，应向家属解释这是疾病导致的病理生理及心理上的改变，以解除家属的疑惑，并避免造成家属与患者间的隔阂。随时评估患者的悲伤情况，并给予情绪与心理的支持。

（2）观察病情：每日评估患者的精神状况。注意观测患者的血压变化、脉搏、体温、呼吸的频率，是否有 Kussmaul 呼吸（深而快的呼吸）。仔细观察患者皮肤的颜色、水肿情况、颈静脉是否有怒张、听诊肺部是否有啰音。记录 24h 出入量和体重变化，观察水肿的消长，进食情况，监测电解质的变化。进行心电监测，观察心率和心律的变化。监测电解质的变化。

（3）预防感染：协助患者进行口腔、皮肤、会阴部的清洁，静脉导管和留置尿管等部位应定期消毒，预防感染。根据细菌培养和药物敏感试验合理选用对肾无毒性或毒性低的抗菌药物治疗，并按肾小球滤过率来调整药物剂量。尽量避免使用有较强肾毒性药物的抗生素如氨基苷类、两性霉素等。

（4）休息、活动与营养：绝对卧床休息以减轻肾脏负担，抬高水肿的下肢。对于能进食的患者，给予高生物效价的优质蛋白，蛋白质的摄入量限制在 20g/d，并适量补充必需氨基酸。对有高分解代谢、营养不良及接受透析的患者，其蛋白质摄入量可适当放宽。给予高碳水化合物和高脂饮食，供给足够的热量，每日 35kcal/kg，保证机体正氮平衡。对于有恶心、呕吐的患者，可遵医嘱给予止吐药，并做好口腔护理，促进其食欲。不能经口进食者可用鼻饲或静脉补充营养物质。

2. 维持水、电解质、酸碱平衡　如以下内容所述。

（1）严格限制液体入量，坚持"量出为入"的原则 24h 补液量为前一日显性失液量 + 不显性失液量 - 内生水量。显性失液量是指前一日 24h 内的尿量、粪便、呕吐物、出汗、引流液及创面渗液等可以观察到的液量的总和；不显性失液量是指每日从呼气中丢失的水分和从皮肤蒸发丢失的水分。通常不显性失液量一内生水量按 500~600ml 计算。

（2）限制钠盐和钾盐：钠盐每日供给不超过 500mg。对有高血钾的患者，还应限制钾的入量，每日进量少于 2 000mg，少用或忌用富含钾的蔬菜、水果，如紫菜、菠菜、山药、坚果、香蕉、枣等。

（3）高钾血症的处理：一般来说，轻度的血钾升高（<6mmol/L）只需密切观察和严格限制含钾多的食物及药物。如血钾继续升高，浓度超过 6mmol/L，心电图显示高而尖的 T 波、QRS 变宽、ST 压低时，应立即采取措施：①排出：使钾排出体外是最主要的治疗方法。中药（如大黄、公英、牡蛎）煎剂灌肠或口服阳离子交换树脂均可促使钾从消化道排出。②转移：使钾从细胞外转入细胞内，可暂时缓解高钾血症。例如可用 50% 葡萄糖液 50ml 加胰岛素 10IU 静脉滴注，以促使葡萄糖和钾离子等转移至细胞内合成糖原，注射后 30min 即可降低血钾 1~2mmol/L，维持时间可达数小时。③对抗：静脉输入钙、碱性药物，可直接对抗高血钾对心脏的毒性作用。如将 10% 的葡萄糖酸钙 10~20ml 在心电图的监护下缓慢（5min）静脉注入，可快速拮抗钾离子对心肌的毒性作用。④透析：血液透析或腹膜透析。

（4）纠正代谢性酸中毒：当血浆实际碳酸氢根低于 15mmol/L 时，应给予 5% 的碳酸氢钠 100~250ml 静脉滴注，根据心功能情况控制滴速，并动态随访监测血气分析。

3. 肾脏替代治疗 包括血液透析和腹膜透析治疗。

（二）多尿期的护理

多尿期治疗与护理的重点仍为维持水、电解质及酸碱平衡，控制氮质血症，治疗原发病和防止各种并发症。膳食中仍应严格控制蛋白质摄入量，每日应低于20g。进入多尿期5～7d，由于氮质血症有好转，可将蛋白质进量稍放宽，按0.5～0.8g/（kg·d）或45g/d供给。给予高糖、高维生素及高热量饮食。入液量按尿量的2/5计算，其中一半是生理盐水，另一半用5%～10%的葡萄糖液。每日尿量超过2 000ml时，应补充钾盐。

（三）恢复期的护理

一般无特殊处理，定期随访肾功能，避免使用对肾有损害的药物。待病情稳定后可恢复正常饮食，蛋白质供给量为1g/（kg·d），热能供给量为30～35kcal/（kg·d），供给充分的热量、维生素等。

（四）健康教育

出院前护士应明确患者和家属的需求，给患者相关指导，包括用药、饮食、活动的方法。定期门诊复查，检查尿液，出现症状立即就医。教育患者增强自我保健意识，预防感染，避免各种应激因素的发生。

七、预期结果与评价

（1）患者能够维持出入量平衡。
（2）患者能够维持水电解质和酸碱平衡。
（3）患者能够无感染发生。
（4）患者能够维持营养平衡。
（5）患者能够无恐惧，焦虑程度减轻。

（姚　卓）

第五节　慢性肾衰竭护理

一、概述

慢性肾衰竭是常见的临床综合征。它发生在各种慢性肾脏病的基础上，缓慢地出现肾功能进行性减退，最终以代谢产物潴留，水、电解质和酸碱平衡紊乱为主要表现的一组临床综合征。按肾功能损害的程度可分为：①肾贮备能力下降期：GFR减少至正常的50%～80%，血肌酐正常，患者无症状。②氮质血症期：是肾功能衰竭的早期，GFR减少至正常的25%～50%，出现氮质血症，血肌酐高于正常，但<450μmol/L，通常无明显症状，可有轻度贫血、多尿和夜尿。③肾衰竭期：GFR减少至正常的10%～25%，血肌酐显著升高，贫血较明显，夜尿增多，水、电解质紊乱，可有轻度胃肠道、心血管症状和中枢神经系统症状。④尿毒症期：是肾衰的晚期，GFR减少至正常的10%以下，血肌酐>707μmol/L，临床表现和血生化异常十分显著。

二、病因及发病机制

（一）病因

各种原发性肾小球疾病如慢性肾小球肾炎、慢性肾盂肾炎、遗传性肾病、各种小管间质性肾病，以及各种继发性肾病如糖尿病肾病、高血压肾小动脉硬化症、多发性骨髓瘤等均可引起慢性肾衰竭。在我国引起慢性肾衰竭的主要疾病为慢性肾小球肾炎，其次为糖尿病肾病、高血压肾病、多囊肾、梗阻性肾病等。

（二）发病机制

慢性肾衰的发病机制复杂，至今尚未完全明了，主要学说有：

1. 尿毒症毒素学说 蛋白代谢毒性产物是尿毒症毒素学说的中心问题。蛋白代谢的终末产物主要是尿素，尿素本身的毒性很低，但当体内浓度很高时就会引起症状，如乏力、头痛、呕吐等。除了蛋白代谢产物外，还有以下几种毒素：①胍类：近年来证实尿毒症血清中有胍类物质聚积，胍类是某些氨基酸和肌酐的代谢产物，主要蓄积于细胞内液，随着浓度的升高，可以引起恶心、呕吐、腹泻、皮肤瘙痒、贫血、胃十二指肠溃疡、意识障碍等。②肠道细菌代谢产物：尿毒症时，肠道的细菌代谢产物不能排泄出去，在体内蓄积，形成毒素作用。③中分子物质：目前有关它的确切成分还不甚明了，但有人认为此物质与尿毒症脑病、周围神经病变、红细胞生成抑制、某些内分泌紊乱等有关。

2. 矫枉失衡学说 该学说认为，体内某些物质的积聚，并非完全由于肾脏排泄减少，而是肾小球滤过率下降后，机体在某些方面出现一种平衡适应过程，在此过程中又出现新的失调。如当肾小球滤过率降低时，血磷升高，后者刺激甲状旁腺功能，增加甲状旁腺素（PTH）分泌，抑制肾小管对磷的重吸收，促使血磷下降。虽然血磷下降，但是却导致了继发性甲状旁腺功能亢进，PTH 继续升高，最终形成毒性物质，出现尿毒症症状。

3. 健存肾单位学说 该学说认为当有一部分肾单位病变时，另一部分健存的肾单位进行代偿。但随着肾实质破坏继续进行，健存的肾单位越来越少，当健存的肾单位少于一半以上时，就会出现慢性肾功能衰竭的临床表现。

4. 其他 肾小球高压力、高灌注和高滤过学说，肾小管高代谢学说等。

三、病理

两侧肾对称性萎缩变小，色苍白，表面高低不平，呈细颗粒状，有时可有散在的小囊肿形成，肾体积小而质地硬，故称颗粒性固缩肾。切面可见肾皮质萎缩变薄，纹理模糊不清，皮髓质分界不明显，肾盂周围脂肪组织增多，小动脉壁增厚变硬。

镜下可见大量肾小球纤维化及玻璃样变，这些肾小球所属的肾小管萎缩、纤维化、消失。纤维组织收缩使纤维化、玻璃样变的肾小球相互靠近集中。有些纤维化的肾小球消失于增生的纤维结缔组织中，无法辨别原有的病变类型。存留的肾单位常发生代偿性肥大，肾小球体积增大，肾小管扩张。

四、护理评估

（一）健康史

询问患者及其家族成员是否患有肾脏或泌尿系统疾病，是否患有高血压、糖尿病、系统性红斑狼疮、肿瘤、关节炎、结核等可导致肾功能不全的疾病。既往用药情况，包括医师处方用药和患者自己服用的药物等。

（二）身体评估

慢性肾衰竭的症状非常复杂，可累及全身各个脏器和组织，并出现相应的症状。

1. 消化系统 是慢性肾衰竭患者最早和最常见的症状。首先表现为食欲不振、口淡无味及食后腹部胀闷感。随着病情的加重而出现恶心呕吐、腹胀腹痛、便秘、腹泻、口腔炎或口腔溃疡等。晚期患者呼气中可有尿味，部分患者可有胃黏膜损伤溃疡和出血，临床表现为柏油样便、呕血等。

2. 心血管系统 心血管系统并发症在慢性肾衰竭患者中甚为常见，主要包括高血压、尿毒症性心包炎和充血性心力衰竭。

（1）高血压和左心肥大：多数患者存在不同程度的高血压。导致高血压的原因主要是水钠潴留，也与肾素活性增加有关。长期的高血压会导致左心肥厚性扩张，心肌损害，心力衰竭和全身性小动脉硬化，其结果又可加重肾脏损害。个别可发展为恶性高血压。

（2）心包炎：可分为尿毒症性心包炎和透析相关性心包炎，后者主要见于透析不充分者。其临床表现与一般心包炎相同，但心包积液常为血性，可能与毛细血管破裂有关。严重者可发生心脏压塞。

（3）充血性心力衰竭：充血性心力衰竭占慢性肾衰竭患者主要的死亡原因。导致心力衰竭的主要原因是高血压和水钠潴留。患者可出现全身水肿、心跳加速、气促、不能平卧、呼吸困难、双肺有啰音、肝脏肿大、颈静脉充盈、肝颈回流征阳性等症状与体征。

（4）动脉粥样硬化：患者常有三酰甘油及胆固醇升高，其动脉粥样硬化发展迅速，也是主要的致死因素。

3. 呼吸系统　慢性肾衰竭患者由于毒素导致毛细血管通透性增高，因此容易发生尿毒症性肺水肿，极严重的尿毒症性肺水肿称为尿毒症性肺炎。尿毒症性肺炎是一种独特形式的肺部充血、水肿，患者不一定有全身体液过多，但却有特征性的心腔内压和肺楔压升高。另外由于患者自身免疫功能低下，容易并发支气管炎、支气管肺炎、间质性肺炎、尿毒症性胸膜炎及胸腔积液等。若发生酸中毒，可表现为深而长的呼吸。

4. 神经及肌肉系统　如以下内容所述。

（1）中枢神经系统表现：患者早期可出现疲乏、易激惹、注意力不集中、头昏、记忆力减退、失眠等症状。随着病情的加重，患者可出现性格和行为的改变，如情绪低落、定向力障碍、综合分析能力减弱，有的出现幻想、幻觉及幻听等精神症状，甚至出现自杀倾向。晚期患者可出现扑翼样震颤、手足抽搐，昏迷甚至死亡。

（2）周围神经病变：有75%的慢性肾衰竭患者有周围神经病变，早期主要侵犯感觉神经，表现为下肢远端的轻度感觉异常，晚期有膝反射和跟腱反射的丧失。患者可出现肢体麻木，有时有烧灼感，蚁走样不适，活动后好转，因此患者常不断移动下肢，出现所谓的"不宁腿"综合征。

（3）尿毒症肌病：主要表现为易于疲劳，肌无力，肌肉萎缩。严重者工作和生活能力受限，如上下楼梯、梳头等。

5. 血液系统　如以下内容所述。

（1）贫血：几乎所有的患者都有贫血，多为正常细胞正常色素性贫血。造成贫血的主要原因有促红细胞生成素分泌下降、毒素抑制红细胞的成熟并导致红细胞损伤致寿命缩短、铁摄入不足及造血物质如铁及叶酸的缺乏、各种原因引起的失血等。

（2）出血倾向：慢性肾衰竭患者出血较为常见，可能与血小板数目及功能障碍、血小板与血管壁的相互作用的改变有关。主要表现为皮下出血点、瘀斑、鼻出血、牙龈出血、月经量增多乃至内脏（主要为胃肠道）出血、脑出血等。

6. 肾性骨营养不良症　又称肾性骨病，主要包括软骨病（小儿为肾性佝偻病）、纤维性骨炎、骨质疏松症、骨质硬化症。患者早期常无明显症状，晚期则可有行走无力、骨痛（多为骶骨、腰椎等处）、自发性骨折、骨骼变形、生长发育停滞等表现。

7. 内分泌系统　血浆甲状旁腺素增高，促红细胞生成素降低，$1，25（OH)_2D_3$不足，部分患者可有轻度甲状腺素降低。此外，患者常有性功能障碍，如性欲减退，男性精液和精子数目减少，精子活动能力较差等。女性可有闭经，并且有不孕症。

8. 皮肤　大多数慢性肾衰竭患者均有皮肤症状，其严重性随肾功能衰竭进展而加重。最常见的症状是皮肤瘙痒。由于尿素随汗液由皮肤排出从而形成尿素霜，因而更加重了瘙痒的程度。另外患者常有不同程度的皮肤干燥、脱屑、色素沉着等。

9. 水、电解质及酸碱平衡失调　如以下内容所述。

1）水代谢障碍：慢性肾衰竭时由于肾脏浓缩尿液的功能减退而易出现夜尿、多尿，加上恶心呕吐、腹泻等因素，因此患者易失水。同时，由于肾排水能力差，当多饮水或补过多液体时，又易导致水钠潴留，可表现为水肿、血容量过多、高血压等，严重者可发生脑水肿、肺水肿或心力衰竭等。这种既易失水又易水过多，是慢性肾衰竭患者的重要特点。

2）电解质紊乱

（1）血钠：当肾单位大量丧失功能，CFR减退，肾脏钠排泄能力应下降，并导致水钠潴留和出现症状。但事实上，慢性肾衰竭者在较长的病程中，血清钠仍可维持在正常水平，直至终末期才出现钠排泄明显减少和钠潴留。

（2）血钾：除非晚期当 GFR 低于 5ml/min，或有外伤因素等，血清钾常能维持在正常水平。

（3）血钙：慢性肾衰竭患者常发生低钙血症，主要是由于肾脏损害，体内 1，25（OH）$_2$D$_3$不足，直接影响肠道钙的吸收。

（4）血磷：当 GFR 下降至正常的 1/5 时，血磷升高。

3）酸碱失衡：当 CFR 低于正常人的 20% 时，患者开始有不同程度的代谢性酸中毒。早期表现很隐蔽，容易被一般症状所掩盖，如乏力、消化不良等。严重者，会出现呼吸加深、嗜睡、神志不清甚至昏迷等。

10. 感染　为主要死因之一。最常见的是肺部感染和尿路感染，而血透患者易发生动静脉瘘感染及肝炎等病毒感染。

（三）辅助检查

1. 血常规检查　血红蛋白 <80g/L，血小板数目正常或偏低，但功能下降。

2. 尿常规检查　慢性肾衰竭患者尿改变的共同点是：①尿渗透压减低：在 450mOsm/kg 以下，比重低多在 1.010 以下。②尿量减少：多在 1 000ml/d 以下，晚期可出现少尿甚至无尿。③尿蛋白多在 ＋～＋＋＋。④尿沉渣检查：可见红细胞、白细胞、上皮细胞、颗粒管型及蜡样管型等。

3. 肾功能检查　最常用且最能准确反应肾脏功能的指标是血清肌酐值和内生肌酐清除率。内生肌酐清除率 <80ml/min，则认为肾功能不全。

4. 血生化检查　血浆蛋白降低、血钙偏低、血磷升高等。血钾、血钠随病情而定，可有代谢性酸中毒。

5. B 超检查　可见双肾缩小，皮质变薄，肾脏内结构紊乱。

（四）心理社会评估

评估患者对疾病诊断和治疗的了解程度、焦虑水平和应对机制。询问患者的社会活动、工作形态、自我形象、性生活等社会心理方面的变化。由于慢性肾衰竭治疗费用昂贵，常导致患者及家属思想负担及经济负担过重，因此护士应了解患者及家属的心理活动情况、家庭经济情况以及家属对疾病的认识及对患者的关怀、支持程度。

五、护理诊断及医护合作性问题

1. 焦虑　与社会经济状况变化、情境危机等有关。
2. 有皮肤完整性受损的危险　与汗腺分泌减少、瘙痒、凝血异常等有关。
3. 有感染的危险　与机体免疫力低下，白细胞功能异常有关。
4. 营养失调：低于机体需要量　与恶心、呕吐、食欲下降、饮食限制等有关。
5. 体液过多　与尿量减少、水钠潴留有关。
6. 活动无耐力　与贫血、心脏病变等有关。
7. 潜在的并发症　高钾血症。

六、计划与实施

通过治疗和护理，患者能够维持出入量平衡，维持营养平衡，无感染发生，无并发症发生，主诉活动能力加强，皮肤无破损，主诉焦虑减轻。

（一）一般护理

1. 减轻焦虑　护士应为患者提供一个适当的环境，仔细倾听患者的感受，稳定患者的情绪。对于患者的病情，护士应以坦诚的态度，实事求是地帮助患者分析现实健康状况，分析有利条件及可能产生的预后，应使患者认识到心理健康对身体康复的重要性，激发其生存的欲望，同时提高对疾病的认识，树立战胜疾病的信心。告诉患者接受透析和肾移植治疗可使其生活质量明显改善，生命明显延长等，让患者重新建立自尊，确认自己的价值。另外，重视患者家属的紧张心理状态，对他们进行心理疏导，使他们心情放松，共同协助患者渡过难关。

2. 皮肤护理　评估患者皮肤的颜色、弹性及有无水肿等。应以温和的香皂或沐浴液做皮肤清洗，洗后涂以擦手油，以避免皮肤瘙痒，如需要时可遵医嘱给予患者止痒药剂，如炉甘石洗剂等。指导患者将指甲修整平整，并保持清洁，以防止患者在皮肤瘙痒时，抓破皮肤，造成感染。

3. 预防感染　嘱患者注意休息，避免受凉，受湿和过劳，防止感冒。慢性肾衰竭患者极易并发感染，特别是肺部和尿路感染，因此患者要讲究清洁卫生，加强口腔及会阴部清洁，以防止感染。如有感染，应立即予以治疗，及时针对病原菌选用敏感的抗生素，抗生素的剂量应根据肌酐清除率进行调整，避免使用有肾毒性的抗菌药物。

（二）饮食护理

饮食治疗在慢性肾衰竭的治疗中具有重要的意义，合理的营养膳食调配能减少体内氮代谢产物的积聚及体内蛋白质的分解，维持氮平衡，保证营养供给，增强机体抵抗力，减缓病情发展。

1. 限制蛋白质的摄入　蛋白质的摄入量，应根据肾小球滤过率（GFR）调整。一般认为，GFR降至50ml/min以下时，便需进行蛋白质限制，其中约50%以上必须是富含必需氨基酸的蛋白质，如瘦肉、鱼类、鸡蛋、牛奶等，应少食富含植物蛋白的食物，如花生等。GFR为10~20ml/min者，用0.6g/（kg·d）；>20ml/min者，可用0.7g/（kg·d）。透析治疗的慢性肾功能衰竭患者，蛋白质供给量应增加，可按1~1.2g/（kg·d）供给，其中优质蛋白占50%以上，首选蛋类和乳类。

2. 保证充足的热能　充足的热能可减少体内蛋白质的分解，供给量为35~40kcal/（kg·d），即每日摄入约2 000~3 000kcal热量。碳水化合物和脂肪为热能的主要来源，且最好以纯淀粉类食品（如麦淀粉、玉米淀粉等）代替米、面等谷类食品，食用植物油。

3. 无机盐摄入　无机盐的供给量要根据病情随时调整。当出现水肿、高血压及心力衰竭时需采用无盐、低盐或低钠饮食。当患者血钾升高，尿量减少时，应限制膳食中的钾盐含量。含钾较高的食物有豆类、紫菜、菠菜、坚果、香蕉等。

4. 液体量　有水肿者，应限制盐和水的摄入。若水肿较重，可使用利尿剂。透析者要加强超滤。若水肿伴有稀释性低钠血症，应严格控制入水量，每日液体摄入量按前一日出量+500ml计算。血液透析的患者，控制液体入量，使两次透析期间体重增加不超过2.5kg。

（三）对症治疗及护理

1. 改善钙、磷失衡　密切监测患者血清中钙、磷值。注意倾听患者有关骨痛的主诉，鼓励且协助患者做关节运动和散步，并提供安全的环境。遵医嘱给予并指导患者正确服用药物，患者常服用的药物有：①碳酸钙：此药是一种良好的肠道内磷结合剂，它既可减少磷从肠道的吸收使血磷降低，又可供给钙。②活性维生素D_3：可促进肠道吸收钙，同时可抑制甲状旁腺素。③氢氧化铝：可抑制磷的吸收，但不宜长期服用，防止发生铝中毒。

2. 严密监测　血钾浓度，防止高钾血症的发生（见"急性肾衰竭护理"）。

3. 纠正代谢性酸中毒　轻度酸中毒时，可不予治疗。当HCO_3^-浓度低于15mmol/L时，需口服碳酸氢钠。严重酸中毒者，HCO_3^-浓度低于6.7mmol/L时应立即给予静脉滴注，迅速纠正酸中毒。

4. 改善贫血状况　重组红细胞生成素（EPO）的应用，对于改善慢性肾衰竭患者贫血状况有明显效果。使用EPO后会发生一些不良反应，如高血压、头痛及癫痫发作，护士应严格监测患者的血压，及时倾听患者的主诉。贫血患者，组织氧合作用降低，容易引起疲劳、乏力等，护士应评估患者的活动及对这些活动的耐受力，指导患者有计划地进行活动，避免过度劳累。

5. 心力衰竭的治疗　引起心力衰竭的原因主要有水钠潴留、高血压和毒物的蓄积。治疗方法主要是血液透析和血液滤过。强心、利尿、解痉及扩血管药物也可应用，但疗效较差。

（四）血液净化疗法

血液净化疗法是用人工方法代替失去了的肾脏功能，使血液得到净化，以维持患者生命，血液净化疗法常用的有血液透析术及腹膜透析术。

（五）肾脏移植

是指将异体的健康肾脏移植给慢性肾衰竭患者，是目前终末期肾病患者最理想的治疗方法。

1）手术前护理：除常规术前准备外，受肾者需要做血液透析来达到良好的血液成分，护士还应告诉患者术后还需进行血液透析以等待移植的肾脏发挥作用。

2）手术后护理

（1）密切观察病情：观察患者生命体征及尿量的改变，术后三天内每小时观察一次，以后根据病情改为每4h观察一次。每日查血、尿常规、血肌酐、尿素氮、血钾、钠、钙等，每天测量体重一次。

（2）排斥反应的治疗与护理：肾脏移植术后最主要的并发症是排斥反应，一般分为四种类型：①超急性排斥反应：常发生于术后24~48h内，患者表现为血尿、少尿及无尿、血尿素氮及肌酐升高、血压升高、移植肾区剧痛，伴有寒战、高热等。一旦发生超急性排斥反应，迅速摘除移植肾。②加速型排斥反应：常出现在术后2~5d。当护士发现患者有发热、高血压、移植肾区肿痛、血清肌酐及白细胞显著增高、同位素检查肾血流量明显减少等表现时，应立即通知医师。加速型排斥反应可以选择大剂量甲泼尼龙、抗淋巴细胞球蛋白或单克隆抗体等药物进行治疗，若抗排异治疗无效时，需手术切除移植肾脏。③急性排斥反应：多发生于移植术后1~3个月内，是临床最为常见的排斥反应。典型患者表现为尿量减少、水肿、肾功能急剧恶化、发热、移植肾区不适等。一旦确诊，应及时给予甲泼尼龙进行冲击治疗，至少连用3~5d，然后继续使用口服常规免疫抑制药物。如治疗及时，大约60%~80%的患者可得到有效逆转。④慢性排斥反应：一般发生于移植术3个月以后。患者可表现为不同程度的蛋白尿、血压升高、移植肾脏缩小等。一旦发生慢性排斥反应，医护人员应指导患者按照慢性肾衰竭的治疗措施进行治疗。

（3）预防感染：术后患者应进行保护性隔离，严格限制探视。病室内应定期通风并保持室内干燥，使之不利于细菌的繁殖。医务人员入内应穿隔离衣、戴口罩、帽子，避免频繁进出病室，如有感冒，不得进入病室。另外做好患者的基础护理，特别是口腔及会阴部护理，以避免口腔及泌尿系统感染。

（4）用药治疗与护理：肾脏移植术后患者一般都需要使用免疫抑制药物，常见的免疫抑制药物有：①硫唑嘌呤：又称依木兰，是临床上最常用的预防肾脏移植排异的免疫抑制药物。硫唑嘌呤常见的不良反应为骨髓抑制、血小板减少、贫血、白细胞减少等，护士应指导患者每1~2周检查血常规一次。另外，由于此药可引起肝功能损害、黄疸等不良反应，患者还应定期复查肝功能。②环孢素A：环孢素A主要以口服用药为主，不良反应主要有多毛症、胃肠道反应、手足震颤、齿龈增生、肝功能异常、高血压及代谢异常等。护士应将这些不良反应告诉患者及其家属，并让其定期抽血检查肝肾功能。③糖皮质激素：一般需与硫唑嘌呤或环孢素A合用，才能起到抑制移植排异的作用。临床上常用的糖皮质激素包括泼尼松、甲泼尼龙等。不良反应主要有感染、消化性溃疡、骨质疏松、高血压等。特别值得注意的是，护士要向患者解释激素减量应在医务人员的指导下进行，切不可私自减药或突然停药。

（六）健康指导

出院前护士应明确患者和家属的需求，给患者相关指导，包括用药、饮食、活动。指导患者保持精神愉快，注意休息，避免过劳和受凉，防止感冒，不使用肾毒性药物，经常复查肾功能。当出现大量蛋白尿、血尿增多、肾功能减退时应与医师联系。

提供患者进一步治疗的相关教育，如血液净化疗法和肾脏移植的指导。对腹膜透析的患者进行示范式教育，采用多媒体教学方法，护士进行操作并讲解，并现场指导患者或家属操作，使其熟练掌握腹膜透析的操作技术，包括腹膜透析的正确操作方法、腹透液的存放及液体质量检查、家庭透析对房间的要求等注意事项。

七、预期结果与评价

（1）患者能够维持营养平衡。

（2）患者能够维持出入量平衡。

（3）患者能够无感染发生。

（4）患者能够主诉活动能力加强。

（5）患者能够皮肤无破损。

（6）患者能够焦虑减轻。

（7）护士并发症，并通知医师及时处理。

（姚　卓）

第七章

内分泌系统疾病护理

第一节　内分泌系统专科诊疗技术与护理

一、便携式血糖仪血糖测定技术

（一）操作前护理

（1）检查试纸条和质控品贮存是否恰当。

（2）检查试纸条的有效期及条码是否符合。

（3）清洁血糖仪。

（4）评估患者双手手指皮肤的颜色、温度及感染情况。

（5）用物准备血糖仪、试纸、采血针头、无菌棉签、酒精、污物桶、洗手液等。

（6）护士准备：洗手、戴口罩。

（二）操作过程

（1）核对：核对床号、姓名、腕带，向患者做好解释工作。

（2）穿刺部位：采血部位通常采用指尖、足跟两侧等末梢毛细血管全血，水肿或感染的部位不宜采血。酒精擦拭采血部位，待干后进行皮肤穿刺。

（3）插入血糖试纸，血糖仪自动开机，确认血糖仪的代码与使用的试纸代码一致。

（4）皮肤穿刺后，弃去第1滴血液，将第2滴血液置于试纸上指定区域。

（5）干棉签轻压针眼，将采血针头弃于锐器盒，污染的试纸弃于污物桶。

（6）整理床单位，交代注意事项。

（7）记录：记录操作日期、时间、测定结果及操作者。

（8）出现血糖异常结果应重复检测1次，通知医生采取不同的干预措施，必要时复检静脉生化血糖。

（三）注意事项

1）告知患者血糖监测的目的，对需要长期监测血糖的患者，教会其血糖监测的方法。

2）操作者应了解影响血糖准确性的因素

（1）贫血患者使用血糖仪测定结果可能偏高；红细胞增多症、脱水或高原地区可能会偏低。

（2）消毒后手指未干就进行测量，可以使测定结果偏低。

（3）受内源性和外源性药物的干扰，如对乙酰氨基酚、维生素C、水杨酸、尿酸、胆红素、三酰甘油、氧气、麦芽糖、木糖等均为常见干扰物。当血液中存在大量干扰物时，血糖值会有一定偏差。

（4）pH值、温度、湿度、海拔高度都可能对血糖值检测结果造成影响。

3）目前临床使用的血糖仪检测技术均采用生物酶法，主要有葡萄糖氧化酶和葡萄糖脱氢酶两种，不同酶有不同的适应人群，应该根据患者不同情况，选用不同酶技术的血糖仪。

4）建立血糖仪检测质量保证体系，包括完善的室内质控和室间质评体系。

5）严格按照仪器制造商提供的说明书要求和操作规程进行检测。

6）定期对操作者培训与考核；仪器的维护与保养参照使用说明书。

二、胰岛素皮下注射技术

（一）操作前护理

1. 评估　如下所述。

（1）部位选择：人体适合皮下注射的部位有腹部、大腿前外侧、上臂外侧（三角肌下缘）、臀部，这些部位皮下脂肪较丰富而没有较多的神经分布。

（2）注意患者注射部位皮肤的颜色、温度、脂肪厚度及感染状况。患者食物是否准备恰当，能否按时按量进餐。

（3）核对胰岛素的名称、剂型是否在有效期内，胰岛素的外观有无异常，胰岛素的温度接近室温。

（4）护士洗手、戴口罩。

2. 物品准备　根据使用胰岛素注射工具的不同，应准备需要的物品，如专用注射器、胰岛素笔、针头、酒精、无菌棉签、污物桶、锐器盒等。

（二）操作过程

以胰岛素笔为例。

（1）核对患者床号、姓名、腕带，做好解释工作。

（2）检查胰岛素制剂的种类、开封日期、有效期及外观包装。

（3）协助患者取合适的体位，选择注射部位，酒精消毒待干。

（4）安装针头：酒精消毒笔芯前端橡皮膜，取出胰岛素笔针头，打开包装，顺时针旋转针头，安装完毕，注射时弃去针头保护帽即可。

（5）排气：若使用的胰岛素是混合胰岛素，需要在排气前完成充分混匀，每次排气 1~2 个单位直至有液体溢出。

（6）进针：旋转剂量调节钮，按医嘱调至所需单位数（各种胰岛素笔操作方法不同，有的产品调错剂量时可以直接回调，有的产品则需根据说明书进行具体操作）。根据皮下脂肪厚度选择垂直进针或适当倾斜角度进针；若皮下脂肪较少，可考虑捏起皮肤的注射方法，用拇指和示指，或加中指捏起皮肤然后注射，确保注射在皮下层。

（7）注射：快速进针后，用拇指按压注射键缓慢匀速推注药液，注射完毕后针头在皮下至少停留 6s 以上，拔针后用干棉签按压针眼处 30s，切勿用力挤压与揉搓，取下针头弃于锐器盒中。

（8）整理床单位，收拾用物，交代注意事项。

（三）注意事项

1）胰岛素笔与胰岛素笔芯要相互匹配，确保胰岛素的种类和剂量及注射时间准确。一般速效胰岛素（包括速效预混胰岛素）餐前 10~15min 注射，短效胰岛素（包括短效预混胰岛素）餐前 30min 注射。

2）护士要了解患者的合作程度，评估是否能按时按量进餐，避免注射胰岛素后，患者由于各种原因未及时进餐或少量进餐而导致出现低血糖症状。如发生此类情况应及时与医生沟通。

3）部位选择（图 7-1）：不同注射部位对胰岛素的吸收速度不同，腹部吸收最快、最完全，其后依次为上臂、大腿、臀部。注射部位的皮下硬结、脂肪组织萎缩或增生、水肿会影响胰岛素的吸收。胰岛素的注射深度同样会影响胰岛素的吸收，注射在肌肉中的胰岛素吸收速率较皮下快。需长期注射胰岛素的患者，要注意注射部位的交替，两次注射点间隔至少 1cm 以上。

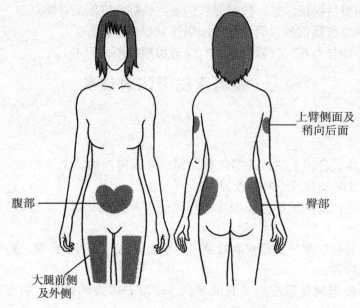

上臂侧面及
稍向后面

腹部

臀部

大腿前侧
及外侧

图 7 - 1 常用胰岛素注射部位

（1）腹部：以患者的一个拳头盖住肚脐，大约脐周 5cm 以内勿注射胰岛素，在脐周外两侧约一个手掌宽的距离内注射。越往身体两侧皮下脂肪越薄，容易注射到肌肉层。

（2）手臂：选择上臂外侧四分之一的部位（三角肌下外侧）注射。

（3）大腿：选择前面或外侧面进行注射，因为大腿内侧有较多的血管及神经分布。

（4）臀部：通常为外上方处，从髋骨上缘往下至少 10cm 远处的部位内。

4）具体摇匀方法：握住胰岛素笔，手臂在 A 与 B 之间上下缓慢摇动（图 7 - 2），使笔芯内的玻璃珠在笔芯两端之间充分滚动，在每次注射预混胰岛素前，至少重复 10 次，直至胰岛素呈白色均匀的混悬液。从冰箱取出的胰岛素，建议在室温下放置一段时间再使用。

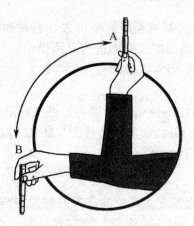

A

B

图 7 - 2 摇匀方法

5）漏液问题的处理

（1）注射完毕后，在皮下应停留一定时间，尤其是注射剂量较大时应适当延长停留时间，以减少漏液现象的发生。

（2）注射完毕后没有将针头及时卸下，当外界温度发生变化时，笔芯内的药液就可能经过针头泄漏出来（由冷到热），或是空气也可能进入到笔芯中（由热到冷），所以拔针后及时卸下针头，是有效避免漏液的方法。

（3）漏液的危害：不仅造成药液的浪费，最重要的是，漏出的胰岛素会堵塞针头，造成注射剂量的不准确。若是预混制剂，一旦发生漏液，会导致胰岛素浓度（混合比例）的改变，从而影响患者的血糖控制。

　　6）告知患者低血糖的临床表现，以及如何预防和正确处理。

　　7）出院前要教会长期注射胰岛素的患者胰岛素注射方法。

（杨向亚）

第二节　生长激素缺乏症护理

一、疾病概述

　　生长激素缺乏症（growth hormone deficiency）是指自儿童期起病的垂体前叶（腺垂体）生长激素（GH）部分或完全缺乏而导致的生长发育障碍性疾病。可为单一的生长激素缺乏，也可同时伴垂体前叶其他激素特别是促性腺激素缺乏。其患病率约为 1/10 000，男性较女性儿童更易患病。

二、护理评估

（一）健康评估

　　导致生长激素缺乏的病因可分为三类，即原发性垂体疾患、下丘脑疾患以及外周组织对 GH 不敏感。护士在评估患者健康史时，应从以下几方面进行评估。

　　1. 原发性垂体前叶功能低下

　　（1）先天性异常：包括先天性脑发育异常如全前脑综合征、垂体前叶缺如、脑中线发育缺陷以及家族性全垂体前叶功能低下、家族性生长激素缺乏症等。

　　（2）颅内肿瘤：如垂体无功能性腺瘤、颅咽管瘤等鞍内或鞍上肿瘤的压迫致垂体前叶萎缩。

　　（3）其他损伤：如颅脑外伤、颅内感染、颅内肿瘤的放射治疗等，组织细胞增多症对垂体的浸润以及结节病等。

　　2. 继发于下丘脑疾病的 GH 缺乏

　　（1）特发性：此系生长激素缺乏症的最常见病因，多因出生时损伤所致；生长激素缺乏症儿童中的 50%～60% 有围生期损伤史，如难产、出生后窒息；也可伴有其他垂体前叶激素缺乏。

　　（2）颅内感染、颅内放射治疗后、肉芽肿病（如组织细胞增生症）、下丘脑肿瘤（如颅咽管瘤）、精神社会因素（情感剥夺性侏儒症）等可致下丘脑功能异常，促生长激素释放激素（GHRH）产生不足。

　　3. GH 不敏感综合征

　　（1）遗传性生长激素抵抗症（Laron - type dwarfism）：是由于遗传性生长激素受体缺乏或不足，致生长介素（IGF - 1）生成减少或缺如。血 GH 水平升高，而 IGF - 1 水平低。

　　（2）无活性 GH：患者表现为垂体性侏儒，但血 GH 正常或升高，GH 分子结构、GH 受体以及受体后反应均正常。推测病因可能与 GH 无生物活性有关。

（二）临床症状观察与评估

　　（1）生长激素缺乏的表现：患者出生时或出生后身材矮小，生长节律变慢，身高较正常平均值低，但体态匀称，骨龄延迟，牙齿成熟亦较晚。皮肤较细腻，皮下脂肪组织丰富，成年期面容呈"小老头"。

　　（2）其他垂体前叶激素缺乏的表现：可只表现为单一垂体生长激素缺乏或加上一两种或数种垂体前叶激素缺乏，一般常见为促性腺激素，其次为促肾上腺皮质激素或促甲状腺激素，如促性腺激素缺乏可出现性腺不发育，促肾上腺激素和促甲状腺激素缺乏时，临床表现常不明显，或有低血糖等症状。

　　（3）如继发于下丘脑 - 垂体疾病，以颅咽管瘤较为多见，可表现为相应疾病的症状和体征。

（三）辅助检查评估

　　1. 血生长激素基础值测定　生长激素分泌呈脉冲式，大部分分泌峰值在睡眠的第 3～4 期，而且不

· 169 ·

同年龄、性别，性激素水平的差异很大，清晨空腹测定生长激素值可作为筛查。

2. 兴奋试验

（1）胰岛素低血糖兴奋试验：空腹过夜，基础状态下，快速静脉注入普通胰岛素 0.1～0.15U/kg 体重，分别于注射前及注射后 30、60、90、120min 取血测血糖及垂体生长激素水平，如血糖下降至 50mg/dl（2.8ml/L）以下或降至空腹血糖的 50% 以下为有效的低血糖刺激，如注射胰岛素后垂体生长激素 >5ng/ml 为反应正常。

（2）左旋多巴兴奋试验：清晨空腹，口服左旋多巴，成人 0.5g，儿童 15kg 体重以下口服 0.125g，15～30kg 者口服 0.25g，30kg 以上者口服 0.5g。服药前及服药后 30、60、90、120min 取血测垂体生长激素水平，如垂体生长激素 >5ng/ml 为反应正常。

（3）精氨酸兴奋试验：空腹过夜基础条件下，半小时内静脉滴注精氨酸 0.5g/kg 体重，最大量不超过 20g，滴注前及滴注后 30、60、90、120 分钟取血测垂体生长激素水平，如垂体生长激素 >5ng/ml 为反应正常。

（4）生长激素释放激素（GHRH）兴奋试验：静脉注射 GHRH 1～2μg/L，注射前及注射后 30、60、90、120min 取血 GH。如峰值 ≤5μg/L，属无反应；6～10μg/L 为轻度反应；11～50μg/L 为有反应。如上述试验物反应，而 GHRH 试验有反应者提示为下丘脑疾病引起。

3. 定位检查　CT、磁共振检查有无下丘脑或垂体肿瘤。

（四）心理 - 社会评估

患者经常幼年发病，在同龄人中发育较迟缓，因此，患者会产生自卑、性格孤僻、社交障碍等。护士在对患者进行评估时应态度和蔼，多与患者进行交流，了解患者心理状况。

三、护理诊断

1. 自我形象紊乱　与疾病所致个子矮有关。
2. 知识缺乏　与未接受过相关疾病教育有关。
3. 焦虑　与个子矮所致自卑情绪有关。
4. 受伤的危险　与患者行低血糖刺激试验血糖过低有关。

四、护理目标

（1）通过健康教育患者能够复述有关疾病知识，并表示理解并接受。
（2）患者生活需求得到满足。
（3）患者能够配合完成功能试验。
（4）患者住院期间无低血糖等不良并发症发生。
（5）患者住院期间能够接受身体外形，能够进行正常社交。

五、护理措施

（一）心理护理

因患者个子矮，有一定思想压力及负担，应多与患者谈心，加强心理护理，增强治疗疾病的信心。

（二）饮食护理

鼓励患者进食高热量、高蛋白、高维生素饮食，鼓励患者多饮牛奶补充钙质，促进骨骼发育。

（三）活动与休息

鼓励患者加强体育锻炼，促进骨骼发育、身高生长。

（四）试验护理

（1）向患者及家属讲解兴奋试验的过程以及如何配合，指导患者试验前禁食水 8h，试验过程中可少量进水，但仍需禁食，建立静脉通路，并遵医嘱给药，监测患者用药后有无恶心、低血糖等症状。如行胰岛素低血糖生长激素刺激试验，需监测血糖，试验过程中应保留静脉通路一条，同时备好50%的葡萄糖注射液或升糖速度较快的饮料和食物，以防血糖过低出现危险。行左旋多巴生长激素兴奋试验时，因空腹服用左旋多巴可出现恶心、呕吐，因此应观察患者胃肠道反应，如将药物呕吐出，则护士应及时通知医生，遵医嘱进行补服药物，保证试验的准确性。

（2）正确留取血标本送化验检查。

（五）生活护理

因此病患者年龄偏低，对年幼患儿应加强生活护理，注意安全，并按儿科护理常规护理。

（六）用药护理

（1）试验用药：做左旋多巴兴奋试验时需注意有无恶心、呕吐等胃肠道反应，并做好护理。做胰岛素低血糖兴奋试验时遵医嘱用药，同时应密切观察患儿心率、神志、血糖等，观察患者有无出汗等低血糖反应。

（2）如用生长激素治疗，则应让患者按时、准确用药，并注意观察用药后身高增长速度。指导患者出院后仍需遵医嘱用药，教会患者监测药效的方法，定期随诊，用药过程中如出现不良反应及时就医。

（七）健康教育

生长激素缺乏症患者一般年龄较小，在治疗期间应指导患者及其家属规律服药，监测身高以及药物不良反应，出院后遵医嘱随诊，饮食方面适量食用含钙量高的食物，但是不可过量，如出现不良症状及时就诊。

（杨向亚）

第三节　垂体瘤护理

一、疾病概述

垂体位于颅内蝶鞍内，呈卵圆形，约1.2cm×1.0cm×0.5cm大小，平均重量为700mg。女性妊娠时呈生理性肥大。垂体具有复杂而重要的内分泌功能，分为腺垂体（垂体前叶）和神经垂体（垂体后叶）。

垂体瘤（pituitary tumors）是一组从腺垂体和神经垂体及颅咽管上残余细胞发生的肿瘤。临床上有明显症状者约占颅内肿瘤的10%。本病患者男性略多于女性，发病年龄大多在31~40岁。

由于垂体是一个较小的内分泌腺体，且邻近有多条血管、神经，因此，肿瘤压迫周围血管、神经的患者可有一系列症状，如头痛、视野缺损、骨质破坏等。

二、护理评估

（一）健康评估

由于垂体功能亢进症的发病原因不同，临床表现因分泌的激素不同而有很大区别。因此，护士在对患者进行病史评估时应包括年龄、性别、家族史等方面，另外应询问患者有无帽子越来越大，鞋码逐渐变大，有无易疲乏、头晕、视野缺损等。对于考虑泌乳素瘤的患者还应注意评估患者性功能，女性患者月经情况，如闭经、不孕等。

根据垂体瘤发生的部位不同，可分为生长激素瘤、泌乳素瘤、ACTH瘤（库欣病）和TSH瘤、LH和FSH瘤，但是最为常见的主要是垂体瘤和泌乳素瘤。

（二）临床症状观察与评估

1. 压迫症状

（1）头痛：早期肿瘤压及鞍隔、硬脑膜或附近的大血管而致眼后部、额部或颞部头痛。晚期影响脑脊液循环而致颅压升高，可有头痛，并伴有恶心、呕吐、视盘水肿。

（2）视功能障碍：视物模糊，视野缺损，眼外肌麻痹，复视。

（3）压迫下丘脑：食欲亢进，肥胖，睡眠障碍，体温调节异常及尿崩症。

2. 腺垂体功能减退　垂体大腺瘤压迫正常垂体组织所致。性腺：成年女性有闭经，男性性功能减退（阳痿），青少年不发育。

3. GH 过度分泌

（1）骨骼的改变：头围增大，下颌增大，前突齿距增宽，咬合困难，手脚粗大、肥厚，手指变粗，不能做精细动作，鞋帽手套嫌小，关节僵硬，脊柱后突并有桶状胸。

（2）皮肤软组织的改变：皮肤粗厚，皮脂腺分泌过多，患者大量出汗成为病情活动的重要指征。头面部突出，唇肥厚，鼻唇沟皮褶隆起，头颅皮肤明显增厚，鼻宽，舌大。女性患者表现有多毛。

（3）糖代谢紊乱：GH 分泌过多，表现为胰岛素抵抗，糖耐量降低乃至糖尿病。

（4）心血管系统病变：高血压、心脏肥大及左心室功能不全、冠心病。

（5）呼吸系统：有睡眠呼吸暂停综合征。

（6）神经肌肉系统：耐力减退，40% 有明显肌病，表现为轻度近端肌萎缩无力。

（7）并发恶性肿瘤：在肢端肥大症中，肿瘤发生危险性增加，结肠息肉以及腺癌与肢端肥大症的关系最为密切。

（8）垂体卒中：垂体 CH 分泌瘤多为大腺瘤，生长迅速，较多发生垂体瘤的出血、梗死及坏死。

（9）死亡：存活较正常人为短，其中死于心脏病、脑血管病及糖尿病并发症者各占 20%，死于垂体功能衰竭者占 12.5%。

4. PRL 过度分泌　女性表现为溢乳、闭经（血 PRL > 50μg/L、特发性高催乳素血症者月经正常）、不育与性功能减退、青少年发病者发育延迟，还可有多毛和痤疮、骨质疏松、肥胖、水潴留。男性症状少，主要是阳痿、不育，少数有溢乳、乳房发育、毛发稀，多因垂体腺瘤出现压迫症状而就医。

5. ACTH 过度分泌　患者可表现为库欣病体征。

（三）辅助检查及评估

1. 实验室检查　垂体功能亢进症的患者由于分泌激素过多，因此可测定血中 PRL、ACTH、GH，如高于正常值，可做进一步功能试验。

2. 放射性诊断　X 线、CT、MRI 可做定位性诊断。

3. 内分泌功能试验　用以查明病因、定性诊断。

（1）小剂量地塞米松抑制试验：每 8h 口服 0.75mg 地塞米松，连续 2d，于服药前和服药第二日分别留取 24h 尿游离皮质醇。本试验可用以区别单纯性肥胖症及皮质醇增多症，正常人或肥胖者尿游离皮质醇排出常被明显抑制到基础值 50% 以下，但皮质醇增多症患者多不受抑制或轻度抑制。

（2）大剂量地塞米松抑制试验：大剂量抑制法每 8h 口服 1.5mg 地塞米松，连续 2d，分别留取服药前和服药第二日尿游离皮质醇。本试验用以鉴别肾上腺皮质增生及肿瘤。由下丘脑 - 垂体引起的增生者可抑制 50% ~70%，但肿瘤引起者不受抑制，尤以皮质癌肿或异位 ACTH 癌肿引起者则完全不受抑制，异源 CRH 者有时有抑制；个别腺瘤（ACTH 束被完全抑制者）有时可轻度抑制。

（3）生长激素抑制试验：隔夜晚餐后禁食，试验日晨口服葡萄糖粉 110g，于 0、30、60、120、180 和 240min 分别采血，测血糖与 GH。在口服葡萄糖 1 ~2h 内血 GH 被抑制到 3μg/L。肢端肥大症患者则不被抑制。

（四）心理 - 社会评估

患者由于身高超常、泌乳、库欣病体征导致身体外形改变，最多见的是由于心理自卑而产生的焦虑、抑郁，对未来失去信心。库欣病患者由于皮质醇分泌增多可出现精神兴奋、失眠，甚至出现精神症状。

三、护理诊断

1. 疼痛　与肿瘤分泌过多激素及压迫周围组织有关。
2. 自我形象紊乱　与疾病所致身体病理性改变有关。
3. 焦虑　与健康状况改变有关。
4. 活动无耐力　与疾病所致乏力有关。
5. 有受伤的危险　与肿瘤压迫视神经导致视力下降有关。
6. 有感染的危险　与激素分泌过多导致血糖升高、易发生感染有关。

四、护理目标

（1）患者住院期间机体舒适感增加，疼痛有所缓解，患者能够主诉疼痛的原因及影响因素，并能够运用放松技巧缓解疼痛。

（2）住院期间患者能够采取有效的应对方式。患者表示能够接受身体外形的改变，保持与周围人的正常交往，能够与医护人员交流自身感受和关心的问题。

（3）住院期间患者能够认定产生焦虑的原因，愿意与医护人员和家属进行讨论，制定出出院后的计划，保持积极的态度。

（4）住院期间患者能够理解产生乏力的原因，配合医护人员进行循序渐进的锻炼，参与制定合理的运动计划，活动后无不适主诉。

（5）患者住院期间不发生外伤。

（6）住院期间患者生命体征平稳，无院内感染发生。出现院内感染后应及时发现并治疗。

五、护理措施

（一）疼痛的护理

（1）评估患者疼痛的诱发因素、疼痛部位、性质、频率。评估患者对于控制疼痛使用过的方法的有效性。

（2）与患者共同讨论能够缓解疼痛的方法，如放松、深呼吸、转移注意力等。

（3）遵医嘱予患者止痛药，并向患者讲解药物的作用、不良反应以及如何尽量减少不良反应的发生，用药后评价效果。

（二）饮食护理

库欣病患者由于皮质醇分泌增多，患者可发生继发性糖尿病，因此对于血糖异常的患者应给予糖尿病饮食，限制每日总热量，鼓励患者饥饿时可进食含糖量少的蔬菜，如黄瓜、番茄等。

（三）自我形象紊乱的护理

（1）鼓励患者说出对疾病导致的身体外形改变的感受以及患者预期希望有哪些改变，如体重、胸围、腰围等。

（2）通过健康指导，使患者理解身体外形改变的原因，并逐步让患者接受目前的外形改变。

（3）指导患者在能够耐受的条件下进行正确的运动。

（四）活动和安全护理

1. 评估患者活动能力　与患者共同讨论能够采取的活动，并共同制定合理的活动计划，以及目标，避免因活动出现不适。

2. 库欣病患者　库欣病患者由于骨质疏松，可发生病理性骨折。为患者提供一个安全的活动环境，并指导患者在一个安全的环境内进行活动，以防受伤。

（五）预防感染

为患者提供清洁的病史环境，勤通风，指导患者注意个人卫生，预防感染。

（六）焦虑的护理

（1）评估患者的应对方式、压力来源和适应技巧。

（2）与患者及其家庭成员共同探讨患病过程中的心理状况，提高家庭支持。

（3）指导患者家属避免对患者使用批评性语言，多给予鼓励和称赞。

（七）健康教育

（1）护士应与患者一起讨论改善疼痛的方法，以及出院后患者如何进行有效的缓解，为患者提供缓解疼痛的方法，如如何进行放松、保证身体的舒适、合理使用止痛药物等。

（2）护士应与患者交流感受，鼓励患者说出感受，教给患者应对不良心理状况的方法，如倾诉、转移注意力、听音乐等。

（3）保证患者能够了解并说出使用的药物的作用和不良反应。

（4）对于出院的患者做好出院前的指导，包括饮食、活动、用药、随诊等。

（胡光瑞）

第四节　尿崩症护理

一、疾病概述

尿崩症（diabetes insipidus）是肾不能保留水分，临床上表现为排出大量低渗透、低比重的尿和烦渴、多饮。基本缺陷是由于不同原因使抗利尿激素（antidiuretic hormone，ADH）调节机体水平衡作用发生障碍，尿液不能被浓缩。临床多数是抗利尿激素缺乏引起的中枢性尿崩症，一部分是肾小管对抗利尿激素不起反应的肾性尿崩症，也有一些是各种原因致过量饮水引起多尿。

尿崩症按发病机制主要可分为三种类型。第一类是 ADH 分泌不足，称为神经性或中枢性尿崩症；第二类是肾脏对 ADH 缺乏反应，通常被叫做肾性尿崩症，或多种后天原因使肾小管不能浓缩尿液；第三类是水摄入过度引起。

二、护理评估

（一）健康评估

中枢性尿崩症的发病是由于 ADH 分泌不足，它可以是原发的 ADH 分泌缺乏，常常是因发育上和其他原因造成的产生 ADH 的神经元细胞缺失；也可是后天继发于涉及下丘脑－神经垂体部位的各种肿瘤、浸润性炎症、缺血性病变或手术与创伤等任何一种病变，使 ADH 产生减少。①下丘脑－垂体区的占位病变或浸润性病变：各种良性或恶性肿瘤病变，原发性的如颅咽管瘤、生殖细胞瘤、脑膜瘤、垂体腺瘤、胶质瘤；继发性的如源自肺或乳腺的转移癌，也可为淋巴瘤、白血病等。②头部外伤。③医源性：垂体瘤术后引起。④家族性：为常染色体显性遗传。

护士在评估尿崩症患者时，应注意关键评估患者的典型症状如烦渴、大量饮水程度。既往有无本病的诱发因素，如手术治疗、头部受伤以及服用过药物（如锂盐）等。另外，还应注意患者有无脱水症状，如皮肤弹性、口干、出入量等。

（二）临床症状观察与评估

尿崩症的特征性临床表现是多尿、烦渴、多饮，每昼夜尿量可达 16～24L 以上，尿色清水样无色，日夜尿量相仿，不论白天与晚上，每 30～60min 需排尿和饮水。中枢性尿崩症患者症状的出现常常是突然的，许多患者可诉述烦渴、多尿始自某天，一些患者口渴、多饮起始时可能正值感冒发热或炎热夏季而"主动多饮水"。尿崩症最常见还是每天尿量 5～10L。患者喜欢凉的饮料，有疲乏、烦躁、头晕、食欲缺乏、体重下降及工作学习效率降低。

一些因垂体、下丘脑区肿瘤或浸润性病变而发生尿崩症的患者，病变可能同时引起下丘脑口渴中枢的损害,由于渴感缺乏,患者不能充分饮水。这些患者都有脱水体征,软弱无力、消瘦,病情进展快,后期都有嗜睡、明显精神异常、代谢紊乱、腺垂体功能减退,或还有肿瘤引起压迫症状,颅内压力增高,死亡率高。

中枢性尿崩症发生于儿童期或青春期前,如系垂体,下丘脑区肿瘤性、浸润性病变或垂体柄损伤,可出现生长发育障碍;生长激素兴奋实验表明为生长激素缺乏性侏儒,有腺垂体功能减退,青春期时将不出现第二性征发育。特发性尿崩症不发生这些临床情况,但多数成年后身材略显矮小,系多饮、多尿干扰正常生活,而非生长激素分泌缺乏。

(三)辅助检查评估

1. 尿比重、尿渗透压、血钠 尿比重常低于 1.006,尿渗透压常低于血浆渗透压。血钠升高。

2. 禁水 – 加压素联合试验 比较禁水后与使用血管加压素后的尿渗透压变化,是确定尿崩症及尿崩症鉴别诊断的简单可行的方法。

3. MRI 可观察到小至 3~4mm 的占位性病变,也可能看到垂体柄的增粗、曲折、中断或节段状改变。

(四)心理 – 社会评估

尿崩症患者一般会由于疾病导致经常口渴、多尿,频繁饮水而产生恐惧、焦虑和无助,护士在对患者进行评估的同时,向患者进行解释说明,缓解患者的不良心理状况。

三、护理诊断

1. 体液不足 与内分泌调节功能障碍、下丘脑 – 神经垂体部位病变有关。

2. 知识缺乏 与对本疾病缺乏了解有关。

四、护理目标

(1)准确记录出入量,保持出入量平衡,体重保持稳定。

(2)患者能够按时服药,配合治疗,进高热量、高维生素、易消化饮食。

(3)患者了解疾病有关治疗,准确记录出入量的意义。

(4)患者能够正确对待疾病,坚持长期用药。

五、护理措施

(一)一般护理

尿崩症患者由于尿量较多、烦渴明显,可提供患者喜欢的冷饮料,如冷开水,以保证患者水的摄入足够。口渴时一定保证液体的供给。护士应知道患者不要过多摄入含糖量高的饮料,以防止血糖升高,血浆渗透压升高,产生利尿效果。

(二)病情观察

(1)准确记录患者尿量、尿比重、饮水量,观察液体出入量是否平衡,以及体重变化。如患者出现无力、烦躁、嗜睡、发热、精神异常、血压下降等现象,严重处于意识不清状态,则遵医嘱予胃肠补液,监测尿量、尿比重、体重等指标。

(2)患者食欲不振,以及便秘、发热、皮肤干燥、倦怠、睡眠不佳症状、头痛、恶心、呕吐、胸闷、虚脱、昏迷等,应通知医生给予补液治疗。

(3)对各种症状严重的尿崩症患者,在治疗时给予及时纠正高钠血症,积极治疗高渗性脑病,正确补充水分,恢复正常血浆渗透压。但如果原来的高渗状态下降过快,易引起脑水肿,因此护士在遵医嘱对患者进行补液治疗时,应控制输液速度,不可输注过快,在给患者输注含糖液体时,应观察患者神志,监测血糖,以免高血糖发生和渗透性利尿,如果患者血糖升高,主诉头晕、恶心等不适,应及时通知医生。

（三）对症护理

（1）对于多尿、多饮者应预防脱水，根据患者的需要供应水。监测尿量、饮水量、体重，从而监测液体出入量，正确记录，并观察尿色、尿比重等及电解质、血渗透压情况。

（2）患者夜间多尿而失眠、疲劳以及精神焦虑等应给予护理照料。

（3）注意患者出现的脱水症状，一旦发现要及早补液。

（4）保持皮肤、黏膜的清洁。

（四）用药护理

由于尿崩症一般为终身疾病，需长期用药，其中以去氨加压素（DDAVP，人工合成的 AVP 类似物）为最佳。其使用方法为口服或喷鼻。对于使用该药治疗的患者护士应向患者及家属介绍药物的基本知识和治疗方法，其不良反应为头痛、腹痛、皮肤潮红，治疗时如果不限制水分的摄入，则可能导致水分滞留，而产生体重增加，血钠减少，严重时会产生头痛、恶心及其他低钠血症，重者可出现痉挛现象。因此，服用该药应严格每日监测体重、血电解质等指导治疗。对于使用氢氯噻嗪治疗的患者应指导患者低钠饮食，由于该药有排钾作用，使用期间应定时监测血钾，以防发生低钾血症。

（五）心理护理

详细评估患者及家属对疾病的心理冲突程度及对接受治疗的心理状态，通过护理活动与患者建立良好护患关系，鼓励患者及时治疗，解除顾虑和恐惧，增强信心。

（六）健康教育

（1）患者由于多尿、多饮，要嘱患者在身边备足温开水。

（2）注意预防感染，尽量休息，适当活动。

（3）指导患者记录尿量及体重的变化。

（4）准确遵医用药，用药期间出现不良反应应及时就诊，不得自行停药。

（5）门诊定期随访。

（王维娜）

第五节　腺垂体功能减退症护理

腺垂体功能减退症（Simmonds – Sheehan Syndrome）是指各种原因引起的腺垂体激素分泌减少。可以为单个激素减少如生长激素（GH）、催乳素（PRL）缺乏或多种激素如促性腺激素（Gn）、促甲状腺激素（TSH）、促肾上腺皮质激素（ACTH）同时缺乏。本病临床症状变化较大，可长期延误诊断，但补充所缺乏的激素后症状可迅速缓解。

一、病因及发病机制

1. 垂体瘤　为成人最常见原因，大都属于良性占位性病变。腺瘤可分功能性（PRL 瘤、GH 瘤、ACTH 瘤）和无功能性（无生物作用，但可有激素前体产生）。腺瘤增大可压迫正常垂体，引起腺垂体功能减退。垂体也可为其他恶性肿瘤的转移部位。

2. 下丘脑病变　如肿瘤、炎症、浸润性病变（如淋巴瘤、白血病）、肉芽肿等，可直接破坏下丘脑神经分泌细胞，使释放激素分泌减少，从而减少腺垂体分泌各种促靶腺激素、生长激素和催乳素等。

3. 垂体缺血性坏死　妊娠期腺垂体呈生理性肥大，血供丰富。围生期因各种原因引起大出血、休克或血栓形成，使腺垂体大部缺血坏死和纤维化，临床称为希恩（Sheehan）综合征。另外，糖尿病血管病变也可使垂体供血障碍而导致垂体缺血性坏死。

4. 蝶鞍区手术、创伤或放射性损伤　垂体瘤切除、术后放疗，均可损伤垂体。颅底骨折可损毁垂体柄和垂体门静脉血液供应，鼻咽癌放疗可损坏下丘脑和垂体，引起垂体功能减退。

5. 感染和炎症　各种病毒、细菌、真菌等感染引起脑炎、脑膜炎、流行性出血热、结核、梅毒等均可损伤丘脑－垂体，引起垂体功能减退。

6. 其他 糖皮质激素长期治疗、垂体卒中以及空泡蝶鞍、自身免疫性垂体炎、海绵窦处颈内动脉瘤等均可引起本病。

二、临床表现

一般情况下，约50%以上腺垂体组织破坏后才出现症状，75%破坏时有明显临床表现，破坏达95%可有严重垂体功能减退。最早表现为促性腺激素、生长激素和催乳素缺乏，其次出现促甲状腺激素缺乏表现，最后可伴有 ACTH 缺乏。希恩综合征患者表现为全垂体功能减退，但无垂体占位性病变的表现。腺垂体功能减退主要表现为各靶腺功能减退。

1. 性腺功能减退 常为最早出现的表现。女性有产后大出血、休克、昏迷史，患者表现为产后无乳汁分泌、乳房萎缩、长期闭经，性欲减退、性交疼痛等。检查阴道分泌物减少，外阴、子宫和阴道萎缩，毛发脱落。成年男子性欲减退、阳痿，检查睾丸松软缩小，胡须、腋毛和阴毛稀少等。

2. 甲状腺功能减退 见甲状腺功能减退症。

3. 肾上腺皮质功能减退 患者表现为极度疲乏、食欲不振、恶心呕吐、体重减轻、血压偏低等。黑素细胞刺激素减少使皮肤色素减退。对胰岛素敏感性提高而出现血糖降低，伴生长激素缺乏时可加重低血糖发作。

4. 垂体功能减退性危象（简称垂体危象） 在全垂体功能减退症基础上，机体在各种应激因素如感染、腹泻、呕吐、饥饿、寒冷、急性心肌梗死、脑血管意外、手术、外伤、麻醉及使用镇静药、安眠药、降糖药等作用下，可诱发垂体危象。临床表现有：①高热型（体温 > 40℃）。②低温型（体温 < 30℃）。③低血糖型。④低血压、循环虚脱型。⑤水中毒型。⑥混合型。各种类型可伴有相应的典型症状，突出表现为循环系统、消化系统和神经精神方面的症状，如高热、循环衰竭、休克、恶心、呕吐、头痛、神志不清、谵妄、抽搐、昏迷等严重垂危状态。

三、辅助检查

1. 性腺功能测定 女性有雌二醇水平降低，男性可有血睾酮水平降低。阴道涂片、基础体温和精液检查等方法可反映卵巢和睾丸的分泌功能。

2. 甲状腺功能测定 TT_4 或 FT_4 均降低，TT_3 或 FT_3 可正常或降低。

3. 肾上腺皮质功能测定 24h 尿 17－羟皮质类固醇及游离皮质醇排出量减少，血浆皮质醇浓度降低，但分泌节律正常。

4. 腺垂体激素分泌激素测定 FSH、LH、TSH、ACTH、PRL 及 GH 血浆水平低于正常。同时测定垂体促激素和靶腺激素水平，有助于判断靶腺功能减退为原发性或继发性。

5. 其他检查 可用 X 线、CT、MRI 了解病变部位、大小、性质及其对邻近组织的侵犯程度，同时可用于判断原发性疾病的病因。

四、处理要点

1. 病因治疗 腺垂体功能减退可由多种原因引起，应针对病因治疗。包括垂体瘤手术切除、化疗或放疗等。

2. 激素替代治疗 多采用相应的靶腺激素替代治疗能取得满意的效果，但需要长期、甚至终身维持治疗。治疗过程中应先补给糖皮质激素，然后再补充甲状腺激素，以防发生肾上腺危象和引起循环衰竭。糖皮质激素的剂量随病情变化而调节，应激时需适当增加剂量。常用氢化可的松，服药时应符合皮质醇生理性分泌节律。甲状腺激素应按小剂量开始，缓慢递增的原则。病情较轻的育龄女性需采用人工月经周期治疗，可维持第二性征和性功能，促进排卵和生育。男性患者用丙酸睾酮治疗，可促进蛋白质合成，增强体质，改善性功能，但不能生育。

3. 垂体危象抢救 ①抢救低血糖及急性肾上腺功能减退危象：首先给予 50% 葡萄糖 40～60ml 迅速

静脉推注以抢救低血糖，然后用10%葡萄糖盐水，每500～1 000ml中加入氢化可的松50～100mg静滴。②对症治疗：循环衰竭者按休克治疗；感染败血症者应积极抗感染治疗；低温者可给小剂量甲状腺激素，并采取保暖措施使患者体温回升；水中毒患者在加强利尿的同时给泼尼松或氢化可的松治疗。③防止诱发昏迷：禁用或慎用麻醉剂、镇静剂、催眠药或降糖药等。

五、常见护理诊断及医护合作性问题

1. 性功能障碍　与促性腺激素分泌不足有关。
2. 活动无耐力　与肾上腺皮质功能、甲状腺功能低下有关。
3. 焦虑　与家庭生活与社交活动受影响有关。
4. 潜在并发症　垂体危象。

六、护理措施

（一）一般护理

患者应规律生活，避免过度疲劳。注意保暖，尤其在气候变化季节，以免受凉感冒诱发呼吸道感染。症状明显时应卧床休息，更换体位时动作缓慢。调整患者食欲，给予高热量、高蛋白、高维生素饮食。血压较低者适当补充钠盐，以利血压稳定；便秘者，增加纤维素和豆制品的摄入，并鼓励其从事适量体育活动，养成按时排便的习惯。

（二）病情观察

密切观察患者生命体征和意识状态的变化，注意有无低血糖、低血压、低体温等情况，观察瞳孔大小、对光反射等神经系统体征，以尽早发现垂体危象的征象，及时配合医师抢救。

（三）用药护理

告知患者腺垂体功能减退症为终身性疾病，需要终身激素替代治疗。用药过程中注意观察药物的作用及不良反应。

（四）垂体危象的抢救配合

一旦发生垂体危象，立即报告医师并配合抢救。①迅速建立静脉通路，按医嘱及时使用高渗葡萄糖和激素类药物。②保持呼吸道通畅，给予氧气吸入。③低温者：按医嘱准确给予小剂量甲状腺激素，并用保暖毯逐渐加温使患者体温回升。④循环衰竭者：按抗休克的原则纠正低血容量状态，对有感染、败血症者按医嘱正确及时给予抗感染治疗，高热者予以降温处理。⑤做好口腔护理、皮肤护理，保持排尿通畅，防止尿路感染。

（五）心理护理

因腺垂体功能减退，可使患者出现闭经、性欲减退、生长发育障碍、记忆力减退、精神萎靡、体力不支等，使其家庭生活与社交活动受到明显影响，心理负担沉重，患者常出现悲观、忧郁、焦虑等心理反应。护理中应关心体贴患者，鼓励患者诉说使其烦恼的因素；向患者及家属详细解释病情，提供有关的信息咨询服务，帮助患者树立战胜疾病的信心，消除不良心理状态。

（六）健康指导

1. 生活指导　指导患者规律生活，保持乐观情绪，冬天注意保暖，避免过度劳累。更换体位应缓慢，以免发生晕厥。注意皮肤的清洁，预防外伤，减少去公共场所或人多之处，以防呼吸道感染。

2. 饮食指导　指导患者进食高热量、高蛋白、高维生素，易消化的食物，少量多餐，以增强机体抵抗力。

3. 病情监测　教会患者及家属识别垂体危象的征象，若有感染，发热、外伤、腹泻、呕吐、头痛等情况发生时，应立即就医。外出时随身携带写有姓名、地址、家庭电话、所患疾病、可能发生的意外、救治方法等内容的识别卡，以防意外发生。

4. 用药指导　嘱患者遵医嘱按时按量服药，不得随意增减药物剂量。教会患者所服药物的名称、剂量、用法及不良反应，如肾上腺皮质激素过量易致欣快感、失眠等；服甲状腺激素应注意心率、心律、体温、体重变化等。

（王园园）

参考文献

[1] 王爱平. 现代临床护理学 [M]. 北京：人民卫生出版社，2015.

[2] 徐燕，周兰姝. 现代护理学 [M]. 北京：人民军医出版社，2015.

[3] 黄人健，李秀华. 现代护理学高级教程 [M]. 北京：人民军医出版社，2014.

[4] 李淑迦，应兰. 临床护理常规 [M]. 北京：中国医药科技出版社，2013.

[5] 尹安春，史铁英. 内科疾病临床护理路径 [M]. 北京：人民卫生出版社，2014.

[6] 唐少兰，杨建芬. 外科护理 [M]. 北京：科学出版社，2015.

[7] 史淑杰. 神经系统疾病护理指南 [M]. 北京：人民卫生出版社，2013.

[8] 黄素梅，张燕京. 外科护理学 [M]. 北京：中国医药科技出版社，2013.

[9] 丁淑贞，丁全峰. 骨科临床护理 [M]. 北京：中国协和医科大学出版社，2016.

[10] 宁宁，朱红，陈佳丽. 骨科护理手册 [M]. 2版. 北京：科学出版社，2015.

[11] 何仲，吴丽萍. 妇产科护理学 [M]. 北京：中国协和医科大学出版社，2014.

[12] 王琼莲，龙海碧. 妇产科护理学 [M]. 镇江：江苏大学出版社，2015.

[13] 王彩霞，朱梦照，陈芬. 妇产科护理 [M]. 武昌：华中科技大学出版社，2013.

[14] 游坤，胡秀丽. 妇产科护理学 [M]. 北京：中国医药科技出版社，2013.

[15] 楼建华. 儿科护理 [M]. 上海：复旦大学出版社，2016.

[16] 郑显兰. 儿科危重症护理学 [M]. 北京：人民卫生出版社，2015.

[17] 李建民，孙玉倩. 外科护理学 [M]. 北京：清华大学出版社，2014.

[18] 朱建英，叶文琴. 创伤骨科护理学 [M]. 2版. 北京：科学出版社，2017.

[19] 李俊华，曹文元. 成人护理（上册）——内外科护理 [M]. 北京：人民卫生出版社，2015.

[20] 丁淑贞，李平. 实用特殊科室护理管理 [M]. 北京：中国协和医科大学出版社，2014.

[21] 吴蓓雯. 肿瘤专科护理 [M]. 北京：人民卫生出版社，2012.

[22] 胡雁，陆箴琦. 实用肿瘤护理 [M]. 2版. 上海：上海科学技术出版社，2013.

[23] 杨莉，季涛，常翠鸣. 儿科护理学 [M]. 济南：山东人民出版社，2014.

[24] 崔焱. 儿科护理学 [M]. 北京：人民卫生出版社，2017.

[25] 陈茂君，蒋艳，游潮. 神经外科护理手册 [M]. 2版. 北京：科学出版社，2015.

[26] 刘芳，杨莘，高岚. 神经内科重症护理手册 [M]. 北京：人民卫生出版社，2017.

[27] 尤黎明，吴瑛. 内科护理学 [M]. 6版. 北京：人民卫生出版社，2017.

[28] 黄人健，李秀华. 内科护理学高级教程 [M]. 北京：人民卫生出版社，2016.